# 实用方剂临床手册

王思洲　编著

人民卫生出版社
·北　京·

图书在版编目（CIP）数据

实用方剂临床手册 / 王思洲编著. —北京：人民卫生出版社，2022.2

ISBN 978-7-117-32553-0

Ⅰ. ①实… Ⅱ. ①王… Ⅲ. ①方剂－临床应用－手册 Ⅳ. ①R289-62

中国版本图书馆 CIP 数据核字（2021）第 266868 号



**实用方剂临床手册**

Shiyong Fangji Linchuang Shouce

编　　著：王思洲
出版发行：人民卫生出版社（中继线 010-59780011）
地　　址：北京市朝阳区潘家园南里 19 号
邮　　编：100021
E - mail：pmph @ pmph.com
购书热线：010-59787592　010-59787584　010-65264830
印　　刷：中农印务有限公司
经　　销：新华书店
开　　本：787 × 1092　1/32　　印张：18
字　　数：311 千字
版　　次：2022 年 2 月第 1 版
印　　次：2022 年 3 月第 1 次印刷
标准书号：ISBN 978-7-117-32553-0
定　　价：62.00 元
打击盗版举报电话：010-59787491　E-mail：WQ @ pmph.com
质量问题联系电话：010-59787234　E-mail：zhiliang @ pmph.com

# 前言

方剂是中医临床实践的基石，是辨证论治、理法方药的重要一环，它同时综合了治法、组方、用药过程。临证时遣方用药有诸多准则和经验，同一病证不同医师有可能采取不同的方药，有不一样的疗效，出现这种现象的原因除了辨证有可能有差异外，治法用药的见解也可能不同。学习方剂的目的就是进一步熟悉治法和用药的规律，提高治疗的精准性。一般讲治法包括汗、吐、下、和、温、清、补、消，每一治法中又有不同的策略，所谓“八法之中，百法备焉”，既要灵活地组合使用这些治法，又要使整个方剂的四气五味、升降浮沉切合治疗的需求，才能达到较好的治疗效果。如果仅仅是方剂主治和病情符合，但寒热温凉、升降浮沉与病情病势不符，若求疗效恐怕是相去甚远。此外，在学习方剂的过程中，通过方与证的对应加深对典型证型的认识，了解古人的辨证思路，无疑是学习中医的一条捷径。

《素问·阴阳应象大论》：善诊者，察色按脉，先别阴阳。阴证多寒，阳证多热。笔者在临床实践中发现，脉象和腹诊的寒热手感是区分阴证、阳证既准确又直观，非常实用的一种手段，综合四诊辨清阴阳虚实，用药遣方不错误。本书以常见疾病为线索，以寒热虚实将方剂进行分类，对应临床实际的诊疗过程，使诊疗思维简单化，然而临床病证多寒热虚实错杂，无法尽善尽美，部分病证因方剂较少不再细分。本书不仅适合中医院校学生学习时配合临床课程辅助用，更适合临证时查阅使用。本书部分方剂纳入不同方歌，便于读者选择性诵记。

书中不足之处，欢迎大家指正。

王思洲

2021 年 2 月

# 目 录

# 第一章

# 肺系病证

## 第一节　感冒

本病临床以鼻塞、流涕、喷嚏、咳嗽、头痛、恶寒、发热、全身不适、脉浮为其特征。

| | | |
|---|---|---|
| 实寒 | 麻黄汤 | 用于风寒表实证，恶寒身痛无汗 |
| | 荆防败毒散 | 有较好的止痛作用，用于感冒风寒湿邪 |
| | 葛根汤 | 解肌退热，生津止渴，风寒兼水液代谢失常 |
| | 大青龙汤 | 发汗清热力量强，用于表里俱实、烦躁不汗出者，中病即止 |
| | 金沸草散 | 风寒感冒有入里趋势，咳嗽较为突出 |
| | 午时茶 | 外感风寒夹食积 |
| | 藿香正气散 | 外感风寒内伤湿滞，见胃肠症状 |
| | 羌活胜湿汤 | 祛风胜湿，长于止痛 |
| | 九味羌活汤 | 发汗祛湿，兼清里热 |

续表

| | | |
|---|---|---|
| 实热 | 银翘散 | 辛凉平剂，疏中有清 |
| | 新加香薷饮 | 暑温复感风寒 |
| | 柴葛解肌汤 | 外发风邪，内清热邪，三阳通治 |
| | 防风通圣散 | 表里双解，泻下通腑 |
| | 葱豉桔梗汤 | 疏风清热，辛凉而不燥，适用于风温初期 |
| | 三花清解汤 | 性味平和，驱邪不伤正气，用于风湿郁热阴伤之外感 |
| | 石膏汤 | 长于泻火解毒，用于表证兼毒热内盛 |
| 虚寒 | 桂枝汤 | 调和营卫，治疗中风发热自汗 |
| | 柴胡桂枝汤 | 和解表里，治疗表虚兼见胃脘不适等症 |
| | 参苏饮 | 扶正解表、健脾化湿，用于气虚明显之证 |
| | 再造散 | 温阳益气解表，气阳两虚，外感风寒 |
| | 麻黄细辛附子汤 | 温经散寒解表，阳虚寒盛外感 |
| 虚热 | 加减葳蕤汤 | 阴虚外感 |
| | 葱白七味饮 | 血虚外感 |
| | 清暑益气汤 | 气津两虚伤暑 |

## 一、实证

**实寒——头痛　肢体疼痛　恶寒喜热饮痰质较稀量多　脉浮紧**

**麻黄汤**（《伤寒论》）

发汗解表，宣肺平喘。外感风寒表实证，恶寒发热，头身疼痛，无汗而喘，舌苔薄白，脉浮紧。

麻黄　桂枝　杏仁　甘草

麻黄汤中臣桂枝，杏仁甘草四般施，
发汗解表宣肺气，伤寒表实无汗宜。

**荆防败毒散**（《摄生众妙方》）

发散风寒，解表祛湿。感冒初起，恶寒，发热，无汗，剧烈头痛，肌肉关节酸痛，舌苔白腻，脉浮或浮紧。

荆芥　防风　茯苓　独活　柴胡　前胡　川芎　枳壳　羌活　桔梗　甘草

荆防败毒草苓芎，羌独柴前枳桔同，
外感身痛头项重，散寒祛湿并祛风。

**葛根汤**（《伤寒论》）

解肌退热，透疹，生津止渴。表证发热，项背强痛，无汗恶风，口渴。

葛根　麻黄　桂枝　芍药　甘草　生姜　大枣

四两葛根三两麻，枣枚十二效堪嘉，
桂甘芍二姜三两，无汗憎风下利夸。

**大青龙汤**（《伤寒论》）

发汗解表，清热除烦。外感风寒，不汗出而烦躁，身疼痛，脉浮紧。

麻黄　桂枝　甘草　杏仁　石膏　生姜　大枣

大青龙汤桂麻黄，杏草石膏姜枣藏，
太阳无汗兼烦躁，风寒两解此为良。

**金沸草散**（《博济方》）

散风寒，降气化痰。伤风咳嗽，恶寒发热，咳嗽痰多，鼻塞流涕，舌苔白腻，脉浮。

旋覆花　麻黄　前胡　荆芥穗　甘草　半夏　赤芍　生姜　大枣

金沸草即旋覆花，荆芥前胡麻黄加，
赤芍半夏姜枣草，疏散风寒化痰佳。

**午时茶**（《经验百病内外方》）

祛风解表，化湿和中。外感风寒，内伤食积，恶寒发热，头痛身楚，胸脘满闷，恶心呕吐，腹痛腹泻。

红茶　广藿香　羌活　紫苏叶　苍术　连翘　厚朴　六神曲　山楂　炒麦芽　甘草　柴胡　防风　白芷　川芎　前胡　陈皮　枳实　桔梗

午时茶麦芷前苏，苍陈枳防芎柴胡，
藿香楂曲红茶叶，桔草羌翘川厚朴。

**藿香正气散**（《太平惠民和剂局方》）

疏邪解表，化浊和中。外感风寒，内伤湿滞，恶寒发热，头痛，胸膈满闷，脘腹疼痛，恶心呕吐，肠鸣泄泻，舌苔白腻。

大腹皮　白芷　紫苏　茯苓　半夏曲　白术　陈皮　厚朴　桔梗　藿香　甘草　生姜　大枣

藿香正气腹皮苏，陈皮甘桔厚朴术，
茯苓夏曲姜枣芷，风寒暑湿并能除。

**羌活胜湿汤**（《脾胃论》）

祛风，胜湿，止痛。风湿在表，肩背痛不可回顾，头痛身重，或腰脊疼痛，难以转侧，苔白，脉浮。

羌活　独活　炙甘草　藁本　防风　蔓荆子　川芎

羌活胜湿草独芎，蔓荆藁本加防风，
湿邪在表头腰痛，发汗升阳经络通。

**九味羌活汤**（《此事难知》）

辛温解表，发汗祛湿，兼清里热。外感风寒湿邪，内有蕴热，恶寒发热，无汗，头痛项强，肢体酸楚疼痛，口苦微渴，舌苔白或微黄，脉浮。

羌活　防风　细辛　苍术　白芷　川芎　黄芩　生地　甘草

九味羌活防风苍，芷辛芎芩草地黄，
发汗祛湿兼清热，分经论治变通良。

麻黄汤用于风寒表实证，正邪斗争剧烈，邪气盛正气未虚。麻黄辛温燥烈之性比较强烈，煎煮时要先煮去上沫，减少辛温燥烈的副作用，否则服后容易出现心烦意乱、头痛、衄血等症。荆防败毒散原为治疗疮肿初起，祛风排毒，也可用于感冒初期，正气不虚而邪气较轻。葛根汤用于风寒外束，内有热邪，津液微伤。大青龙汤解表清里，用于外有表寒，内有里热，青龙之意离照当空，云升雨降，气化恢复。金沸草散外疏风寒，内降痰涎逆气，适宜咳嗽较为突出的风寒感冒。陈修园《医学从众录》中说："轻则六安煎，重则金沸草散"。午时茶全方所治重点在湿、寒、食滞。本方是由清朝陈修园所创，因其所用之药物共研细末之后，须在农历五月五日午时这一特定时间内，制成茶饼状，亦因其中含有陈茶此味药，用时如茶一样煎煮后再服，故而名之。夹湿外感可选用藿香正气散、羌活胜湿汤、九味羌活汤，藿香正气散多有消化系统症状，羌活胜湿汤和九味羌活汤病位以膀胱经为主，以风药胜湿解表为特色，后者兼有清热作用。

**实热——咽喉肿痛　鼻流浊黄涕　口渴喜冷饮　痰黏口燥　咳吐白沫　口出热气　小便赤热　舌红或干脉滑**

**银翘散**（《温病条辨》）

辛凉透表，清热解毒。发热无汗，或有汗不畅，微恶风寒，头痛口渴，咳嗽咽痛，舌尖红，苔薄白或微黄，脉浮数。

连翘　银花　桔梗　薄荷　牛蒡子　竹叶　荆芥　淡豆豉　生甘草　芦根

银翘散主上焦疴，竹叶荆牛豉薄荷，
甘桔芦根凉解法，清疏风热煮无过。

**新加香薷饮**（《温病条辨》）

暑温初起，复感风寒。恶寒发热，无汗，心烦面赤，口渴，苔白，脉右洪大左反小。

香薷　银花　鲜扁豆花　厚朴　连翘

新加香薷朴银翘，扁豆鲜花一起熬，
暑湿口渴汗不出，清热化湿又解表。

**柴葛解肌汤**（《伤寒六书》）

辛凉解表，解肌清热。外感风寒，郁而化热，恶寒渐轻，身热增盛，无汗头痛，目疼鼻干，舌苔薄黄，脉浮微洪。

柴胡　葛根　白芷　桔梗　羌活　石膏　黄芩　白芍　甘草　大枣　生姜

陶氏柴葛解肌汤，邪在三阳热势张，
芩芍甘桔羌姜枣，芷膏解表清热良。

**防风通圣散**（《宣明方论》）

发汗解表，清热通便。表里俱实，憎寒壮热无汗，口苦咽干，二便秘涩，舌苔黄腻，脉数。

防风　川芎　当归　芍药　大黄　薄荷　麻黄　连翘　芒硝　石膏　黄芩　桔梗　滑石　甘草　荆芥　白术　栀子

防风通圣大黄硝，荆麻黄芩栀翘膏，
芎归甘桔滑石芍，白术薄荷力偏饶。

**葱豉桔梗汤**（《重订通俗伤寒论》）

辛凉解肌，疏风清热。风温初期，头痛身热，微寒无汗，或有汗不多，咳嗽咽干，心烦口渴，舌尖红赤，苔薄白，脉浮数。

葱白　桔梗　淡豆豉　焦山栀　薄荷叶　连翘　甘草　鲜淡竹叶

俞氏葱豉桔梗汤，连翘竹叶薄荷襄，
加入焦栀与甘草，桑葱银翘排序详。

**三花清解汤**（《临证会要》）

清热解毒，疏风宣湿。恶寒发热，头痛以前额及眉棱骨痛为剧，腰背骶骨，及四肢皆痛，面赤，舌红，苔色灰白而干，口渴烦躁，咳嗽痰少，或带血丝，但脉反迟或缓。

忍冬藤　金银花　连翘　杏仁　淡豆豉　栀子　玉竹　桔梗　前胡　菊花　桑枝　薄荷　六一散

三花清解忍冬全，菊荷栀翘六一散，
杏豆桔胡玉桑枝，清热解毒疼痛安。

**石膏汤**（《外台秘要》）

清热泻火，发汗解表。伤寒表证未解，里热炽盛，壮热无汗，身体沉重拘挛，鼻干口渴，烦躁不眠，神志昏愦，或时呼呻，脉滑数。

石膏　黄连　黄柏　黄芩　香豉　栀子　麻黄

石膏汤中栀三黄，麻黄豆豉共煎尝，
伤寒壮热脉滑数，里清表解真良方。

风热感冒内有热邪、伤津液，不可过用辛温发散之剂。银翘散为辛凉平剂，辛凉之中配伍少量辛温之品，既有利于透邪，同时又与清热解毒相配，既外散风热，又解毒辟秽，从而构成清疏兼顾，以疏为主之剂。虽有苦寒之品，但是均气清味淡偏走上焦。金银花甘寒芳香故能消火热之毒，而又不耗气血；苇根甘寒和中却能清透。本方为散，勿过煮，香气大出即可，取其轻清发散，过煎则味厚入中焦矣。新加香薷饮中含有香薷，尽量要冷服，防止格拒呕吐。柴葛解肌汤以羌活、葛根、白芷、生姜、柴胡、石膏、黄芩清太阳、少阳、阳明风热邪气，外发皮毛腠理之风邪，内清中上两焦之热邪。又有白芍、甘草、大枣扶正，临证随机化裁，运化之妙，存乎一心。防风通圣散表里双解，常用于风热壅盛，表里俱实者。和大青龙汤比较，两者均有无汗高热，防风通圣内热更甚，兼有阳明腑证。葱豉桔梗汤是俞根初经验方，葱白辛温而不燥，豆豉苦寒宽中不伤气，温热邪气易伤阴津，方中多用辛凉清疏之品，避免苦寒化燥伤阴。三花清解汤治风湿郁热之外感，郁热阴伤，疏散之力较弱。石膏汤又名三黄石膏汤，长于泻火解毒，兼有发汗解表，用于表证兼里热炽盛，毒火攻心之证。

## 二、虚证

**虚寒——少神　气短乏力　喜卧嗜睡　不思饮食　恶寒发热不著　脉象沉弱无力**

**桂枝汤**（《伤寒论》）

解肌发表，调和营卫。发热，汗出恶风，鼻鸣干呕，苔白不渴，脉浮缓或浮弱。

桂枝　芍药　甘草　大枣　生姜

太阳中风桂枝汤，芍药甘草枣生姜，
解肌发表调营卫，啜粥温服汗易酿。

**柴胡桂枝汤**（《伤寒论》）

和解少阳，调和营卫。外感风寒，发热轻微恶寒，乏力，自汗，肢节烦疼，胃脘不适，或反复感冒，脉弦缓。

桂枝　黄芩　人参　甘草　半夏　芍药　大枣　生姜　柴胡

小柴原方取半煎，桂枝汤入复方全，
阳中太少相因病，偏重柴胡做仔肩。

**参苏饮**（《太平惠民和剂局方》）

益气解表，理气化痰。虚人外感风寒，内有痰湿，恶寒发热，无汗，头痛，鼻塞，咳嗽痰白，胸脘满闷，倦怠无力，气短懒言，苔白脉弱。

人参　紫苏　陈皮　枳壳　前胡　半夏　干葛　木香　甘草　桔梗　茯苓

参苏饮内用陈皮，枳壳前胡半夏齐，
葛根木香甘桔茯，气虚感寒痰湿宜。

**再造散**（《伤寒六书》）

助阳益气，散寒解表。阳气虚弱，外感风寒，恶寒发热，热轻寒重，无汗肢冷，倦怠嗜卧，面色苍白，语言低微，舌淡苔白，脉沉无力，或浮大无力。

人参　黄芪　甘草　桂枝　附子　羌活　防风　川芎　赤芍　细辛　煨生姜　大枣

再造散用参芪甘，桂附羌防芎芍参，
细辛加枣煨姜煮，阳虚无汗法当谙。

**麻黄细辛附子汤**（《伤寒论》）

温经解表。素体阳虚，外感风寒，发热，恶寒不解，神疲欲寐，脉沉微。

麻黄　附子　细辛

麻黄细辛附子汤，发表温经两法彰，
若非表里相兼治，少阴反热亦能康。

桂枝汤所治为中风发热自汗，但汗出不彻，是由于机体正气不足以对抗邪气出表。桂枝汤从内部鼓动阳气，通过微发其汗而收止汗之功，服后需啜热粥加温覆。柴胡桂枝汤是《伤寒论》中治疗太阳和少阳并病的方剂，是由小柴胡汤合桂枝汤各半量而组成。其用于太阳未解，而邪又入于少阳，正气不足，邪气式微，发热恶寒、肢体疼痛诸表证，更见心下支结、呕恶诸里证，能够表里双解。本方既能调和营卫气血，又能和解表里，疏肝利胆，故临证治疗范围颇广，应用机会亦甚多。参苏饮扶正解表，健脾化湿，用于气虚明显之证。麻黄细辛附子汤与再造散皆有助阳解表功用，两者均有神疲倦怠、嗜卧欲寐的症状，但麻黄细辛附子汤专于助阳发汗，宜于素体阳虚，复感寒邪者；再造散用桂、羌、防、辛、附子，更配大补元气之人参、黄芪，敛阴和营之白芍，故助阳解表之中，兼有益气健脾，调和营卫，宜于阳虚气弱，外感风寒者。前者以肾阳虚为主，后者脾肾均阳虚。麻黄细辛附子汤，先煮麻黄去沫，纳诸药，久煎以减轻其发散之力，防止过度耗散正气，配伍附子则通阳之力更强。

## 虚热——乏力倦怠　手足心热　甚则烦热口渴　痰少质黏

**加减葳蕤汤**（《重订通俗伤寒论》）

滋阴解表。素体阴虚，外感风热证，头痛身热，微恶风寒，汗少，咳嗽咽干，舌红，脉数。

生葳蕤　生葱白　桔梗　白薇　淡豆豉　薄荷　炙甘草　大枣

加减葳蕤用白薇，生葱豆豉桔梗随，
草枣薄荷共八味，滋阴发汗共可慰。

**葱白七味饮**（《外台秘要》）

养血解表。阴血亏虚，感受外邪，或失血之后，感受风寒，头痛发热，微寒无汗。

葱白　葛根　淡豆豉　生姜　麦冬　干地黄

麦冬干地劳水添，葛根生姜葱豉选，
产后出血兼外感，养血解表七味痊。

**清暑益气汤**（《温热经纬》）

清暑益气，养阴生津。暑热气津两伤，身热多汗，口渴心烦，小便短赤，体倦少气，精神不振，脉虚数。

西洋参　石斛　麦冬　黄连　竹叶　荷梗　知母　甘草　粳米　西瓜翠衣

王氏清暑益气汤，暑热气津已两伤，
洋参麦斛粳米草，翠衣荷连知竹尝。

加减葳蕤汤、葱白七味饮为阴血不足外感的常用方剂，避免应用辛温发散药物伤阴，同时配伍滋阴养血药物，以资汗源。用劳水煎煮，是本方的特色之处。劳水也叫千扬水、甘澜水，就是“以杓扬之，水上有珠子五六千颗相逐，取用之。”可化气行水而不助水邪，具有滋养脾胃，养血而不伤血的功效。以此水泡茶做饭都有特殊的味道。清暑益气汤清补并用，既清热解暑，又益气生津，亦可用于气阴两虚、虚热留恋之外感。

## 第二节　咳嗽

本病临床以咳嗽为其特征，有声无痰为咳，有痰无声为嗽。

| | | |
|---|---|---|
| 实寒 | 止嗽散 | 外感风寒诸咳 |
| | 三拗汤 | 感冒风寒，咽痒咳嗽，别无他证 |
| | 三子养亲汤 | 痰壅气逆食滞，咳嗽痰多 |
| | 二陈平胃散 | 食积咳嗽 |
| | 六安煎 | 外感风寒，内有痰湿咳嗽 |
| 实热 | 桑菊饮 | 辛凉轻剂，疏解清热力量偏弱 |
| | 清金化痰汤 | 清热养阴化痰止咳，长于养阴 |
| | 清气化痰丸 | 清热燥湿化痰止咳，长于清热 |
| | 桑杏汤 | 辛凉甘润，宣肺止咳 |
| | 清燥救肺汤 | 宣清润降并用，气阴双补，扶正祛邪 |
| | 加减泻白散 | 清降肺中伏火 |
| 虚寒 | 参苏饮 | 益气疏风，化痰止咳 |
| | 九仙散 | 敛肺止咳，益气养阴，用于久咳不止 |
| 虚热 | 养阴清肺汤 | 轻清凉散，解毒养阴不伤正气 |
| | 沙参麦冬汤 | 甘寒润燥生津，用于阴虚肺燥干咳 |
| | 金水六君煎 | 补肾降气，运化痰饮 |

## 一、实证

### 实寒——咳嗽连声响亮　咽痒　喜热饮

**止嗽散**（《医学心悟》）

宣肺疏风，止咳化痰。外感风寒咳嗽，咳而咽痒，咯痰不爽，或微有恶风发热，舌苔薄白，脉浮缓。

桔梗　荆芥　紫菀　百部　白前　甘草　陈皮

止嗽散内用桔梗，紫菀荆芥百部陈，
白前甘草共为末，姜汤调服止嗽频。

**三拗汤**（《太平惠民和剂局方》）

宣肺解表。感冒风寒，咽痒咳嗽，或遇冷咳甚，别无他证。

麻黄　杏仁　甘草

三拗汤用麻杏草，中药炮制反其道，
煎加生姜服后睡，散中有收咳喘效。

**三子养亲汤**（《皆效方》）

温肺化痰，降气消食。痰壅气逆食滞，咳嗽喘逆，痰多胸痞，食少难消，舌苔白腻，脉滑。

紫苏子　白芥子　莱菔子

三子养亲祛痰方，芥苏莱菔共煎汤，
大便实硬加熟蜜，冬寒更可加生姜。

**二陈平胃散**（《症因脉治》）

燥湿化痰，理气和中。食积咳嗽，胸脘满闷，咳甚干呕，舌苔白腻，脉濡滑。

半夏　茯苓　陈皮　甘草　苍术　厚朴

二陈平胃苓半夏，消积宽中把痰化，
苍术甘草朴陈皮，痰湿中阻痞满平。

**六安煎**（《景岳全书》）

化痰止咳，理肺散邪。风寒咳嗽，痰滞气逆，痰多而黏，胸膈满闷，鼻塞，腹胀纳差，大便黏腻，舌苔厚腻，脉滑。

陈皮　半夏　茯苓　甘草　杏仁　白芥子

六安煎为景岳方，杏仁白芥二陈汤，
风寒宜加辛散剂，气虚无痰燥阴伤。

止嗽散温润和平，调和肺气，作用于上焦，故食后睡前服用。三拗汤源自《金匮要略》，原名为还魂汤，因炮制加工方法同常规相拗，被《太平惠民和剂局方》以“三拗汤”收录为名。“拗”者违逆不顺之谓也，“三拗”指所用三药皆违常法而用，麻黄不去根节，杏仁不去皮尖，甘草不炙而生用。麻黄茎、根和节均能入药，但三者作用不同，茎能发汗解表，根能止汗，节味甘、微涩，有节制约束发汗的作用。麻黄发汗解表以去节为宜，宣肺平喘则无需去节。杏仁不去皮尖，为散中有涩，使之不过于宣。三拗汤用于邪气郁闭于肺导致的咳嗽，风寒、郁热均可，戴思恭《证治要诀》及尤在泾《金匮翼》中俱谓：“经年累月，久咳不愈，余无他证者，得三拗汤恒愈”。脾虚或过饱，每致停食生痰，痰盛壅肺，肺失宣降。三子养亲汤温肺化痰，降气消食，重点在肺。白芥子长于豁痰，苏子长于降气，莱菔子长于消食，临证当视痰壅、气逆、食滞三者之孰重孰轻而定何药为君，余为臣佐。而二陈平胃散健脾燥湿更强，重点在胃。六安煎则在燥湿化痰的同时兼有疏散风邪的作用。

**实热——咳声粗浊　痰黏稠或黄　口渴喜冷饮　唇红舌干　饱闷嗳腐**

**桑菊饮**（《温病条辨》）

辛凉解表，疏风清热，宣肺止咳。风温初起，咳嗽，身热不甚，口微渴，苔薄白，脉浮数。

杏仁　连翘　薄荷　桑叶　菊花　桔梗　甘草　芦根

桑菊饮中桔杏翘，芦根甘草薄荷饶，
清疏肺卫轻宣剂，风温咳嗽服之消。

**清金化痰汤**（《医学统旨》）

清肺化痰。热痰壅肺，咳嗽，咯痰黄稠，舌质红，苔黄腻，脉濡数。

黄芩　山栀子　知母　桑白皮　瓜蒌仁　贝母　麦冬　橘红　茯苓　桔梗　甘草

清金化痰黄芩栀，桔梗麦冬桑贝知，
瓜蒌橘红茯苓草，痰火犯肺咳嗽止。

**清气化痰丸**（《医方考》）

清热化痰，理气止咳。痰热咳嗽，痰稠色

黄，咯之不爽，胸膈痞闷，甚则气急呕恶，舌质红，苔黄腻，脉滑数。

陈皮　杏仁　枳实　黄芩　瓜蒌仁　茯苓　胆南星　制半夏

清气化痰星夏橘，杏仁枳实瓜蒌实，
芩苓姜汁糊为丸，气顺火消痰自失。

**桑杏汤**（《温病条辨》）

清宣温燥，润肺止咳。外感温燥，身热不甚，口渴，咽干鼻燥，干咳无痰或痰少而黏，舌红，苔薄白而干，脉浮数而右脉大。

桑叶　杏仁　沙参　象贝　香豉　栀皮　梨皮

桑杏汤中象贝宜，沙参栀豉与梨皮，
干咳鼻燥右脉大，辛凉甘润燥能医。

**清燥救肺汤**（《医门法律》）

清燥润肺。温燥伤肺证重证，头痛身热，干咳无痰，气逆而喘，咽喉干燥，口渴鼻燥，胸膈满闷，舌干少苔，脉虚大而数。

桑叶　石膏　甘草　人参　胡麻仁　阿胶　麦冬　杏仁　枇杷叶

清燥救肺参草杷，石膏胶杏麦胡麻，
经霜收下冬桑叶，清燥润肺效可夸。

**加减泻白散**（《医学发明》）

泻肺清火，养阴利咽。肺经伏火，咳嗽气

喘，气息腥臭，涕唾稠黏，口舌干燥，皮肤蒸热，咽喉疼痛。

桑白皮　地骨皮　粳米　甘草　知母　黄芩　桔梗　陈皮　青皮

加减泻白青陈桑，知芩甘桔地骨藏，
粳米补脾培中气，泻火补金肺气降。

桑菊饮为辛凉微苦之方，为辛凉轻剂，其解卫分、清气分的力量皆弱。所以吴鞠通自注曰：“恐病轻药重，故另立轻剂方”，即为桑菊饮。与银翘散相比，桑菊饮由于加入杏仁、桔梗治咳效果更好，而银翘散疏解力量较强。清金化痰汤、清气化痰丸均是清肺化痰之剂，前者苦甘辛寒，更有润肺之功；后者辛苦寒，长于行气燥湿化痰。桑杏汤、清燥救肺汤都用于外感温燥证，桑杏汤乃辛凉甘润之法，轻宣凉润之方，使燥热除而肺津复，则诸症自愈。清燥救肺汤力量更强用于重证，且宣、清、润、降四法并用，气阴双补，宣散不耗气，清热不伤中，滋润不腻膈。本方尤其适用于老年人、小儿以及肺部感染迁延不愈者。桑叶疏散上焦风热，且善走肺络，然甘苦甚于辛味，又禀受金秋敛降之气，肃降之功甚于清宣之力，桑叶有补益强壮作用，有“人参热补，桑叶清补”之说。加减泻白散为降肺中伏火而设，是指邪气入里化热伤阴，邪气盛，故用知母、黄芩苦寒清热。

## 二、虚证

**虚寒——咳声较低　劳累　受凉　饮食肥甘　生冷后加重　痰白清稀**

**参苏饮**（《太平惠民和剂局方》）

益气疏风，化痰止咳。气虚邪留，咽痒如有异物，咳嗽痰白，甚则呕恶痰涎，胸脘满闷，倦怠无力，气短懒言，苔白脉弱。

人参　紫苏　陈皮　枳壳　前胡　半夏　葛根　木香　甘草　桔梗　茯苓

参苏饮内用陈皮，枳壳前胡半夏齐，
葛根木香甘桔茯，气虚感寒痰湿宜。

**九仙散**（《卫生宝鉴》）

敛肺止咳，益气养阴。久咳肺虚，咳甚则气喘自汗，痰少而黏，脉虚数。

人参　款冬花　桑白皮　桔梗　五味子　阿胶　乌梅　贝母　罂粟壳

九仙散中罂粟君，五味乌梅共为臣，
参胶款桑贝桔梗，敛肺止咳益气阴。

参苏饮有健脾益气，疏风解表，化痰止咳之功。全方辛甘发散，适用于正气不足，邪气稽留，迁延不愈咳嗽。本证宜缓缓图之，不可过用苦寒，恐上热未除，中寒复生。对于痰湿阻络，颈部瘰疬明显者，酌加通络化痰之品。

九仙散为固涩剂，用于久咳伤气，敛中有散，降中寓升，总体以降、收为主，中病即止，不可久服。

### 虚热——夜卧咳嗽较剧　痰吐如丝　咳痰味咸

**养阴清肺汤**（《重楼玉钥》）

养阴清肺，解毒利咽。阴虚燥热，咳嗽少痰，咽喉肿痛，鼻干唇燥，脉数无力或细数。

生地　麦冬　生甘草　玄参　贝母　牡丹皮　薄荷　白芍

养阴清肺是妙方，玄参草芍麦地黄，
薄荷贝母丹皮入，时疫白喉急煎尝。

**沙参麦冬汤**（《温病条辨》）

清养肺胃，生津润燥。燥伤肺胃阴分，津液亏损，咽干口渴，干咳痰少而黏，或发热，脉细数，舌红少苔。

沙参　玉竹　生甘草　冬桑叶　麦冬　生扁豆　天花粉

沙参麦冬饮豆桑，玉竹甘花共此方，
秋燥耗津伤肺胃，苔光干咳此堪尝。

**金水六君煎**（《景岳全书》）

养阴补肾，化痰止咳。肺肾两虚，水泛为

痰，或年迈阴虚，血气不足，外受风寒，咳嗽呕恶，喘逆多痰，痰带咸味，或咽干口燥，自觉口咸，呻吟不已，舌质红，苔白滑或薄腻。

当归　熟地　陈皮　半夏　茯苓　炙甘草　生姜

金水六君用二陈，再加熟地与归身，
固肾降逆气归元，金生丽水疗效真。

养阴清肺汤滋养脾胃肺肾之阴，清肺之阴火，凉血利咽，止咳化痰。全方用药轻清凉散，非大苦大寒之品，既解毒养阴，又不伤正气。沙参麦冬汤有甘寒养阴，润燥生津之功，用于阴虚肺燥，干咳少痰。金水六君煎适用于肺肾阴虚，水泛为痰者，治疗肺肾阴虚，水泛为痰，或年迈阴虚，血气不足，外受风寒，咳嗽呕恶，多痰喘急等证。证见痰带咸味、或咽干口燥，自觉口咸。当归、熟地配伍陈皮、半夏有增强封藏之意。《医学衷中参西录》认为："痰饮病轻则治肺脾，重则治肾。以虚痰之本源于肾，肾气虚则闭藏失职，上见饮泛为痰，下呈不约为遗，故加熟地、当归使令肾气得充，厚其闭藏之力，则水湿运化，痰之本源清也。"

# 第三节　哮病

本病是一种发作性的痰鸣气喘疾患。发时喉中有哮鸣声，呼吸气促困难，属于痰饮病的“伏饮”。

| | | |
|---|---|---|
| 实寒 | 射干麻黄汤 | 宣肺止哮，长于祛痰下气 |
| | 小青龙汤 | 解表散寒，温肺化饮，用于外寒内饮 |
| | 三子养亲汤 | 温肺化痰，降气消食，用于痰涎壅盛 |
| | 麻杏二三汤 | 燥湿化痰，外散风寒 |
| | 冷哮丸 | 通阳祛痰，用于遇冷发作哮病 |
| 实热 | 定喘汤 | 宣肺降气，清热化痰，哮喘咳嗽，痰多色黄 |
| | 越婢加半夏汤 | 宣肺泄热，用于肺热内郁，外有表证 |
| | 厚朴麻黄汤 | 饮邪迫肺，夹有郁热，咳喘胸满烦躁 |
| | 葶苈大枣泻肺汤 | 祛痰平喘，泻肺利水，用于支饮胸满，咳喘不得卧 |
| 虚证 | 平喘固本汤 | 培本固元，纳气平喘 |
| | 六君子汤 | 益气健脾，燥湿化痰 |
| | 生脉地黄汤 | 补肺益肾，固本平喘 |
| | 金水六君煎 | 养阴补肾，化痰止咳 |
| | 阳和汤 | 温阳补血，散寒化痰 |

## 一、实证

**实寒——痰鸣如吼　气息喘促　痰少色白而多泡沫　口不渴或渴喜热饮　舌苔白滑　脉弦紧或浮紧**

**射干麻黄汤**（《金匮要略》）

宣肺祛痰，下气止咳。咳而上气，喉中有水鸡声，或胸膈满闷，或吐痰涎，苔白或苔腻，脉弦紧或沉紧。

射干　麻黄　生姜　细辛　紫菀　款冬花　大枣　半夏　五味子

射干麻黄治寒哮，细辛款冬加姜枣，
紫菀半夏加五味，重在宣肺不发表。

**小青龙汤**（《伤寒论》）

解表散寒，温肺化饮。外寒内饮，恶寒发热，头身疼痛，无汗，喘咳，痰涎清稀而量多，舌苔白滑，脉浮。

麻黄　芍药　细辛　炙甘草　干姜　桂枝　五味子　半夏

小小青龙最有功，风寒束表饮停胸，
细辛半夏甘和味，姜桂麻黄芍药同。

**三子养亲汤**（《皆效方》）

温肺化痰，降气消食。痰壅气逆食滞，咳嗽喘逆，痰多胸痞，食少难消，舌苔白腻，脉滑。

紫苏子　白芥子　莱菔子

三子养亲祛痰方，芥苏莱菔共煎汤，
大便实硬加熟蜜，冬寒更可加生姜。

**麻杏二三汤**（《用药心得十讲》）

健脾燥湿、降气止咳平喘。痰湿内盛，风寒外束，呼吸急促，频繁咳喘，吐白沫痰，口干苦，腹胀，舌质暗，苔白厚而干，脉细滑数。

炙麻黄　杏仁　半夏　橘红　炒苏子　茯苓　炒莱菔子　炒白芥子　诃子　甘草　茶叶

麻杏二三汤绿茶，二陈三子诃子加，
风寒痰阻肺气迫，合方力宏疗效佳。

**冷哮丸**（《张氏医通》）

散寒化痰，平喘止哮。顽痰结聚，胸膈痞满，哮喘咳嗽，遇冷即发，气逆不得卧。

麻黄　川乌　细辛　猪牙皂　蜀椒　生白矾　半夏曲　胆星　生甘草　杏仁　紫菀　款冬花

冷哮丸用矾三拗，川乌蜀椒辛牙皂，
夏曲胆星菀款冬，散寒涤痰制冷哮。

射干麻黄汤、小青龙汤皆能温肺化饮，止哮平喘。前者长于降逆平哮，方中射干能降逆祛痰，破结泻热，用于哮鸣喘咳；后方解表散寒力强，用于表寒里饮，寒象较重者，症见咳嗽痰多，痰色稀白，恶寒明显，咳而呕或喘，舌苔白滑或白腻。后方中干姜、细辛、五味子为治疗内在寒饮核心用药，麻黄为发散外寒核心用药。服药后不用刻意去求汗，青龙之意在云升雨降，饮邪内解。三子养亲汤用于停食生痰，痰盛壅肺，肺失宣降之哮证。麻杏二三汤则又加入了宣肺化痰之品，可用于内有伏痰，外有风寒之哮证。冷哮丸用麻、乌、辛、椒大辛大热之品通阳散寒，配合燥湿祛痰药物，达到邪去阳复之效。

**实热——咳痰色黄或白　黏浊稠厚　口渴喜饮　舌质红　脉滑数或弦滑**

**定喘汤**（《摄生众妙方》）

宣肺降气，清热化痰。风热外束，痰热内蕴，哮喘咳嗽，痰多气急，痰稠色黄，微恶风寒，舌苔黄腻，脉滑数。

白果　麻黄　法半夏　款冬花　桑白皮　苏子　黄芩　甘草　杏仁

定喘白果与麻黄，款冬半夏白皮桑，
苏杏黄芩兼甘草，外寒痰热喘哮尝。

**越婢加半夏汤**（《金匮要略》）

宣肺泄热，止咳平喘。咳嗽上气，胸满气喘，目如脱状，脉浮大。

麻黄　石膏　生姜　甘草　大枣　半夏

越婢汤内加半夏，石膏姜枣草麻黄，
宣肺泄热降逆气，热哮发作功效良。

**厚朴麻黄汤**（《金匮要略》）

宣肺降逆，化饮止咳。咳嗽喘逆，胸满烦躁，咽喉不利，痰声辘辘，苔白滑脉浮。

厚朴　麻黄　半夏　五味子　细辛　干姜　杏仁　石膏　小麦

厚朴麻黄夏杏膏，姜辛五味淮麦妙，
宣肺降逆饮咳止，咳而脉浮症对好。

**葶苈大枣泻肺汤**（《金匮要略》）

祛痰平喘，泻肺利水。咳逆上气，喘不得卧，支饮胸满，面目浮肿，鼻塞清涕出，不闻香臭。

葶苈　大枣

喘而不卧肺成痈，口燥胸痛数实呈，
葶苈一丸十二枣，雄军直入夺初萌。

定喘汤长于清化痰热，用于痰热郁肺，表证不著者。方中以麻黄宣肺散邪平喘，白果敛肺定喘祛痰，一散一收，既可加强平喘之功，又可防麻黄耗散肺气，寓收敛于宣散之中，寄宣清降肺之内。越婢加半夏汤偏于宣肺泄热，用于肺热内郁，外有表证者。厚朴麻黄汤用于饮邪迫肺，夹有郁热，咳逆喘满，烦躁而表寒不显者。“先煮小麦熟”，去滓，然后内诸药再煎。以病有肺气虚，然痰饮壅肺，不适合参芪之补，以小麦平补肺气，其凉降之性兼有敛肺解痉之妙。

## 二、虚证

**虚证——呼吸浅促　无力咯痰　动则气促　疲乏　汗出肢冷　面色青紫　肢体浮肿**

**平喘固本汤**（《南京中医学院附属医院验方》）

补益肺肾，降气平喘。肺肾两虚，痰气交阻，摄纳失常，喘息气促，动则尤甚，咳而无力，心悸汗出，乏力倦怠，舌质紫暗，脉虚大。

党参　五味子　冬虫夏草　胡桃肉　灵磁石　沉香　坎脐　苏子　款冬花　法半夏　橘红

平喘胡桃苏橘红，党参半夏坎脐冬，
沉香五味磁虫草，肺肾双疗固本雄。

**六君子汤**（《医学正传》）

益气健脾，燥湿化痰。脾胃气虚兼痰湿证哮病，食少便溏，胸脘痞闷，倦怠少力。

人参　白术　茯苓　炙甘草　陈皮　半夏

四君子汤中和义，参术茯苓甘草比，
益以夏陈名六君，健脾化痰又理气。

**生脉地黄汤**（《医宗金鉴》）

补肺益肾，固本平喘。久哮肺肾两虚，气促气短，动则汗出，舌淡痿软少苔，脉虚大。

太子参　麦冬　五味子　生地　山药　山萸肉　茯苓　牡丹皮　泽泻

金鉴生脉地黄汤，六味生脉两合方，
益气养阴酸收敛，补肺固本肾气强。

**金水六君煎**（《景岳全书》）

养阴补肾，化痰止咳。肺肾虚寒，水泛为痰，或年迈阴虚，血气不足，外受风寒，咳嗽呕恶，喘逆多痰，痰带咸味，或咽干口燥，自觉口咸，呻吟不已，舌质红，苔白滑或薄腻。

当归　熟地　陈皮　半夏　茯苓　炙甘草　生姜

金水六君用二陈，再加熟地与归身，
固肾降逆气归元，金生丽水疗效真。

**阳和汤**（《外科证治全生集》）

温阳补血，散寒化痰。动则喘促，痰多色白而多泡沫，疲乏，汗出肢冷，面色青紫，肢体浮肿，口不渴或渴喜热饮，舌淡苔白，脉沉细或迟细。

熟地　肉桂　麻黄　鹿角胶　白芥子　姜炭　生甘草

阳和汤法解寒凝，贴骨流注鹤膝风，
熟地鹿胶姜炭桂，麻黄白芥甘草从。

平喘固本汤培固元气，六君子汤健运后天之本，生脉地黄汤、金水六君煎以滋阴固本化痰为治。金水六君煎以为归地滋阴血，二陈化痰湿，组方似乎矛盾，养阴之药易阻气滞痰，而化痰之剂又温燥伤阴。然而张景岳认为“痰涎本皆血气，若化失其正，则脏腑病，津液败，而血气即成痰涎。”故本方适用于肾气不足，失于封藏，水泛为痰，痰气上逆之证。熟地重投大补肾中元气，同时味厚质重，收敛浮散真气，血气正化，痰涎无根。正所谓《丹溪心法》云:“善治痰者，不治痰而治气。气顺则一身之津液亦随气而顺矣。”故《景岳全书·杂证谟·咳嗽》中言:“但察其脉体稍弱，胸膈无滞，或肾气不足，水泛为痰，或心嘈呕恶，饥不欲食，或年及中衰，血气渐弱而咳嗽不能愈者，悉宜金水六君煎加减主之。足称神剂。”阳和汤是外科常用方剂，却与痰饮的病机相吻合，适用于肾阳虚的慢性哮喘患者。

## 第四节　喘证

本病临床表现以呼吸困难，甚至张口抬肩，鼻翼煽动，不能平卧为临床特征。

| | | |
|---|---|---|
| 实证 | 麻黄汤 | 发汗解表，宣肺平喘，用于风寒表实证 |
| | 华盖散 | 降气化痰 |
| | 小青龙汤 | 解表散寒，温肺化饮，用于外寒内饮，无汗，痰涎清稀而量多 |
| | 麻杏石甘汤 | 清热宣肺平喘，汗出而喘 |
| | 桑白皮汤 | 清热之药较多，适合里热明显，偏实证 |
| | 泻白散 | 清肺中伏火，且有养阴之功，适合于肺经有伏热，久咳肺虚 |
| | 苏子降气汤 | 上实下虚之咳喘证 |
| | 二陈汤 | 燥湿化痰，用于痰多色白易咯，胸膈痞闷，恶心呕吐 |
| | 三子养亲汤 | 温肺化痰，降气消食，痰壅食滞正气不虚之咳嗽喘逆 |
| | 五磨饮子 | 用于肝气郁结之胸闷气憋，上气喘急 |
| 虚证 | 补肺汤 | 补肺益气，纳气平喘 |
| | 金匮肾气丸 | 温补肾阳，行气化饮 |
| | 百合固金汤 | 滋肾保肺，降火化痰，治疗虚火上炎咳喘证 |
| | 人参蛤蚧散 | 益气补肾，清肺定喘 |
| | 从龙汤 | 收敛肺气，化痰平喘 |
| | 参赭镇气汤 | 大补元气，纳气固脱平喘 |
| | 都气丸 | 滋肾纳气 |
| | 防己黄芪汤 | 补气利水，治疗气虚水饮上凌心肺喘证 |
| | 潜阳丹 | 补肾纳气，滋阴潜阳 |

## 一、实证

**实证——呼吸深长有余　气粗声高　对进食影响不大　脉有力**

**麻黄汤**（《伤寒论》）

发汗解表，宣肺平喘。外感风寒表实证，恶寒发热，头身疼痛，无汗而喘，舌苔薄白，脉浮紧。

麻黄　桂枝　杏仁　甘草

麻黄汤中臣桂枝，杏仁甘草四般施，

发汗解表宣肺气，伤寒表实无汗宜。

**华盖散**（《太平惠民和剂局方》）

宣肺化痰，止咳平喘。咳嗽上气，胸膈烦满，痰气不利。

麻黄　紫苏子　杏仁　陈皮　桑白皮　茯苓　甘草

华盖麻杏紫苏子，茯苓陈草桑白皮，

风寒束肺痰不爽，急宜煎服莫迟疑。

**小青龙汤**（《伤寒论》）

解表散寒，温肺化饮。外寒内饮，恶寒发热，头身疼痛，无汗，喘咳，痰涎清稀而量多，舌苔白滑，脉浮。

麻黄　芍药　细辛　炙甘草　干姜　桂枝　五味子　半夏

小小青龙最有功，风寒束表饮停胸，
细辛半夏甘和味，姜桂麻黄芍药同。

**麻杏石甘汤**（《伤寒论》）

辛凉宣肺，清热平喘。表邪未解，肺热咳喘，身热不解，咳逆气急鼻煽，口渴，有汗或无汗，脉浮而数者。

麻黄　杏仁　甘草　石膏

伤寒麻杏石甘汤，汗出而喘法度良，
辛凉疏泄能清肺，定喘除烦效力张。

**桑白皮汤**（《景岳全书》）

清肺降气，化痰止嗽。肺经热甚，喘咳气涌，痰多质黏色黄，面赤，咽干，小便赤涩，大便或秘，舌质红，舌苔薄黄腻，脉滑数。

桑白皮　半夏　苏子　杏仁　贝母　山栀　黄芩　黄连

桑白皮汤痰热疗，芩连山栀将火扫，
苏子杏仁降肺逆，贝母半夏用之巧。

**泻白散**（《小儿药证直诀》）

清泻肺热，平喘止咳。肺热咳喘，气喘咳嗽，皮肤蒸热，日晡尤甚，舌红苔黄，脉细数。

地骨皮　桑白皮　炙甘草　粳米

泻白桑皮地骨皮，甘草粳米四般齐，
泻肺清热平咳喘，又可和中与健脾。

**苏子降气汤**（《太平惠民和剂局方》）

降气平喘，祛痰止咳。上实下虚之咳喘证，痰涎壅盛，咳喘短气，胸膈满闷，或腰疼脚软，或肢体浮肿，舌苔白滑或白腻，脉弦滑。

紫苏子　橘皮　半夏　当归　炙甘草　前胡　厚朴　肉桂　生姜　大枣　苏叶

苏子降气橘半归，前胡桂朴草姜随，
上实下虚痰嗽喘，或加沉香去肉桂。

**二陈汤**（《太平惠民和剂局方》）

燥湿化痰，理气和中。湿痰咳喘，痰多色白易咯，胸膈痞闷，恶心呕吐，肢体倦怠，或头眩心悸，舌苔白润，脉滑。

半夏　橘红　白茯苓　炙甘草　生姜　乌梅

二陈汤用陈半夏，茯苓甘草臣药加，
理气和中燥湿痰，生姜乌梅不能差。

**三子养亲汤**（《皆效方》）

温肺化痰，降气消食。痰壅气逆食滞，咳嗽喘逆，痰多胸痞，食少难消，舌苔白腻，脉滑。

紫苏子　白芥子　莱菔子

三子养亲祛痰方，芥苏莱菔共煎汤，
大便实硬加熟蜜，冬寒更可加生姜。

**五磨饮子**（《医便》）

行气开郁降逆。肝气郁结之胸闷气憋，上

气喘急，胸腹胀满。

木香　沉香　槟榔　枳实　乌药

降气沉香用槟榔，顺气乌药及木香，
枳实破滞酒和阴，药量等分细审详。

麻黄汤与华盖散比较，前者解表散寒力强，后方降气化痰功著。外寒内饮，选用小青龙汤。麻杏石甘汤主治外感风邪，邪热壅肺证。麻黄开宣肺气以平喘，开腠解表以散邪；石膏清泄肺热以生津，辛散解肌以透邪。二药一辛温、一辛寒；一以宣肺为主，一以清肺为主，且都能透邪于外，合用相反之中寓有相辅之意。桑白皮汤和泻白散均可治内热咳喘，桑白皮汤清热之药较多，适合里热明显，偏实证，而泻白散中以桑白皮、地骨皮专清肺中伏火，且有养阴之功，适合久咳肺虚，肺经有伏热，但热象不甚者。三子养亲汤用于停食生痰，痰盛壅肺，肺失宣降之喘证，较之二陈汤更偏于实证。肺实肾虚的“上盛下虚”证，以苏子降气汤为代表方，并根据上盛下虚的主次分别处理，当归治咳逆上气，养血润燥以佐制半夏、苏子之辛燥之性，并在大量的降气药中加入少量苏叶，使气机升降相得益彰，但量要小。苏子质润，功擅降气消痰，力量温和，尚能温中降逆，为虚劳咳嗽之专药。五磨饮子多用于肝气郁结之胸闷气憋，气短不足以息，一般无明显发绀及咳嗽咯痰症状。

## 二、虚证

**虚证——呼吸短促难续　自汗盗汗　痰鸣咳嗽不著　脉象微弱或浮大中空　面色如涂朱欲亡阴　冷汗烦躁欲亡阳**

**补肺汤**（《永类钤方》）

补肺益气，止咳平喘。肺虚咳喘，短气自汗，声音低弱，舌淡，脉象虚弱。

人参　黄芪　熟地　五味子　紫菀　桑白皮

补肺汤用地参芪，紫菀五味桑白皮，
久咳无力脉虚弱，金水相生病自离。

**金匮肾气丸**（《金匮要略》）

温补肾阳，行气化饮。肾虚水肿，腰膝酸软，小便不利，畏寒肢冷，舌淡而胖，脉虚弱，尺部沉细。

地黄　山药　山茱萸　茯苓　牡丹皮　泽泻　桂枝　制附子

金匮肾气治肾虚，熟地怀药及山茱，
丹皮苓泽加附桂，引火归原热下趋。

**百合固金汤**（《慎斋遗书》）

滋肾保肺，降火化痰。肺肾阴亏，虚火上炎，咳嗽气喘，痰中带血，咽喉燥痛，头晕目眩，午后潮热，舌红少苔，脉细数。

熟地　生地　当归　白芍　甘草　桔梗

玄参　贝母　麦冬　百合

百合固金二地黄，麦冬玄参桔甘藏，
贝母芍药当归配，喘咳痰血肺家伤。

**人参蛤蚧散**（《博济方》）

益气清肺，止咳定喘。久咳气喘，痰稠色黄，胸中烦热，身体日渐消瘦，脉浮虚，或日久成为肺痨。

蛤蚧　杏仁　炙甘草　人参　云苓　川贝　桑白皮　知母

补益人参蛤蚧散，专治痰血与咳喘，
桑皮二母杏苓草，若非虚热慎勿煎。

**从龙汤**（《医学衷中参西录》）

收敛肺气，化痰平喘。外感痰喘，服小青龙汤，病未痊愈，或愈而复发者。

生龙骨　生牡蛎　生杭芍　清半夏　苏子　牛蒡子

从龙半夏龙牡芍，牛蒡苏子一同熬，
有热石膏量添入，青龙善后此方高。

**参赭镇气汤**（《医学衷中参西录》）

补敛元气，纳气平喘。阴阳两虚，喘逆迫促，有将脱之势；亦治肾虚不摄，冲气上干，致胃气不降，胸腹满闷。

野台参　生赭石　生芡实　生山药　山萸肉　生龙骨　生牡蛎　生杭芍　苏子

参赭镇气芍萸苏，药芡龙牡总相逐，
镇冲降逆回虚脱，益肾阴阳一手扶。

**都气丸**（《症因脉治》）

滋肾纳气。肺肾两虚，咳嗽气喘，呃逆，滑精，腰痛，泻利，面色惨白，或面时赤，小便清利，大便时溏。脉两尺洪盛或弦细而数。

熟地黄　山萸肉　山药　泽泻　牡丹皮　茯苓　五味子

六味地黄益肝肾，山药丹泽萸苓掺，
六味再加五味子，丸名都气虚喘安。

**防己黄芪汤**（《金匮要略》）

补气健脾，利水消肿。水饮上凌心肺，咳嗽痰稀，或呕吐稀涎，汗出恶风，身重微肿，或肢节疼痛，小便不利，舌淡苔白，脉浮。

防己　黄芪　甘草　白术　大枣　生姜

金匮防己黄芪汤，白术甘草枣生姜，
益气祛风又行水，表虚风水风湿康。

**潜阳丹**（《医理真传》）

补肾纳气，滋阴潜阳。肾阳虚，阴气太盛，逼阳上浮，咳嗽喘息，心悸气短，面红如妆，昼寐夜醒，甚则头痛嗜睡，舌红，脉弦浮。

砂仁　附子　龟板　甘草

潜阳丹潜龙雷阳，龟板附草砂米藏，
真寒假热格拒证，潜阳纳气显真相。

补肺汤、百合固金汤、人参蛤蚧散均能补肺益肾，固本防脱。本病在反复发作过程中，多见肺实肾虚的“上盛下虚”证，张锡纯所创的参赭镇气汤、从龙汤可补敛元气，纳气平喘，平冲豁痰，是为正治。对于危重证候，切不可见痰治痰，见喘平喘，总以顾护正气为要。都气丸为六味地黄丸加一味收敛的五味子而来，加五味子益肺之源以生肾水，收敛固涩以资统摄，肾气充足，化机总结统领于斯，名曰都气。防己黄芪汤祛风与固表、健脾与利水俱备，攻补同施，标本兼顾。潜阳丹为纳气归肾法，砂仁辛温，能宣中宫一切阴邪，又能纳气归肾。附子辛热，能补坎中真阳，龟板质坚硬，得水之精气而生，有通阴助阳之力，佐以甘草补中，有伏火互根之妙，故曰潜阳。方子不似四逆汤加干姜，而是以姜汁炒砂仁，以求潜阳纳气之效，而不易伤精耗气。

## 第五节　肺痈

肺痈是肺叶生疮，形成脓疡，以咳嗽、胸痛、发热、咯吐腥臭浊痰，甚则脓血相兼为主要特征，与西医学所称肺脓肿基本相同。

| 初期 | 银翘散 | 清热解毒，辛凉透表 |
|---|---|---|
| 成痈期 | 千金苇茎汤 | 清肺化痰，逐瘀排脓 |
| | 如金解毒散 | 降火解毒，宣肺排脓 |
| | 白虎汤 | 清里热 |
| | 犀黄丸 | 清热解毒，化痰消肿 |
| 溃脓期 | 加味桔梗汤 | 清肺化痰，排脓泄壅 |
| | 桔梗白散 | 功逐水饮，温下寒实 |
| 恢复期 | 沙参清肺汤 | 益气养阴，清肺化痰 |
| | 桔梗杏仁煎 | 养阴清热解毒，化痰止血 |
| | 黄芪汤 | 益气托脓，泻火解毒 |

## 一、初期

### 初期——恶寒发热　咳嗽胸痛

**银翘散**（《温病条辨》）

辛凉透表，清热解毒。肺痈初期，恶寒发热，咳嗽，咯白色黏痰，痰量日渐增多，胸痛，咳则痛甚，呼吸不利，口干鼻燥，舌苔薄黄，脉浮数而滑。

连翘　银花　桔梗　薄荷　牛蒡子　竹叶　荆芥　淡豆豉　生甘草　芦根

银翘散主上焦疴，竹叶荆牛豉薄荷，
甘桔芦根凉解法，清疏风热煮无过。

## 二、成痈期

**成痈期——发热　咳嗽胸痛　咳吐腥臭脓血痰**

**千金苇茎汤**（《外台秘要》）

清肺化痰，逐瘀排脓。肺痈成痈期，热毒壅滞，痰瘀互结证，身有微热，咳嗽痰多，甚则咳吐腥臭脓血，胸中隐隐作痛，舌红苔黄腻，脉滑数。

苇茎　冬瓜仁　薏苡仁　桃仁

苇茎瓜瓣苡桃仁，清肺化痰逐瘀能，
热毒痰瘀致肺痈，脓成未成均胜任。

**如金解毒散**（《痈疽神秘验方》）

降火解毒。肺痈，发热烦渴，咳吐浊痰，脉洪大。

桔梗　甘草　黄连　黄芩　黄柏　山栀

如金解毒芩柏连，再以山栀制火炎，
桔梗甘草除痰浊，热毒内盛肺痈痊。

**白虎汤**（《伤寒论》）

清热生津。气分热甚，高热大汗，大烦渴，咯黄稠脓痰，舌苔黄燥，脉洪大有力。

生石膏　知母　甘草　粳米

白虎膏知甘草粳，气分大热此方清，
热渴汗出脉洪大，加入人参气津生。

**犀黄丸**（《外科全生集》）

清热解毒，化痰消肿。热毒瘀结，发热烦渴，胸中隐痛，气促，舌红苔黄，脉滑数。

牛黄　乳香　没药　麝香　黄米饭　陈酒

犀黄丸内用麝香，乳香没药与牛黄，
米饭和丸酒送服，痈毒消散保安康。

## 三、溃脓期

**溃脓期——咳嗽气急　咳吐腥臭脓血痰量多**

**加味桔梗汤**（《医学心悟》）

清肺化痰，排脓泄壅。肺痈溃脓期，咳嗽气急，胸部闷痛，痰吐脓浊腥臭者。

桔梗　白及　橘红　葶苈　甘草　贝母　薏苡仁　金银花

加味桔梗去芦头，葶苈白及添橘红，
贝母苡仁甘草节，再加银花祛肺脓。

**桔梗白散**（《外台秘要》）

功逐水饮，温下寒实。形证俱实，咳吐腥臭脓痰，胸部满胀，喘不能卧，大便秘结，脉滑数有力。

巴豆霜　桔梗　浙贝母

桔梗白散巴贝研，温下寒湿水饮蠲，
肺痈咳嗽痰腥臭，硬满而痛在胸胁。

## 四、恢复期

### 恢复期——咳嗽痰液清稀　乏力倦怠

**沙参清肺汤**（《家庭治病新书》）

益气养阴，清肺化痰。肺痈恢复期，咯吐脓痰渐少，痰液转为清稀，舌质红或淡红，苔薄，脉细或细数无力。

黄芪　太子参　北沙参　桔梗　薏苡仁　冬瓜仁　白及　合欢皮

沙参清肺桔黄芪，太子参及合欢皮，
排脓苡仁冬瓜子，益气养阴最堪奇。

**桔梗杏仁煎**（《景岳全书》）

养阴清热解毒，化痰止血。肺痈恢复期，正虚邪恋，咯吐脓血痰，迁延不愈，舌质红或淡红，苔薄，脉细或细数无力。

桔梗　杏仁　甘草　阿胶　银花　麦冬　百合　夏枯草　连翘　贝母　枳壳　红藤

桔梗杏仁用甘草，银翘红藤与枳壳，
贝母夏枯加百合，恢复麦冬和阿胶。

**黄芪汤**（《江苏中医杂志》）

益气托脓，泻火解毒。肺痈表证已除，咯吐脓痰，气短乏力，舌质红，苔薄，脉细滑数。

生黄芪　鱼腥草　赤芍　牡丹皮　桔梗　瓜蒌　生大黄

益气润肠黄芪汤，鱼腥赤芍与大黄，
丹皮桔梗瓜蒌仁，气虚便秘肺脓疡。

桔梗、薏苡仁、冬瓜仁、白芷有促进排脓的效果，根据不同阶段配伍清热解毒或者益气药物使用。桔梗白散药性猛烈，峻下逐脓的作用甚强，一般不宜常用，体弱者禁用。如下不止，饮冷开水一杯。《温热经纬》云：“白虎者，西方之金神，司秋之阴兽。虎啸谷风冷，凉风酷暑消，神于解热，莫如白虎。”本方用于阳明经证，以大热、大汗、大烦渴、脉洪大为用药指征。“白虎”者，为四方星宿名之一，是西方七宿的合称，服药之后，其清热之力，犹如白虎金神般的疾猛迅速，使热势骤降，重证告愈，故名曰“白虎汤”。犀黄丸中牛黄别名西黄、犀黄，清热解毒、化痰散结，麝香行气散瘀通络，消痈疽肿毒；乳香、没药活血祛瘀，消肿定痛；黄米饭调养胃气，以防诸药寒凉碍胃；以酒送服，是用其活血行血以加速药效。故犀黄丸对痰瘀、热毒壅滞而成的病症有较好的效果。



## 第六节　肺痨

肺痨是具有传染性的慢性虚弱疾患，以咳

嗽、咯血、潮热、盗汗及身体逐渐消瘦为主要临床特征。与西医学的肺结核基本相同。治疗以扶正为主。

| | |
|---|---|
| 月华丸 | 养阴润肺，化痰止咳，抗痨止血，肺痨基本方 |
| 百合固金汤 | 滋阴清热化痰，治疗虚火咯痰咳血 |
| 秦艽鳖甲散 | 滋阴养血，退热除蒸 |
| 保真汤 | 补虚除蒸除热 |
| 参苓白术散 | 补脾胃，益肺气，治疗肺痨脾胃虚弱 |
| 补天大造丸 | 温养精气，用于肺痨虚极 |
| 海藏紫菀散 | 补肺宁嗽止血 |
| 补络补管汤 | 收涩止血，肺痨咯血体虚 |
| 黄芪鳖甲散 | 退热止汗，化痰止咳 |
| 当归六黄汤 | 滋阴清虚热，固表止汗 |
| 柴前连梅散 | 清热除蒸 |
| 白及枇杷丸 | 养阴清肺止血 |
| 琼玉膏 | 益气滋阴补肺 |
| 消瘰丸 | 清润化痰，软坚散结，治疗肺痨瘰疬 |

**月华丸**（《医学心悟》）

养阴润肺止咳，化痰抗痨止血。阴虚咳嗽、咳血，潮热时作，五心烦热，形体羸瘦，口燥咽干，舌红少津，胸闷食减，少气懒言，舌红苔少，脉细数。

天冬　生地　麦冬　熟地　山药　百部　沙参　川贝母　阿胶　茯苓　獭肝　三七　白菊花　桑叶

月华丸方擅滋阴，二冬二地沙贝苓，
山药百部胶三七，獭肝桑菊保肺金。

**百合固金汤**（《慎斋遗书》）

滋肾保肺，止咳化痰。肺肾阴亏，虚火上炎，咳嗽气喘，痰少质黏，痰中带血，咽喉燥痛，午后潮热，舌红少苔，脉细数。

熟地　生地　当归　白芍　甘草　桔梗　玄参　贝母　麦冬　百合

百合固金二地黄，麦冬玄参桔甘藏，
贝母芍药当归配，喘咳痰血肺家伤。

**秦艽鳖甲散**（《卫生宝鉴》）

滋阴养血，退热除蒸。虚劳阴亏血虚，骨蒸壮热，唇红颊赤，困倦盗汗。

地骨皮　知母　青蒿　乌梅　鳖甲　柴胡　秦艽　当归

秦艽鳖甲治风痨，地骨柴胡与青蒿，
当归知母乌梅合，止嗽除蒸敛汗高。

**保真汤**（《增订十药神书》）

补虚除热。劳证骨蒸体虚，潮热盗汗。

当归　人参　生地　熟地黄　白术　黄芪　赤茯苓　白茯苓　天冬　麦冬　赤芍　白芍　知母　黄柏　五味子　柴胡　地骨皮　甘草　陈皮　厚朴　莲子心

保真肺痨气阴亏，参芪术草二地归，

二苓二芍二冬柴，陈朴地骨知柏味。

**参苓白术散**（《太平惠民和剂局方》）

补脾胃，益肺气。肺痨脾胃虚弱，食少便溏，气短咳嗽，肢倦乏力，面色萎黄，舌淡苔白腻，脉虚缓。

莲子　薏苡仁　砂仁　桔梗　白扁豆　茯苓　人参　甘草　白术　山药

参苓白术四君底，山药扁豆加薏苡，
桔梗砂仁莲子肉，脾虚湿盛此方理。

**补天大造丸**（《医学心悟》）

温养精气，培补阴阳。肺痨五脏俱伤，真气亏损，咳嗽少痰，潮热盗汗，夜梦遗精，形体消瘦，腰膝酸软，舌红少苔，脉细数。

人参　黄芪　白术　当归　枣仁　远志　白芍　山药　茯苓　枸杞子　熟地　紫河车　鹿角胶　龟板

补天大造参芪山，术苓杞枣远龟板，
地芍归鹿紫河车，滋阴补阳莫大焉。

**海藏紫菀散**（《医垒元戎》）

补肺宁嗽止血。虚劳肺痿，咳嗽频作，咳中有血，咯吐浊黏痰，神疲乏力，舌质红，苔黄，脉细数。

人参　紫菀　知母　贝母　桔梗　甘草　五味子　茯苓　阿胶

紫菀汤中知贝母，参苓五味阿胶偶，
再加甘桔疗肺伤，咳血吐痰劳热久。

**补络补管汤**（《医学衷中参西录》）

收涩止血，祛瘀生新。肺痨咯血、吐血久不愈，血色暗淡，面色㿠白或萎黄，舌淡苔白，脉虚弱无力。

生龙骨　生牡蛎　三七粉　山茱萸

补络补管久不愈，龙牡山萸与田七，
吐甚可加代赭石，收涩止血效更奇。

**黄芪鳖甲散**（《卫生宝鉴》）

固护卫阳，清热养阴，退热止汗。痨热，见五心烦热，四肢无力，咳嗽咽干，骨蒸，自汗或盗汗。

黄芪　天冬　鳖甲　地骨皮　秦艽　茯苓　柴胡　紫菀　半夏　知母　白芍　桑白皮　生地　炙甘草　人参　肉桂　桔梗

黄芪鳖甲地骨皮，艽菀参苓柴半知，
地黄芍药天冬桂，甘桔桑皮劳热宜。

**当归六黄汤**（《兰室秘藏》）

清虚热，滋阴泻火，固表止汗。发热盗汗，面赤心烦，口干唇燥，大便干结，小便黄赤，舌红苔黄，脉数。

当归　黄芩　黄连　黄柏　熟地黄　生地黄　黄芪

当归六黄二地黄，芩连芪柏共煎尝，
滋阴泻火兼固表，阴虚火旺盗汗良。

**柴前梅连散**（《瑞竹堂经验方》）

清热除蒸。骨蒸劳热，或劳风咳嗽、痰少，或吐青黄绿痰，寒热往来，脉细弦。

柴胡　前胡　胡黄连　乌梅　童便　猪胆　猪脊髓　韭根白

柴前梅连用童便，更加猪胆猪脊髓，
韭根白入水煎服，骨蒸劳热服之痊。

**白及枇杷丸**（《证治准绳》）

清肺止咳，养阴止血。阴虚火旺，灼伤肺络，咳嗽，咯血不止，口干咽燥，舌红苔薄，脉数。

白及　枇杷叶　藕节　生地　蛤粉炒阿胶

白及枇杷藕节连，蛤粉阿胶生地全，
凉血止血兼保肺，肺痨咳血服之蠲。

**琼玉膏**（《洪氏集验方》）

滋阴润肺，益气补脾。气阴两虚肺痨，干咳少痰，咽燥咯血，肌肉消瘦，气短乏力，舌红少苔，脉细数。

人参　生地　白茯苓　蜂蜜

琼玉膏用生地黄，人参茯苓白蜜尝，
肺燥干咳虚劳证，金水相滋效力彰。

**消瘰丸**（《医学衷中参西录》）

清润化痰，软坚散结。瘰疬痰核，质软疼痛，红肿不明显，低热乏力，咳嗽气短，舌淡，脉细滑。

牡蛎　生黄芪　三棱　莪术　血竭　乳香　没药　龙胆草　玄参　浙贝母

消瘰龙胆贝蛎和，玄芪乳没竭棱莪，
瘰疬疼痛在颈项，豁痰散结效力多。

本病治疗当以补虚培元和抗痨杀虫为原则，应根据“主乎阴虚”的病理特点，以滋阴为主，火旺者兼以降火。如合并气虚、阳虚见证者，则当同时兼顾。针对肺痨的发热、咯痰、咳血，采用不同的方剂。月华丸、保真汤、参苓白术散、补天大造丸、黄芪鳖甲散、琼玉膏均有益气养阴强壮作用，可以作为基础方剂。退热除蒸可选用百合固金汤、秦艽鳖甲散、当归六黄汤、柴前连梅散，咯血可选用百合固金汤、海藏紫菀散、白及枇杷丸、补络补管汤。消瘰丸以牡蛎软坚散结；生黄芪、三棱、莪术为张锡纯经验药对，既能健脾以化痰湿，又能益气消坚；血竭、乳香、没药活血化瘀、消肿散结；玄参、浙贝母清润化痰；龙胆草引诸药入肝胆经，清热解毒，并能苦降给邪气下行之出路。补络补管汤收涩与化通并用，涩中有通，通中有敛，化而不过，敛不留邪。《太平惠民和剂局方》参苓白术散为当今常用版本，服法为枣汤调下。明代龚信《古今医鉴》所载参苓白术散，较本方多一味陈皮。

## 第七节 肺胀

肺胀是多种慢性肺系疾患迁延不愈，导致肺气胀满，不能敛降的一种病证。临床表现为胸部膨满，憋闷如塞，喘息上气，咳嗽痰多，心悸发绀，脘腹胀满，肢体浮肿等。

| | | |
|---|---|---|
| 实证 | 苏子降气汤 | 降气平喘，祛痰止咳，治疗上实下虚之咳喘证 |
| | 三子养亲汤 | 温肺化痰，降气消食，治疗痰壅气逆食滞 |
| | 桑白皮汤 | 清肺降气，化痰止嗽 |
| | 越婢加半夏汤 | 宣肺泄热，止咳平喘 |
| | 涤痰汤 | 化痰开窍，用于咳喘痰蒙心窍 |
| 虚证 | 五苓散 | 治疗肺胀气化不利，喘咳痰稀 |
| | 真武汤 | 用于肺胀阳虚水泛，凌心射肺 |
| | 平喘固本汤 | 补益肺肾，有降气纳气作用 |
| | 补肺汤 | 益气敛肺 |
| | 五味子汤 | 益气生津化痰 |
| | 皱肺丸 | 温肺纳气平喘 |

## 一、实证

### 实证——咳嗽痰多 色白黏腻或呈泡沫

**苏子降气汤**（《太平惠民和剂局方》）

降气平喘，祛痰止咳。上实下虚之咳喘证，痰涎壅盛，咳喘短气，胸膈满闷，或腰疼脚软，或肢体浮肿，舌苔白滑或白腻，脉弦滑。

紫苏子　橘皮　半夏　当归　炙甘草　前胡　厚朴　肉桂　生姜　大枣　苏叶

苏子降气橘半归，前胡桂朴草姜随，
上实下虚痰嗽喘，或加沉香去肉桂。

**三子养亲汤**（《皆效方》）

温肺化痰，降气消食。痰壅气逆食滞，咳嗽喘逆，痰多胸痞，食少难消，舌苔白腻，脉滑。

紫苏子　白芥子　莱菔子

三子养亲祛痰方，芥苏莱菔共煎汤，
大便实硬加熟蜜，冬寒更可加生姜。

**桑白皮汤**（《景岳全书》）

清肺降气，化痰止嗽。肺经热甚，喘咳气涌，痰多质黏色黄，面赤，咽干，小便赤涩，大便或秘，舌质红，舌苔黄腻，脉滑数。

桑白皮　半夏　苏子　杏仁　贝母　山栀　黄芩　黄连

桑白皮汤痰热疗，芩连山栀将火扫，
苏子杏仁降肺逆，贝母半夏用之巧。

**越婢加半夏汤**（《金匮要略》）

宣肺泄热，止咳平喘。痰热阻肺，咳嗽上气，胸满气喘，目如脱状，脉浮大。

麻黄　石膏　生姜　甘草　大枣　半夏

越婢汤内加半夏，石膏姜枣草麻黄，
宣肺泄热降逆气，热哮发作功效良。

**涤痰汤**（《奇效良方》）

化痰开窍。痰蒙心窍，咳喘痰多，昼寐夜躁，甚则昏迷，苔白腻或黄腻，舌质暗红或淡紫，脉细滑数。

茯苓　人参　甘草　橘红　胆南星　半夏　竹茹　枳实　菖蒲

涤痰汤用半夏星，甘草橘红参茯苓，
竹茹菖蒲兼枳实，痰迷舌强服之醒。

苏子降气汤治疗由肾阳不足，痰涎壅肺所致的上实下虚证。由于肾阳的不足，下元虚寒，阴来搏阳，阳气被迫，反而上攻。“上实”是指痰涎上壅于肺，“下虚”是指肾阳虚衰于下，一见腰疼脚弱，二见肾不纳气，三见水不化气而致水泛为痰、外溢为肿等。苏子降气汤有行有补，有润有燥，治上顾下，标本兼施。肺胀是由多种慢性肺系疾病后期转归而成，西医的慢阻肺和肺胀接近。其标本虚实常兼夹或互为影响，容易发生气不摄血，痰蒙神窍等严重变证，可予涤痰汤涤痰开窍。

## 二、虚证

**虚证——痰多而稀　短气喘息　稍劳即著　畏风易汗**

**五苓散**（《伤寒论》）

通阳化气利水。气化不利，水湿内聚，喘咳，咳痰清稀，小便不利，渴不思饮，心悸，下肢浮肿，苔白滑，舌胖质暗，脉沉细。

猪苓　茯苓　泽泻　桂枝　白术

五苓散治太阳腑，白术泽泻猪苓茯，
桂枝化气兼解表，小便通利水饮逐。

**真武汤**（《伤寒论》）

温阳利水。阳虚水泛，心悸，喘咳，咳痰清稀，头目眩晕，面浮，下肢浮肿，舌质淡胖，边有齿痕，舌苔白滑，脉沉细。

茯苓　芍药　生姜　附子　白术

真武汤壮肾中阳，茯苓术芍附生姜，
小便不利水湿停，阳虚水肿用之良。

**平喘固本汤**（《南京中医学院附属医院验方》）

补益肺肾，降气平喘。肺肾两虚，痰气交阻，摄纳失常，胸闷气促，动则尤甚，咳而无力，心悸汗出，乏力倦怠，舌质紫暗，脉虚大。

党参　五味子　冬虫夏草　胡桃肉　灵磁石　沉香　坎脐　苏子　款冬花　法半夏　橘红

平喘胡桃苏橘红，党参半夏坎脐冬，
沉香五味磁虫草，肺肾双疗固本雄。

**补肺汤**（《永类钤方》）

补肺益气，止咳平喘。肺虚咳喘，短气自汗，声音低弱，舌淡，脉象虚弱。

人参　黄芪　熟地　五味子　紫菀　桑白皮

补肺汤用地参芪，紫菀五味桑白皮，
久咳无力脉虚弱，金水相生病自离。

**五味子汤**（《证治准绳》）

益气生津，敛肺止咳。久咳不止，少痰或无痰，喘促自汗，口舌干燥，脉虚而数。

人参　五味子　麦冬　杏仁　陈皮　生姜　大枣

五味子汤麦人参，杏仁陈皮枣姜随，
临证加减宜变通，益气养阴佐敛肺。

**皱肺丸**（《百一选方》）

温肺纳气平喘。呼吸浅短，声低气怯，张口抬肩，不能平卧。

款冬花　人参　五味子　桂枝　紫菀　白石英　钟乳粉　羯羊肺　杏仁

皱肺丸用羯羊肺，紫菀款冬石英桂，
温阳纳气钟乳粉，人参杏仁共五味。

《伤寒论》涉及五苓散的条文6条，口渴症状出现6次，可见五苓散证是以气化功能失职，水饮内停，气不布津，故渴欲饮水为主证，涉及脏腑为膀胱及三焦。泽泻、茯苓、猪苓利水以通阳，桂枝通阳恢复气化，白术健脾治水。《伤寒论》涉及真武汤的条文2条，均未提及口渴，可以是过多发汗伤及阳气或素体阳虚，阳虚水泛，上为心悸、喘促，下为腹痛下利，故治疗以温阳敛气、健脾利水为主，非专门温阳利水。虚喘责之于肾，补肺汤、五味子汤益气敛肺止咳，肺气得以下降，肾气得以封藏，金水相生，肺胀可期稳定。平喘固本汤、皱肺丸更是加入血肉有情之品，补益作用更强。

## 第八节　肺痿

肺痿为肺叶痿弱不用，咳吐浊唾涎沫为主症的慢性虚损性疾患。见于肺纤维化、肺硬变、肺不张、慢性肺部真菌感染等。

| | | |
|---|---|---|
| 虚热 | 麦门冬汤 | 益气养阴降气 |
| | 清燥救肺汤 | 清热润燥宣肺 |
| | 养阴清肺汤 | 滋阴清热化痰 |
| 虚寒 | 甘草干姜汤 | 温肺散寒 |
| | 生姜甘草汤 | 温肺益气 |
| | 升陷汤 | 益气升陷 |

**虚热——咳逆喘息　咳吐浊唾涎沫　质黏稠　咽燥潮热消瘦**

**麦门冬汤**（《金匮要略》）

清养肺胃，降逆下气。虚热肺痿，咳嗽气喘，咯痰不爽，或咳唾涎沫，口干咽燥，手足心热，舌红少苔，脉虚数。

麦门冬　半夏　人参　甘草　粳米　大枣

麦门冬汤用人参，枣草粳米半夏存，
肺痿咳逆因虚火，益胃生津此方珍。

**清燥救肺汤**（《医门法律》）

清燥润肺。温燥伤肺，干咳无痰，气逆而喘，咽喉干燥，口渴鼻燥，胸膈满闷，舌干少苔，脉虚大而数。

桑叶　石膏　甘草　人参　胡麻仁　阿胶　麦冬　杏仁　枇杷叶

清燥救肺参草杷，石膏胶杏麦胡麻，
经霜收下冬桑叶，清燥润肺效可夸。

**养阴清肺汤**（《重楼玉钥》）

滋阴润燥，清肺化痰。阴虚燥热，咳喘气促，痰少质黏，鼻干唇燥，脉数无力或细数。

生地　麦冬　生甘草　玄参　贝母　牡丹皮　薄荷　白芍

养阴清肺是妙方，玄参草芍麦地黄，
薄荷贝母丹皮入，时疫白喉急煎尝。

**虚寒——咯吐涎沫　清稀量多　不渴　小便频数**

**甘草干姜汤**（《伤寒论》）

温肺散寒。肺痿，吐涎沫而不咳，咽干烦躁。

甘草　干姜

**生姜甘草汤**（《备急千金要方》）

温肺益气。肺痿咳唾涎沫不止，咽燥而渴。

生姜　人参　甘草　大枣

生姜甘草人参枣，益气生津温肺好，
化浊降逆除痰涎，肺痿虚寒效最高。

**升陷汤**（《医学衷中参西录》）

益气升陷。大气下陷，气短不足以息，或努力呼吸，有似乎喘，脉象沉迟微弱，关前尤甚。

生黄芪　知母　柴胡　桔梗　升麻

大气下陷不足息，知柴桔麻生箭芪，
张锡纯唤升陷汤，再加参萸治虚极。

肺痿以虚热证较为多见，治疗以补肺生津为原则，重视调补脾胃，培土生金。同时补肾可以助肺纳气，宜缓图取效。麦门冬汤、清燥救肺汤、养阴清肺汤均有滋阴润燥，清肺化痰的功效，麦门冬汤甘以补肺胃，大量甘润剂中少佐辛燥之品，润燥得宜，滋而不腻，燥不伤津；清燥救肺汤清润补气血，宣、清、润、降四法并用，宣散不耗气，清热不伤中，滋润不腻膈；养阴清肺汤清营解毒，散邪利咽，邪正兼顾。甘草干姜汤、生姜甘草汤均有姜和甘草，前方甘辛合用，甘以滋液，辛以散寒；后方则以补脾助肺，益气生津为主。张锡纯的升陷汤以生黄芪为君补胸中大气，配伍柴胡、桔梗、升麻生发以升阳举陷，知母滋阴降火，全方如阳热蒸腾，云升雨降，大气周流。

# 第二章

# 心系病证

## 第一节　心悸

心悸临床表现心中悸动，惊惕不安，多呈发作性。病情较轻者为惊悸，较重者为怔忡，惊多由感触外界诱因引发，悸为心慌不由自主，怔有停顿之意，忡通“冲”，有快速之意。

| | | |
|---|---|---|
| 实证 | 红花桃仁煎 | 活血祛瘀，用于瘀血心悸 |
| | 黄连温胆汤 | 清热化痰，用于痰火扰心，心悸心烦 |
| 虚证 | 桂枝甘草龙骨牡蛎汤 | 温补心阳，安神定悸，长于补心阳 |
| | 安神定志丸 | 镇惊定志，养心安神，长于化痰养心神 |
| | 柏子养心丸 | 补气养血安神，长于补益，重于养血、重镇安神 |
| | 归脾汤 | 益气补血 |
| | 炙甘草汤 | 益气滋阴，补血复脉 |
| | 定心汤 | 补心血养肝血，安魂定魄 |

续表

| | | |
|---|---|---|
| 虚证 | 天王补心丹 | 滋阴清热，养血安神，清养之剂 |
| | 朱砂安神丸 | 养心血、清心火，重镇安神 |
| | 妙香散 | 益气养心，开窍宁神 |

## 一、实证

### 实证——心悸心烦　胸背窒痛

**红花桃仁煎**（《陈素庵妇科补解》）

活血化瘀，理气通络。心血瘀阻心悸证，胸闷不适，心痛时作，唇甲青紫，脉象结代。

桃仁　红花　赤芍　香附　青皮　延胡索　当归　丹参　川芎　生地　乳香

红花桃仁煎赤芍，香附青皮延胡索，
当归丹参芎乳地，活血化瘀通脉络。

**黄连温胆汤**（《六因条辨》）

清热化痰，宁心安神。痰火扰心，心悸时发时止，受惊易作，胸闷烦躁，失眠多梦，口干苦，大便秘结，小便短赤，舌红，苔黄腻，脉弦滑。

黄连　竹茹　枳实　半夏　陈皮　炙甘草　生姜　茯苓

黄连温胆夏枳茹，陈皮甘草生姜茯，

辛开苦降运中焦，胆郁痰扰诸证除。

心悸实证，多由六淫邪气及痰湿、食积、瘀血阻滞心窍，扰动心神所致。红花桃仁煎（一名桃仁红花煎）原著治疗瘀血凝滞，经水不通，本方通瘀作用较强，可用于心血瘀阻心悸。痰火扰心心悸选用黄连温胆汤，所谓温胆实为通胆，辛开苦降疏泄运化，痰湿虽由脾虚而生，但是由于痰湿内盛不宜甘温补气，而淡渗辛通虽力缓却是捷径，对于伴有心烦、多主诉、梦境纷乱的患者比较适合。对于寒热虚实均不明显的心悸失眠，脉现滑象者，黄连温胆汤是经验首选。

## 二、虚证

### 虚证——心悸劳累后加重　气短乏力　精神不振　心惕不安

**桂枝甘草龙骨牡蛎汤**（《伤寒论》）

温补心阳，安神定悸。心阳不振，心悸不安，胸闷气短，动则尤甚，面色苍白，形寒肢冷，舌淡苔白，脉象虚弱或沉细无力。

桂枝　炙甘草　牡蛎　龙骨

桂枝甘草龙牡汤，心阳不振补心方，
心悸不安动忧甚，形寒面白保安康。

**安神定志丸**（《医学心悟》）

镇惊定志，养心安神。心胆气虚，心悸不宁，善惊易恐，坐卧不安，不寐多梦而易惊醒，恶闻声响，食少纳呆，苔薄白，脉细略数或细弦。

茯苓　茯神　人参　远志　石菖蒲　龙齿　朱砂

安神定志朱龙齿，人参二茯远菖蒲，
服药蜜调能益气，心虚痰扰皆能除。

**柏子养心丸**（《中国药典》）

补气养血，养心安神。心气虚寒，心悸不宁，失眠多梦，健忘。

柏子仁　党参　炙黄芪　川芎　当归　茯苓　远志　酸枣仁　肉桂　五味子　半夏曲　炙甘草　朱砂

柏子养心草芪参，茯苓芎归酸枣仁，
夏曲远志朱桂味，除却惊悸自安神。

**归脾汤**（《正体类要》）

益气补血。心脾气血两虚，心悸怔忡，健忘失眠，头晕目眩，面色无华，倦怠乏力，纳呆食少，舌淡红，脉细弱。

白术　人参　黄芪　当归　甘草　茯苓　远志　酸枣仁　木香　龙眼肉　生姜　大枣

归脾汤用参术芪，归草茯苓远志齐，
酸枣木香龙眼肉，煎加姜枣益心脾。

**炙甘草汤**（《伤寒论》）

益气滋阴，补血复脉。气阴两虚，五心烦热，自汗盗汗，胸闷心烦，舌淡红少津，苔少或无，脉细数或结代。

炙甘草　生姜　人参　地黄　桂枝　麦门冬　阿胶　麻仁　大枣　清酒

炙甘草汤参桂姜，麦地胶枣麻仁襄，
心动悸兮脉结代，虚劳肺痿酒煎尝。

**定心汤**（《医学衷中参西录》）

补心养肝，安魂定魄。心虚怔忡，胆小易惊，夜梦纷纭，气短乏力，舌质淡红或少苔，脉数。

龙眼肉　酸枣仁　净萸肉　柏子仁　生龙骨　生牡蛎　乳香　没药

定心龙眼枣萸先，柏子又与龙牡联，
气血流通资乳没，热加生地补虚全。

**天王补心丹**（《校注妇人良方》）

滋阴清热，养血安神。阴虚火旺，心悸易惊，心烦失眠，五心烦热，口干，盗汗，耳鸣腰酸，急躁易怒，舌红少津，苔少或无，脉象细数。

人参　茯苓　玄参　丹参　桔梗　远志　当归　五味子　麦门冬　天门冬　柏子仁　酸枣仁　生地　朱砂

补心丹用柏枣仁，二冬生地当归身，
三参桔梗朱砂味，远志茯苓共养神。

**朱砂安神丸**（《内外伤辨惑论》）

养血清火，重镇安神。阴血不足，虚火亢盛，惊悸怔忡，心神烦乱，失眠多梦。

朱砂　黄连　炙甘草　生地　当归

朱砂安神东垣方，归连甘草生地黄，
怔忡不寐心烦乱，清热养阴可复康。

**妙香散**（《太平惠民和剂局方》）

益气养心，开窍宁神。心脾气虚，心悸不宁，失眠健忘，面色萎黄，神疲乏力，纳差便溏，舌淡苔薄，脉弱。

麝香　木香　山药　茯神　茯苓　黄芪　远志　人参　桔梗　甘草　辰砂

妙香散用木麝香，参芪苓草神山药，
远志辰砂加桔梗，益气生精安肾好。

安神定志丸益气养神，多用于功能性心悸，善恐易惊，噩梦纷纭。本方既有益气养心安神作用，又有开窍豁痰、醒神益智之功，兼有镇惊安神、清热除烦等功效，可谓攻补兼施。天王补心丹具有滋阴清热、补心安神的作用，总体药性偏凉，用于心肾不交、阴虚血少的患者，脾胃虚寒、气化不足者不可服用，服用时应忌食寒凉油腻食物。柏子养心丸温补心神，有补气生血、安神益智的作用，总体药性偏温，主要适用于中医辨证为心气不足、心阳虚寒的患者。归脾汤偏于补血，而炙甘草汤偏于补阴，桂枝甘草龙骨牡蛎汤长于温补心阳。其中炙甘草汤为阴阳气血并补之剂，临床应用以脉结代，心动悸，虚羸少气，舌色淡少苔为辨证要点。其中炙甘草温中以补后天之气，配伍桂枝可温心阳，用量为四两为取效关键。妙香散用人参、黄芪补气，茯神、远志等安神，麝香通阳开窍醒神，安神与醒神并投，为其配伍特点。朱砂有很好的重镇安神作用，但是现代研究表明，朱砂内服过量可引起毒性，慢性中毒剂量 262 mg/ 天，目前部分中药每丸 80 ~ 600 mg。严重的节律紊乱、显著心动过缓、显著心动过速、弦硬之脉均提示真元衰惫，脏气乖违，脏腑真气外泄，是为逆证危候，治疗要时刻培固元气，扶助胃气，避免厥证脱证。

## 第二节　胸痹

胸痹临床表现为胸部闷痛，甚则胸痛彻背，喘息不得卧。

| | | |
|---|---|---|
| 实证 | 血府逐瘀汤 | 活血化瘀止痛，长于疏肝行气 |
| | 桃红四物汤 | 养血活血，长于养血攻瘀，用于血虚血瘀胸痹 |
| | 失笑散 | 活血祛瘀，散结止痛效果好 |
| | 柴胡疏肝散 | 疏肝理气，治疗气滞上焦胸痹 |
| | 丹栀逍遥散 | 疏肝健脾，养血清热，治疗肝经郁热，胸闷心烦 |
| | 涤痰汤 | 健脾燥湿、涤痰开窍 |
| | 黄连温胆汤 | 清热燥湿，理气化痰 |
| | 瓜蒌薤白半夏汤 | 通阳散结，祛痰宽胸，治疗痰浊胸痹 |
| | 枳实薤白桂枝汤 | 辛温散寒，宣通心阳 |
| | 四妙勇安汤 | 清热解毒，活血止痛，用于瘀热胸痹 |
| | 乌头赤石脂丸 | 温通散寒之力强 |
| | 苏合香丸 | 芳香开窍，行气散寒止痛 |
| 虚证 | 人参养营汤 | 补气养血，以补益见长 |
| | 当归四逆汤 | 温经散寒，养血通脉 |
| | 生脉散 | 益气生津，敛阴止汗，长于收敛 |
| | 炙甘草汤 | 益气滋阴，补血复脉 |
| | 天王补心丹 | 滋阴清热，养血安神，以清补见长 |
| | 右归饮 | 温补肾阳，振奋心阳，阴中求阳 |

## 一、实证

### 实证——闷痛甚则胸痛如绞　舌紫暗或有瘀斑　脉结代或涩

**血府逐瘀汤**（《医林改错》）

活血化瘀，行气止痛。胸中血瘀，胸痛，痛如针刺而有定处，或心悸怔忡，失眠多梦，急躁易怒，入暮潮热，唇暗或两目暗黑，舌质暗红，或舌有瘀斑、瘀点，脉涩或弦紧。

当归　生地　桃仁　红花　枳壳　赤芍　柴胡　甘草　桔梗　川芎　牛膝

血府当归生地桃，红花甘草壳赤芍，
柴胡芎桔牛膝等，血化下行不作劳。

**桃红四物汤**（《医宗金鉴》）

养血活血。血虚血瘀，胸痛，痛有定处，活动后加重。

当归　川芎　白芍　熟地黄　桃仁　红花

桃红四物寓归芎，瘀家经少此方通，
桃红活血地芍补，祛瘀生新效力雄。

**失笑散**（《苏沈良方》）

活血祛瘀，散结止痛。瘀血停滞，心腹刺痛，或产后恶露不行，或月经不调，少腹急痛等。

五灵脂　蒲黄

失笑灵脂与蒲黄，等分为散醋煎尝，
血瘀胸腹时痛作，祛瘀散结止痛伤。

**柴胡疏肝散**（《医学统旨》）

疏肝理气。肝气抑郁，气滞上焦，胸阳失展，血脉失和之胸胁疼痛，胸闷善太息，情志抑郁易怒，或嗳气，脘腹胀满，脉弦。

柴胡　川芎　香附　枳壳　芍药　甘草

四逆散中加芎香，枳实易壳行气良，
方名柴胡疏肝散，气闷胁痛皆可畅。

**丹栀逍遥散**（《内科摘要》）

养血健脾，疏肝清热。肝郁血虚，内有郁热，胸闷心烦，自汗盗汗，头痛目涩，少腹胀痛，舌红苔薄黄，脉弦虚数。

当归　芍药　茯苓　炒白术　柴胡　炒栀子　牡丹皮　炙甘草

丹栀逍遥归苓芍，柴胡白术加甘草，
养血清热和肝脾，八味调经疗效好。

**涤痰汤**（《奇效良方》）

涤痰开窍。痰盛瘀阻，胸闷重，肢体沉重，形体肥胖，纳呆便溏，舌体胖大且边有齿痕，苔浊腻或白滑，脉滑。

茯苓　人参　甘草　橘红　胆星　半夏　竹茹　枳实　菖蒲

涤痰汤用半夏星，甘草橘红参茯苓，

竹茹菖蒲兼枳实，痰迷舌强服之醒。

**黄连温胆汤**（《六因条辨》）

清热燥湿，理气化痰，和胃利胆。痰浊郁而化热，胸闷痛，心烦不寐，纳呆便溏，舌苔黄腻，脉滑。

黄连　竹茹　枳实　半夏　陈皮　炙甘草　生姜　茯苓

黄连温胆夏枳茹，陈皮甘草生姜茯，
辛开苦降运中焦，胆郁痰扰诸证除。

**瓜蒌薤白半夏汤**（《金匮要略》）

通阳散结，祛痰宽胸。痰盛瘀阻，胸中满痛彻背，短气，舌质紫暗或有暗点，苔白或腻。

瓜蒌　薤白　半夏　酒（非现代之白酒，实为黄酒，或用醪糟代之亦可）

瓜蒌薤白半夏汤，祛痰宽胸效显彰，
三味再加酒同煎，宽胸散结又通阳。

**枳实薤白桂枝汤**（《金匮要略》）

辛温散寒，宣通心阳。胸满而痛，甚或胸痛彻背，喘息咳唾，短气，气从胁下冲逆，上攻心胸，舌苔白腻，脉沉弦或紧。

枳实　厚朴　薤白　桂枝　瓜蒌

枳实薤白桂枝汤，瓜蒌厚朴下气良，
胸阳不振痰气结，通阳散结功效强。

**四妙勇安汤**（《验方新编》）

清热解毒，活血止痛。热毒炽盛、瘀阻营血或瘀而化热之胸痹，可见发热口渴，舌红脉数。

金银花　玄参　当归　甘草

四妙勇安金银花，玄参当归甘草加，
清热解毒兼活血，热毒脱疽效堪夸。

**乌头赤石脂丸**（《金匮要略》）

温通散寒。寒凝心脉阴寒极盛之胸痹重症，心痛彻背，背痛彻心，手足不温。

蜀椒　乌头　附子　干姜　赤石脂

彻背彻胸痛不休，阳光欲熄实堪忧，
乌头一分五钱附，赤石椒姜一两求。

**苏合香丸**（《太平惠民和剂局方》）

芳香开窍，行气止痛。心胃气痛，痛剧而四肢不温，冷汗自出。

苏合香　安息香　冰片　犀角（水牛角浓缩粉代替）　麝香　檀香　沉香　丁香　香附　青木香　乳香　荜茇　白术　诃子肉　朱砂

苏合香丸麝息香，木丁朱乳荜檀襄，
牛冰术沉诃香附，中恶急救莫彷徨。

血府逐瘀汤主治胸中血瘀证，参考王清任的治验，如天亮出汗、食自胸右下、心里热、呃逆、饮水即呛、干呕、胸痛、胸不任物、胸任重物、瞀闷、急躁、晚发一阵热、夜睡梦多、不眠、夜不安、小儿夜啼、心慌心悸等。血府逐瘀汤的主治范围更多的是精神心理症状，考虑其由四逆散与桃红四物汤合方加减而来，故该方疏肝理气见长，活血化瘀力弱，适用于气滞血瘀证。失笑散中生蒲黄性滑而行血，五灵脂气臊而散血，皆能入厥阴而活血止痛，用酽醋冲服，取其利血脉，化瘀血的作用。本方药性平和，祛瘀不伤正，古人谓本方用后，病者每于不觉之中诸证悉除，不觉欣然失笑，故名“失笑散”。李时珍称之为“屡用屡验，真近世神方也”。柴胡疏肝散芳香辛燥，易耗气伤阴，不宜久服。桃红四物汤长于养血攻瘀。丹栀逍遥散又名加味逍遥散、八味逍遥散，方中丹皮清血中伏火，栀子泻火除烦并能导热下行，两者合用以清气血火热，配伍疏肝、养血、健脾之品，用于肝郁脾虚、血虚而火旺诸症。涤痰汤、黄连温胆汤均能化痰，前者长于健脾补气开窍，后者擅于清热化痰。瓜蒌薤白半夏汤、枳实薤白桂枝汤通阳宽胸，前者化痰散结而通阳，后者温阳降气而平冲。四妙勇安汤本是外科治疗热毒炽盛之脱疽的常用方剂，临床胸痹蕴瘀化热的情况也很常见。尤其是在不稳定心绞痛的病例中，瘀热往往是血脉痹阻的促进因素，可异病同治，也可以用冰片、麝香、水牛角、羚羊角治疗，如苏合香丸、速效救心丸、通窍活血汤治疗这种瘀热。苏合香丸芳香开窍，行气止痛，方中青木香为马兜铃的干燥根，有肾毒性，可以木香代用，熏陆香与乳香是否为同一药物自古一直有争论，目前薰陆香名称已近绝迹，统一以乳香代之。

## 二、虚证

**虚证——心胸隐痛而闷　心慌气短　乏力倦怠　舌淡　脉沉细或结代**

**人参养营汤**（《太平惠民和剂局方》）

温补气血。气血不足，惊悸健忘，身热自汗，胸闷气短，纳差，体倦肌瘦，毛发脱落，无热证者。

人参　当归　黄芪　白术　茯苓　肉桂　熟地　五味子　远志　陈皮　白芍　甘草　生姜　大枣

四君四物八珍方，十全大补芪桂上，
姜枣五味远陈配，去芎方名养营汤。

**当归四逆汤**（《伤寒论》）

温经散寒，养血通脉。血虚寒厥，手足厥寒，胸痛彻背，或腰、股、腿、足、肩臂疼痛，口不渴，舌淡苔白，脉沉细或细而欲绝。

当归　桂枝　芍药　细辛　通草　甘草　大枣

当归四逆用桂芍，细辛通草甘大枣，
养血温经通脉剂，血虚寒厥服之效。

**生脉散**（《医学启源》）

益气生津，敛阴止汗。气阴两虚，胸痛隐隐，汗多神疲，体倦乏力，气短懒言，咽干口渴，舌干红少苔，脉虚数。

人参　麦门冬　五味子

生脉麦冬五味参，保肺清心治暑淫，
气少汗多兼口渴，病危脉绝急煎斟。

**炙甘草汤**（《伤寒论》）

益气滋阴，补血复脉。气阴两虚，心痛憋闷，五心烦热，自汗盗汗，胸闷心烦，舌淡红少津，苔少或无，脉细数或结代。

炙甘草　生姜　人参　地黄　桂枝　麦门冬　阿胶　麻仁　大枣　清酒

炙甘草汤参桂姜，麦地胶枣麻仁襄，
心动悸兮脉结代，虚劳肺痿酒煎尝。

**天王补心丹**（《校注妇人良方》）

滋阴清热，养血安神。阴虚火旺，心痛憋闷，心悸易惊，心烦失眠，五心烦热，口干，盗汗，耳鸣腰酸，急躁易怒，舌红少津，苔少或无，脉象细数。

人参　茯苓　玄参　丹参　桔梗　远志　当归　五味子　麦门冬　天门冬　柏子仁　酸

枣仁　生地　朱砂

补心丹用柏枣仁，二冬生地当归身，
三参桔梗朱砂味，远志茯苓共养神。

**右归饮**（《景岳全书》）

温补肾阳，振奋心阳。心悸而痛，胸闷气短，腰膝酸痛，神疲乏力，畏寒肢冷，咳喘，泄泻，脉弱。

熟地　山药　山茱萸　枸杞　甘草　杜仲　肉桂　制附子

右归饮中用附桂，地杞萸药杜草配，
鹿菟当归易炙草，丸能温阳添精髓。

当归四逆汤温阳与散寒并用，养血与通脉兼施，温而不燥，补而不滞。其取桂枝汤并以当归为君，以养肝血；佐细辛味极辛，能达三阴，外温经而内温脏；通草其性极通，善开关节，内通窍而外通营。其中细辛散寒作用强，通草利湿作用强，故此方通脉作用强大。胸痹患者亦常合并外周血管病变，其病机相同，此方善治四肢血脉不通病症，治疗胸痹效果也非常显著。人参养营汤补脾肺之气，养肝血，温肾精，加入五味子收敛元气，远志交通心肾，肉桂鼓动气化，补而不滞。炙甘草汤益气滋阴补血，通阳宣滞，方中甘草、人参补气虚，麦冬、地黄、阿胶、麻仁益血复脉，生姜、桂枝、清酒畅达卫阳、宣通百脉，使血气流行。

# 第三节 不寐

不寐为经常不能获得正常睡眠的一类病证。

| | | |
|---|---|---|
| 实证 | 龙胆泻肝汤 | 清利肝胆湿热，治疗肝火扰心不寐 |
| | 当归龙荟丸 | 泻火通便，治疗胆胃火旺，心烦便秘不寐 |
| | 保和丸 | 消食导滞，下气化痰安神 |
| | 黄连温胆汤 | 清热化痰，和中安神 |
| | 半夏秫米汤 | 和胃健脾，和胃降气，交通阴阳 |
| | 血府逐瘀汤 | 行气活血，化瘀，用于瘀血导致的顽固性不寐 |
| | 栀子豉汤 | 清热除烦 |
| 虚证 | 归脾汤 | 益气补血安神 |
| | 六味地黄丸 | 滋阴补肾 |
| | 交泰丸 | 交通心肾，用于虚亢性上热下寒证 |
| | 磁朱丸 | 摄纳浮阳，重镇安神 |
| | 安神定志丸 | 镇惊化痰，养心安神，用于心悸不寐，善惊噩梦 |
| | 酸枣仁汤 | 养血清热，用于虚烦失眠 |
| | 天王补心丹 | 滋阴养血安神，用于阴虚内热不寐 |
| | 朱砂安神丸 | 重镇安神，清心泻火，治疗阴血不足，心火亢盛不寐 |
| | 黄连阿胶汤 | 滋阴降火安神，治疗肾阴不足，心火上炎失眠 |

续表

| | | |
|---|---|---|
| 虚证 | 百合地黄汤 | 滋阴凉血清热 |
| | 百合知母汤 | 滋阴清热 |
| | 防己地黄汤 | 养血祛风，治疗阴虚血热风热证 |
| | 甘麦大枣汤 | 养心安神，治疗脏躁，睡眠不安 |
| | 珍珠母丸 | 镇心平肝 |

## 一、实证

### 实证——入睡困难　心烦易怒　口苦咽干便秘溲赤

**龙胆泻肝汤**（《医方集解》）

泻肝胆实火，清利肝经湿热。肝火扰心，不寐多梦，急躁易怒，头晕头胀，目赤耳鸣，口干便秘。

龙胆草　栀子　黄芩　木通　泽泻　车前子　柴胡　甘草　当归　生地

龙胆芩栀酒拌炒，木通泽泻车柴草，
当归生地益阴血，肝胆实火湿热消。

**当归龙荟丸**（《宣明方论》）

泻火通便。肝胆火旺，心烦不寐，头晕目眩，耳鸣耳聋，胁腹胀痛，大便秘结。

当归　龙胆　芦荟　青黛　栀子　黄连

黄芩　黄柏　大黄　木香　麝香

当归龙荟用四黄，栀子青黛木麝香，
肝胆火盛急攻下，疏肝行滞切莫忘。

**保和丸**（《丹溪心法》）

消食导滞，和胃化痰。食积停滞，脘腹胀满，寝卧不安。

山楂　六神曲　半夏　茯苓　陈皮　连翘　莱菔子

保和神曲与山楂，陈翘莱菔苓半夏，
消食化滞和胃气，煎服亦可加麦芽。

**黄连温胆汤**（《六因条辨》）

清热化痰，和中安神。痰火扰心，不寐多梦，虚烦不宁，胸闷脘痞，口干苦，纳呆便溏，舌苔黄腻，脉滑。

黄连　竹茹　枳实　半夏　陈皮　炙甘草　生姜　茯苓

黄连温胆夏枳茹，陈皮甘草生姜茯，
辛开苦降运中焦，胆郁痰扰诸证除。

**半夏秫米汤**（《灵枢》）

和胃健脾，交通阴阳，和胃降气。不寐伴胸闷嗳气，脘腹胀满，大便不爽，苔腻脉滑。

半夏　秫米

半夏秫米真古方，健脾和胃通阴阳，
米糯夏生多黏液，养阴敛阳卫营畅。

**血府逐瘀汤**（《医林改错》）

行气活血，化瘀。顽固性不寐，顽疾多瘀血，伴有心烦，舌质偏暗，有瘀点。

当归　生地　桃仁　红花　枳壳　赤芍　柴胡　甘草　桔梗　川芎　牛膝

血府当归生地桃，红花甘草壳赤芍，
柴胡芎桔牛膝等，血化下行不作劳。

**栀子豉汤**（《伤寒论》）

清热除烦。热郁于胸膈，身热懊侬，虚烦不得眠，胸脘痞闷，按之软而不痛，嘈杂似饥，但不欲食，舌质红，苔微黄，脉数。

栀子　淡豆豉

栀子豉汤治懊恼，虚烦不眠此方好，
前证兼呕加生姜，若是少气加甘草。

睡本义为打瞌睡，眠字系瞑也。“合目曰眠，眠而无知曰寐。”《黄帝内经》确立了营卫阴阳的睡眠学说。在病理上，营卫之气不循常度，阳不得入于阴而致不能入睡，究其病因不外两个方面，一为邪客，二为脏虚。龙胆泻肝汤、当归龙荟丸清热泻火；黄连温胆汤清热化痰；胃不和则卧不安，保和丸、半夏秫米汤消食化积、和胃降气；血府逐瘀汤行气化瘀。邪去则阳入于阴，阴阳和合，五脏安定。栀子豉汤能解表宣热，又可和降胃气，二药配伍，清中有宣，宣中有降，先煎栀子取其味，后纳豆豉取其气，为清宣胸膈郁热之良方。

## 二、虚证

**虚证——多梦易醒　体质瘦弱　面色无华　神疲懒言　心悸健忘**

**归脾汤**（《正体类要》）

益气补血，健脾养心安神。心悸怔忡，健忘失眠，头晕目眩，面色无华，倦怠乏力，纳呆食少，舌淡红，脉细弱。

白术　人参　黄芪　当归　甘草　茯苓　远志　酸枣仁　木香　龙眼肉　生姜　大枣

归脾汤用参术芪，归草茯苓远志齐，
酸枣木香龙眼肉，煎加姜枣益心脾。

**六味地黄丸**（《小儿药证直诀》）

滋阴补肾。肾阴亏损，头晕耳鸣，心烦不寐，腰膝酸软，骨蒸潮热，盗汗遗精，消渴。

熟地黄　山萸肉　山药　泽泻　牡丹皮　茯苓

六味地黄益肾肝，茱熟丹泽地苓专，
更加知柏成八味，阴虚内热服之安。

**交泰丸**（《韩氏医通》）

交通心肾。心火偏亢，心肾不交，怔忡，失眠。

黄连　肉桂

交泰丸将心肾交，引来心火命门烧，
黄连肉桂六一配，失眠怔忡此方保。

**磁朱丸**（《备急千金要方》）

摄纳浮阳，重镇安神。心肾不交，心悸失眠，视物昏花，耳鸣耳聋。

磁石　朱砂　神曲

磁朱丸中有神曲，安神潜阳治目疾，
心悸失眠皆可用，癫狂痫证宜服之。

**安神定志丸**（《医学心悟》）

镇惊化痰，养心安神。心气虚弱，痰扰心神，心悸不宁，善惊易恐，不寐多梦而易惊醒，恶闻声响，食少纳呆，苔薄白，脉细略数或细弦。

茯苓　茯神　人参　远志　石菖蒲　龙齿　朱砂

安神定志朱龙齿，人参二茯远菖蒲，
服药蜜调能益气，心虚痰扰皆能除。

**酸枣仁汤**（《金匮要略》）

养血安神，清热除烦。肝血不足，虚热内扰，虚烦失眠，心悸不安，舌红，脉弦细。

酸枣仁　甘草　知母　茯苓　川芎

酸枣仁汤治失眠，川芎知草茯苓煎，
养血除烦清虚热，安然入睡梦乡甜。

**天王补心丹**（《校注妇人良方》）

滋阴养血，补心安神。阴虚内热，神志不安，心悸失眠，虚烦神疲，梦遗健忘，手足心热，口舌生疮，舌红少苔，脉细数。

酸枣仁　柏子仁　当归　天门冬　麦门冬　生地　人参　丹参　玄参　茯苓　五味子　远志　桔梗　朱砂

补心丹用柏枣仁，二冬生地当归身，
三参桔梗朱砂味，远志茯苓共养神。

**朱砂安神丸**（《内外伤辨惑论》）

重镇安神，清心泻火。心火亢盛，阴血不足，失眠多梦，惊悸怔忡，心烦神乱，舌红，脉细数。

朱砂　黄连　炙甘草　生地　当归

朱砂安神东垣方，归连甘草生地黄，
怔忡不寐心烦乱，清热养阴可复康。

**黄连阿胶汤**（《伤寒论》）

滋阴降火安神。肾阴不足，心火上炎，心烦失眠，舌红苔燥，脉细数。

黄连　黄芩　芍药　阿胶　鸡子黄

四两黄连三两胶，二枚鸡子取黄敲，

黄芩白芍心烦治，更治难眠睫不交。

**百合地黄汤**（《金匮要略》）

滋阴凉血清热。百合病，神志恍惚不定，心悸失眠，头昏目眩，坐卧不宁，口苦而干，小便短赤，舌红少苔，脉微数。

百合　生地黄

不经汗下吐诸伤，形但如初守太阳，
地汁一升百合七，阴柔最是化阳刚。

**百合知母汤**（《金匮要略》）

滋阴清热。百合病，神志恍惚不定，失眠头昏，坐卧不宁，心烦口渴，舌尖红，苔薄黄微腻，脉滑数。

百合　知母

病非应汗汗伤阴，知母当遵三两箴，
渍去沫涎七百合，别煎泉水是金针。

**防己地黄汤**（《金匮要略》）

养血凉血，祛风宁神。风入心经，阴虚血热，病如狂状，妄行，独语不休，无寒热，脉浮。

汉防己　桂枝　防风　甘草　生地

妄行独语病如狂，一分己甘三桂防，
杯酒淋来取清汁，二斤蒸地绞和尝。

**甘麦大枣汤**（《金匮要略》）

养心安神。心肝阴虚脏躁，睡眠不安，呵

欠频作，心中烦乱，精神恍惚，悲伤欲哭，不能自主，舌淡红苔少，脉细微数。

甘草　小麦　大枣

金匮甘麦大枣汤，妇人脏躁喜悲伤，
精神恍惚常欲哭，养心安神效力彰。

**珍珠母丸**（《普济本事方》）

滋阴养血，镇心安神。阴血不足，肝阳偏亢，神志不宁，入夜少寐，时而惊悸，头目眩晕，脉细弦。

珍珠母　酸枣仁　柏子仁　龙齿　当归　熟地　人参　茯神　沉香　犀角（用水牛角代替）

珍珠母丸参地归，犀沉龙齿柏茯神，
更加酸枣宁神志，镇心平肝此方推。

人将睡之时，呵欠先之者，是阳引而升，阴引而降，阴阳升降，而后则可渐入睡乡。如心火心阳亢盛，不能入于肾水，则入睡困难，实为心神不宁。睡而不实，梦多易醒责之于魂魄意志。肺魄不安睡眠轻浅，易惊醒；脾意不安梦扰纷纭，呓语；肝魂不安则梦魇梦游；肾志不安早醒，多见于老年人。安神定志丸重于镇惊安神，酸枣仁汤偏于养血清热除烦，归脾汤养心畅脾安神，六味地黄丸滋阴补肾，可配合交泰丸交通心肾，调剂水火，或配合磁朱丸，潜阳安神。交泰丸仅用药二味，以黄连为君，制泻心火，反佐少量肉桂，引归浮越之相火，使心火下降肾水，水火既济而阴阳交泰。如果黄连和肉桂一起水煎，会导致挥发油的大量损失，因此一般用丸剂，原方用药黄连与肉桂 10 ： 1。天王补心丹最早见于《校注妇人良方》，方中天冬、麦冬、玄参、生地，虽能降火，生血化痰，然其性沉寒，损伤脾胃，克伐生气，纳呆便溏不宜服用。朱砂安神丸清泻阴火，纳浮溜之火。其中朱砂纳浮溜之火而安神，含硫化汞，不宜多服、久服，以防汞中毒，或以小量代赭石、磁石代替。黄连阿胶汤酸苦收敛，滋阴降火，主治阴虚火旺证，以虚性的兴奋失眠为突出表现。百合地黄汤和百合知母汤是《金匮要略》治疗百合病的主要处方，虽然原文并未言及治疗失眠症，但历代医家用于治疗失眠症者不乏其例。百合甘寒清润而不腻，知母甘寒降火而不燥，百合偏于补，知母偏于泻，二药配伍，一润一清，一补一泻，共奏润肺清热，宁心安神之功。酸枣仁汤和百合知母汤中均有知母，为仲景清热除烦之必用，根据虚烦严重程度增减知母用量，常有意外疗效。防己地黄汤以大剂量生地黄滋阴养血而涵木降火，配伍小剂量桂枝、甘草和阳来反佐地黄。从《金匮要略》可以看出，张仲景善于使用大剂量地黄治疗神志病。珍珠母丸长于潜镇清热、益气养血培本，善于治疗浮阳飞越，气火升浮，神不守舍，魂梦不安，惊悸多魇，宜金银花、薄荷汤下，日午、夜卧服。

## 附 健忘

健忘指记忆力减退，遇事善忘。

**归脾汤**（《正体类要》）

益气补血，健脾养心，益气安神。心悸怔忡，健忘失眠，头晕目眩，面色无华，倦怠乏力，纳呆食少，舌淡红，脉细弱。

白术　人参　黄芪　当归　甘草　茯苓　远志　酸枣仁　木香　龙眼肉　生姜　大枣

归脾汤用参术芪，归草茯苓远志齐，
酸枣木香龙眼肉，煎加姜枣益心脾。

**河车大造丸**（《扶寿精方》）

滋补肝肾。真元虚弱，精血衰少，眩晕，健忘失眠。

紫河车　牛膝　肉苁蓉　熟地　生地　麦冬　天冬　杜仲　黄柏　五味子　锁阳　当归　枸杞

河车大造苁蓉膝，二地二冬杜柏杞，
五味锁阳当归入，肾虚精亏此方递。

**温胆汤**（《三因极一病证方论》）

清热化痰宁心。痰浊扰心，健忘嗜卧，头晕胸闷，呕恶，咳吐痰涎，苔腻，脉弦滑。

半夏　竹茹　枳实　陈皮　甘草　生姜　茯苓　大枣

温胆夏茹枳陈助，佐以茯草姜枣煮，
理气化痰利胆胃，胆郁痰扰诸证除。

**血府逐瘀汤**（《医林改错》）

活血化瘀，行气止痛。遇事善忘，心悸胸闷，伴言语迟缓，神思欠敏，表现呆钝，面唇暗红，舌质紫暗，有瘀点，脉细涩或结代。

当归　生地　桃仁　红花　枳壳　赤芍　柴胡　甘草　桔梗　川芎　牛膝

血府当归生地桃，红花甘草壳赤芍，
柴胡芎桔牛膝等，血化下行不作劳。

**桑螵蛸散**（《本草衍义》）

调补心肾，安神定志。心肾两虚，心神恍惚，健忘错语，小便频数，舌淡苔白，脉细弱。

桑螵蛸　远志　菖蒲　龙骨　人参　茯神　当归　龟甲

桑螵蛸散治便数，参苓龙骨同龟壳，
菖蒲远志当归入，补肾宁心健忘却。

健忘乃脑窍失养所致，虚则涉及心、肾，归脾汤健脾养心、益气安神，河车大造丸滋补肝肾精血。实则邪气阻窍，痰浊扰心予温胆汤化痰宁心。脾虚为生痰之本，痰湿内阻，过于甘补容易造成中焦壅滞，进而郁热内生，故而治疗应以甘淡渗利之茯苓、甘草为主，配合辛温通利燥湿而又不耗气的枳实、陈皮、竹茹、半夏、生姜，勿犯虚虚实实之戒。瘀血阻滞予血府逐瘀汤活血化瘀。桑螵蛸散以安神魂定心志之功，善于治疗神志异常疾病。

### 附 多寐

多寐为不分昼夜，时时欲睡，呼之即醒，醒后复睡的病证。

**平胃散**（《简要济众方》）

燥湿健脾。湿盛困脾，头蒙如裹，昏昏嗜睡，肢体沉重，偶伴浮肿，胸脘痞满，纳少，泛恶，舌苔腻，脉濡。

苍术　厚朴　陈皮　甘草　生姜　大枣

平胃散用朴陈皮，苍术甘草姜枣齐，
燥湿运脾除胀满，调味和中此方宜。

**通窍活血汤**（《医林改错》）

活血化瘀，醒脑通窍。瘀血阻滞，神倦嗜睡，头痛头晕，病程较久，或有外伤史，脉涩，舌质紫暗或有瘀斑。

赤芍　川芎　桃仁　红花　老葱　鲜姜　红枣　麝香　黄酒

通窍全凭好麝香，桃红大枣与葱姜，
川芎黄酒赤芍药，表里通经第一方。

**香砂六君子汤**（《古今名医方论》）

健脾益气。嗜睡多卧，倦怠乏力，饭后尤甚，伴纳少便溏，面色萎黄，苔薄白，脉虚弱。

党参　白术　茯苓　半夏　陈皮　木香　砂仁　炙甘草

参苓术草中和义，益以夏陈六君比，
木香砂仁来养胃，健脾化痰又理气。

**人参益气汤**（《兰室秘藏》）

补中升阳。阳气虚衰，心神昏浊，倦怠嗜卧，精神疲乏懒言，畏寒肢冷，脉沉细无力，舌淡苔薄。

黄芪　生甘草　人参　白芍　柴胡　炙甘草　升麻　五味子

人参益气兰室藏，黄芪白芍甘草双，
升麻柴胡五味子，健脾补气升中阳。

**附子理中丸**（《太平惠民和剂局方》）

补虚回阳，温中散寒。心神昏浊，倦怠嗜卧，精神疲乏懒言，畏寒肢冷，脉沉细无力，舌淡苔薄。

人参　白术　炮姜　炮附子　炙甘草

理中丸主理中乡，甘草人参术干姜，
呕利腹痛阴寒盛，或加附子总扶阳。

**清胃散**（《脾胃论》）

清胃凉血。胃火上攻，嗜睡头晕，面颊发

热，或牙龈红肿溃烂，口气热臭，口干舌燥，舌红苔黄，脉滑数。

生地　当归　丹皮　黄连　升麻

清胃散中升麻连，当归生地丹皮全，
或加石膏泻胃火，能消牙痛与牙宣。

多寐常见清阳不升，浊阴不降，故平胃散、香砂六君子汤健脾燥湿，邪去则清气上升。人参益气汤用于阳气虚衰，补中升阳。附子理中丸用于阳虚心神昏愦，倦怠嗜卧。胃火上冲亦可痹阻清窍，清胃散出自《脾胃论》，可清胃凉血，胃火去则神清气爽，冷服避免寒热格拒。

## 第四节　厥证

厥证是以突然昏倒，不省人事，四肢逆冷为主要临床表现。

| | | |
|---|---|---|
| 实证 | 通关散 | 通关开窍，用于气闭昏厥吹鼻 |
| | 五磨饮子 | 行气开郁降逆，治疗肝气郁结气厥 |
| | 羚角钩藤汤 | 凉肝息风，增液舒筋，治疗热厥 |
| | 通瘀煎 | 活血祛瘀，行气止痛，治疗血厥 |
| | 导痰汤 | 燥湿豁痰，行气开郁，治疗痰厥 |

续表

| | | |
|---|---|---|
| 虚证 | 四味回阳饮 | 回阳救逆 |
| | 人参养营汤 | 大补气血 |
| | 回阳救急汤 | 回阳救急，益气生脉，治疗寒邪直中阴经 |

## 一、实证

**实证——面红气粗　声高息促　口噤握拳或夹痰涎壅盛　舌红苔黄腻　脉洪大有力**

**通关散**（《丹溪心法附余》）

通关开窍。痰浊阻窍所致的气闭昏厥，牙关紧闭，不省人事。

猪牙皂　细辛

通关散用细辛皂，吹鼻得嚏保生还，
若加半夏为搐鼻，厥证昏仆急救先。

**五磨饮子**（《医便》）

行气开郁降逆。肝气郁结，胸闷气憋，上气喘急，胸腹胀满。

木香　沉香　槟榔　枳实　乌药

降气沉香用槟榔，顺气乌药及木香，
枳实破滞酒和阴，药量等分细审详。

**羚角钩藤汤**（《通俗伤寒论》）

凉肝息风，增液舒筋。肝热生风，急躁恼

怒而发，昏厥，牙关紧闭，面赤唇紫，或高热不退痉厥，舌绛而干，脉弦有力。

羚角片　桑叶　川贝母　鲜生地　钩藤　菊花　茯神　生白芍　生甘草　竹茹

羚角钩藤茯菊桑，竹茹贝草芍地黄，
阳邪亢盛成痉厥，肝风内动急煎尝。

**通瘀煎**（《景岳全书》）

活血祛瘀，行气止痛。血随气升，瘀阻清窍，昏厥，面赤唇紫，舌暗红，脉弦有力。

当归尾　山楂　香附　红花　乌药　青皮　木香　泽泻

血厥家用通瘀煎，木香乌药顺气先，
山楂泽泻青皮入，当归红花香附添。

**导痰汤**（《重订严氏济生方》）

燥湿豁痰，行气开郁。痰厥，头目眩晕，食后腹胀，胸膈痞塞，头痛吐逆，喘急痰嗽。

半夏　橘红　茯苓　枳实　制南星　甘草　生姜

导痰陈夏苓草姜，南星枳实七味襄，
痰结成痞脘腹胀，豁痰散结济生方。

通关散中牙皂和细辛粉碎为极细粉，气香味辛，吹鼻有刺激感，宣通肺气而解气机厥逆。五磨饮子行气开郁降逆，沉香、槟榔、木香、乌药均是坚硬的木质药材，用钵加白酒磨后煎煮，以白酒为引子，防止煎煮过久芳香气味散逸，而影响治疗效果。羚角钩藤汤清热凉肝息风为主，辅以增液舒筋，化痰宁心，集咸寒、苦寒、甘寒、酸寒、辛寒于一方，治疗热极动风所致痉厥。通瘀煎活血祛瘀，利水降浊，治疗瘀阻清窍之血厥。导痰汤用生半夏四两，配合南星燥湿化痰，枳实下气行痰，陈皮下气消痰，豁痰顺气之力峻，降之即所谓导之，故名导痰。

## 二、虚证

**虚证——眩晕昏厥　面色苍白　声低息微　口开手撒　或汗出肢冷　舌胖或淡　脉细弱无力**

**四味回阳饮**（《景岳全书》）

益气回阳救脱。元阳虚脱，眩晕昏仆，面色苍白，呼吸微弱，汗出肢冷，舌淡白，脉沉微。

人参　制附子　炙甘草　炮干姜

四味回阳饮固脱，参附姜草四味酌，
眩晕昏仆脉沉微，温阳益气疗效卓。

**人参养营汤**（《太平惠民和剂局方》）

温补气血。失血后气血不足，眩晕昏仆，

惊悸健忘，身热自汗，咽干唇燥，纳差，体倦肌瘦，毛发脱落，无热证者。

人参　当归　黄芪　白术　茯苓　肉桂　熟地　五味子　远志　陈皮　白芍　甘草　生姜　大枣

四君四物八珍方，十全大补芪桂上，
姜枣五味远陈配，去芎方名养营汤。

**回阳救急汤**（《伤寒六书》）

回阳救急，益气生脉。真阳衰微，昏仆欲脱，汗出肢冷，恶寒踡卧，四肢厥冷，吐泻腹痛，口不渴，神衰欲寐，或身寒战栗，或指甲口唇青紫，或吐涎沫，舌淡苔白，脉沉微，甚或无脉等。

熟附子　干姜　肉桂　人参　白术　茯苓　陈皮　炙甘草　五味子　半夏　麝香

回阳救逆用六君，桂附干姜五味寻，
加麝三厘或胆汁，三阴寒厥建奇勋。

四味回阳饮益气回阳救脱，其中附子辛大热，有毒，温里散寒，助阳行水，大补命火；炮姜暖心气，温肝经，能去恶生新，使阳生阴长；人参生长缓慢，喜荫，禀阴气之重，大补元气同时又有坚阴固阴之效。郑钦安《医理真传》“按独参汤一方，乃补阴之第一方也”。“故仲景不用参于回阳，而用参于大热亡阴之症以存阴，如人参白虎汤、小柴胡汤之类是也”。“阳欲脱者，补阴以留之”，独参汤是也。炙甘草司权中土。故制附子、炮姜回阳，人参、炙甘草固阴，阴阳互根互用，化生不已。回阳救急汤除回阳救逆、益气生脉之品外，再加肉桂、五味子、麝香、干姜，温壮元阳、祛寒破阴，尤其麝香三厘，其斩关夺门，通行十二经脉，且与五味子之酸收相配，则发中有收，使诸药散布周身，而无虚阳散越之弊。

# 第三章

# 脾胃病证

## 第一节　胃痛

胃痛又称胃脘痛，是以上腹胃脘部近心窝处疼痛为主症的病证。

| | | |
|---|---|---|
| 实寒 | 香苏散 | 外散风寒，内理气滞，治疗风寒胃痛 |
| | 良附丸 | 温胃散寒，行气止痛，治疗寒凝胃痛 |
| | 保和丸 | 消食导滞，和胃止痛，治疗食积胃痛 |
| | 柴胡疏肝散 | 疏肝理气，治疗肝气胃痛 |
| | 失笑散 | 祛瘀止痛，治疗瘀血胃痛 |
| | 丹参饮 | 行气活血，气滞血瘀胃痛 |
| 实热 | 枳实导滞丸 | 消食导滞，清热祛湿，治疗湿热兼食积胃痛 |
| | 大承气汤 | 峻下热结，治疗阳明腑实胃痛 |
| | 化肝煎 | 清肝泻热，和胃止痛，治疗肝胃郁热胃痛 |
| | 清中汤 | 清热化湿，治疗湿热胃痛 |

续表

| | | |
|---|---|---|
| 实热 | 左金丸 | 疏肝泻火，治疗肝火胃痛 |
| | 半夏泻心汤 | 辛开苦降，治疗寒热错杂，胃脘痞满疼痛 |
| 虚寒 | 黄芪建中汤 | 温中健脾，治疗脾胃虚寒胃痛 |
| | 理中丸 | 温中健胃，治疗脾胃虚寒胃痛 |
| | 香砂六君子汤 | 健脾益气，行气化痰，治疗气虚痰阻胃痛 |
| | 厚朴温中汤 | 温中燥湿，行气除满，治疗寒湿气滞胃痛 |
| 虚热 | 一贯煎 | 滋阴疏肝，治疗肝肾阴虚，肝气郁滞胃痛 |
| | 丹栀逍遥散 | 养血健脾，疏肝清热，治疗肝郁血虚胃痛 |

## 一、实证

**实寒——多痛剧　拒按　遇寒或食后加重　口淡不渴　或喜热饮**

**香苏散**（《太平惠民和剂局方》）

疏散风寒、理气和中。外感风寒，胃痛喜温喜按，口淡不渴，或喜热饮，舌淡苔薄白，脉弦紧。

香附　紫苏叶　炙甘草　陈皮

香苏散内草陈皮，外感风寒气滞宜，
寒热头痛胸脘闷，解表又能疏气机。

**良附丸**（《良方集腋》）

温胃散寒，行气止痛。气滞寒凝，胃脘疼痛，畏寒喜热，以及妇女痛经。

高良姜　香附

良姜香附等分研，米汤姜汁加食盐，
合制为丸空腹服，胸闷脘痛一并蠲。

**保和丸**（《丹溪心法》）

消食导滞，和胃止痛。食积停滞，脘腹胀满，嗳腐吞酸，不欲饮食。

山楂　六神曲　半夏　茯苓　陈皮　连翘　莱菔子

保和神曲与山楂，陈翘莱菔苓半夏，
消食化滞和胃气，煎服亦可加麦芽。

**柴胡疏肝散**（《医学统旨》）

疏肝理气。肝气犯胃，胃脘胀痛，痛连两胁，喜长叹息，脉弦。

柴胡　川芎　香附　枳壳　芍药　甘草

四逆散中加芎香，枳实易壳行气良，
方名柴胡疏肝散，气闷胁痛皆可畅。

**失笑散**（《苏沈良方》）

活血祛瘀，散结止痛。瘀血停滞，胃脘刺痛，食后加剧，或见吐血黑便，舌质紫暗或有瘀斑，脉涩。

五灵脂　蒲黄

失笑灵脂与蒲黄，等分为散醋煎尝，
血瘀胸腹时痛作，祛瘀散结止痛伤。

**丹参饮**（《时方歌括》）

活血祛瘀，行气止痛。血瘀气滞，心胃诸痛。

丹参　檀香　砂仁

丹参饮是止痛方，丹参砂仁加檀香，
气滞血瘀两相结，瘀散气顺保安康。

香苏散理气散寒，适用于外感风寒，胃有气滞；良附丸温胃散寒，理气止痛，适用于暴作、喜热恶寒的胃痛之证。保和丸见于《丹溪心法》，因食积易于化热，《医方集解》中所谓“积久必郁为热”，食积“积聚痞块”，“痞坚之处，必有伏阳”。方中使用连翘，功在清热散结，且用其升浮宣透之力，又有苦降之功，并且本品善理肝气，既能舒散肝气之郁，又能苦平肝气之胜，而使全方有升有降，有消有散，有温有凉，有化有导，呈现出一派活泼生机。保和丸原方本无麦芽，麦芽甘平，《医学启源》谓其有“补脾胃虚”之功，食积时若兼有脾虚可用之。失笑散中生蒲黄性滑而行血，五灵脂气燥而散血，用酽醋冲服，取其利血脉，化瘀血的作用。本方药性平和，祛瘀不伤正，古人谓本方用后，病者每于不觉之中诸证悉除，不觉欣然失笑，故名“失笑散”。丹参饮活血化瘀，行气止痛，适宜治疗胃痛如针刺或痛有定处之证。

**实热——湿热、食积、燥结　多灼痛、饥痛　痛势急迫　烧心反酸　口干舌燥**

**枳实导滞丸**（《内外伤辨惑论》）

消食导滞，清热祛湿。湿热食积，脘腹胀痛，下痢泄泻，或大便秘结，小便短赤，舌苔黄腻，脉沉有力。

大黄　枳实　神曲　茯苓　黄芩　黄连　白术　泽泻

枳实导滞首大黄，芩连曲术茯苓襄，
泽泻蒸饼糊丸服，能疗湿热积食伤。

**大承气汤**（《伤寒论》）

峻下热结。食积化热成燥，阳明腑实，胃痛急剧而拒按，苔黄燥，便秘，或热结旁流以及热厥因热引起的四肢厥冷、痉病或发狂。

大黄　芒硝　厚朴　枳实

大承气汤用硝黄，配伍枳朴泻力强，
痞满燥实四症见，峻下热结第一方。

**化肝煎**（《景岳全书》）

清肝泻热，和胃止痛。肝胃郁热，胃脘灼痛，泛酸嘈杂，心烦易怒，口干口苦，舌红苔薄黄，脉弦数。

栀子　泽泻　青皮　陈皮　牡丹皮　贝母　白芍

化肝煎治怒伤肝，山栀泽泻青陈丹，

贝芍制酸兼止痛，肝胃郁热服之安。

**清中汤**（《医宗金鉴》）

清化湿热，理气和胃。胃脘疼痛，痛势急迫，脘闷灼热，口干口苦，舌红，苔黄腻，脉滑数。

陈皮　半夏　茯苓　甘草　黄连　栀子　白豆蔻

清中汤中黄连栀，半夏茯苓豆蔻施，
陈皮甘草和胃气，理气清热又化湿。

**左金丸**（《丹溪心法》）

疏肝泻火，和胃止痛。肝火犯胃，脘胁疼痛，口苦嘈杂，呕吐酸水。

黄连　吴茱萸

左金茱连六一丸，肝经火郁吐吞酸，
再加芍药名戊己，香连去萸热痢安。

**半夏泻心汤**（《伤寒论》）

辛开苦降，消痞散结。寒热错杂，心下痞满疼痛，或呕吐，肠鸣下利，舌苔腻而微黄。

半夏　黄连　黄芩　干姜　甘草　大枣　人参

半夏泻心黄连芩，干姜甘草与人参，
大枣合之治虚痞，法在降阳而和阴。

枳实导滞丸有消积导滞之功效，和保和丸

相比还有清利湿热的作用，主治证候较保和丸增加了大便秘结、腹泻等肠道症状，故用大黄、枳实导而下之。大承气汤力量更强，用于痞、满、燥、实的阳明腑实证，峻下热结而存阴液。化肝煎和左金丸皆能治肝胃郁热，前方有凉血清热，疏肝散结和胃之功；后方辛开苦降，并有制酸之效，两者常常合用。化肝煎有和肝之意，肝气过旺平肝而解之，使之归于正化，丹皮、山栀凉血清肝泻热直折肝火；青皮、陈皮疏肝泄肝；白芍和营敛肝，缓急止痛；土贝母清热解毒，散结消肿；泽泻导热下行。左金丸中，黄连为主，清泻肝火；吴茱萸反佐，开肝郁，降逆气。肝位于右而行气于左，左金丸泻肝火而直折肝气之上冲，降逆之功如肺金肃降，故有左金之称。半夏泻心汤为和解剂，具有调和肝脾，寒热平调，消痞散结之功效，用于寒热错杂之痞证。寒热互用以和其阴阳，辛苦并进以调其升降，补泻兼施以顾其虚实。

## 二、虚证

**虚寒——痛势徐缓　食后腹胀　大便溏薄　面色少华　舌淡脉弱**

**黄芪建中汤**（《金匮要略》）

温中健脾，和胃止痛。脾胃虚寒，胃痛隐

隐，喜温喜按，空腹痛甚，得食则缓，神疲纳呆，喘促短气，容易汗出，四肢倦怠，久病消瘦，舌淡苔白，脉虚弱或迟缓。

黄芪　桂枝　白芍　生姜　炙甘草　大枣　饴糖

黄芪建中治虚劳，桂姜草枣倍芍药，
饴糖温中并缓急，虚寒里急用之好。

**理中丸**（《伤寒论》）

温中健胃。脾胃虚寒，胸满腹痛，胃脘冷痛，里寒较甚，呕吐，肢冷。

人参　干姜　白术　甘草

理中丸主温中阳，人参甘草术干姜，
呕哕腹痛阴寒盛，再加附子更扶阳。

**香砂六君子汤**（《古今名医方论》）

健脾益气，和胃止痛。脾胃气虚，痰阻气滞，脘腹胀痛，呕吐痞闷，不思饮食，消瘦倦怠，或气虚肿满。

党参　白术　茯苓　半夏　陈皮　木香　砂仁　炙甘草

参苓术草中和义，益以夏陈六君比，
木香砂仁来养胃，健脾化痰又理气。

**厚朴温中汤**（《内外伤辨惑论》）

行气温中，燥湿除满。寒湿气滞，脘腹胀满或疼痛，不思饮食，舌苔白腻，脉沉弦。

厚朴　陈皮　炙甘草　茯苓　草豆蔻仁　木香　干姜　生姜

厚朴温中陈草苓，干姜草蔻木香停，
煎服加姜治腹痛，虚寒胀满用皆灵。

黄芪建中汤温中补气养血，甘缓和中，适用于虚寒里急，胃脘隐痛，体虚乏力多汗，本方以建中气为要务。理中汤是治疗中焦有虚寒的方剂，其理中者即为温中、补中。香砂六君子汤攻补兼施，而厚朴温中汤重在以味厚发热之品治疗客寒直中太阴，干姜、生姜同用，温中兼解表，草豆蔻、木香、干姜均有温中强壮作用，参术之补，有碍寒湿之行，故而不用。

### 虚热——空腹痛　咽干口燥　身体消瘦　舌红少津　脉细弱或虚弦

**一贯煎**（《续名医类案》）

滋阴疏肝。肝肾阴虚，肝气郁滞，胸脘胁痛，吞酸吐苦，咽干口燥，舌红少津，脉细弱或虚弦。

北沙参　麦冬　生地黄　当归　枸杞子　川楝子

一贯煎中生地黄，沙参归杞麦冬藏，
少佐川楝泄肝气，阴虚胁痛此方良。

**丹栀逍遥散**（《内科摘要》）

养血健脾，疏肝清热。肝郁血虚，烦躁易怒，少腹胀痛，或月经不调，舌红苔薄黄，脉弦虚数。

当归　芍药　茯苓　白术　柴胡　牡丹皮　炒栀子　炙甘草

丹栀逍遥归苓芍，柴胡白术加甘草，
养血清热和肝脾，八味调经疗效好。

一贯煎在大队滋阴养血药中，少佐一味川楝子疏肝理气，补肝与疏肝相结合，以补为主，使肝体得养，而无滋腻碍胃遏滞气机之虞，且无伤及阴血之弊，照顾到“肝体阴而用阳”的生理特点，诚为滋阴疏肝之名方。魏玉璜提到“可统治胁痛、吞酸、吐酸、疝瘕，一切肝病”，说明取名一贯煎是指此方尽可用于常见肝病之意。丹栀逍遥散中丹皮、栀子皆可清肝火，而丹皮入血分，从血分而清肝火；栀子入气分，从气分而清肝火。且两者者皆有透散之性，以散肝气之郁滞。如此，治肝应一走气分，一走血分，两药合而用之。

**附　吐酸**

胃中酸水上泛，又称泛酸。若随即咽下称为吞酸，即吐出者称为吐酸。

**左金丸**（《丹溪心法》）

疏肝泻火，和胃止痛。肝火犯胃，脘胁疼痛，口苦嘈杂，呕吐酸水，嗳腐气秽，心烦易怒，口干口苦，咽干口渴。

黄连　吴茱萸

左金茱连六一丸，肝经火郁吐吞酸，
再加芍药名戊己，香连去萸热痢安。

**香砂六君子汤**（《古今名医方论》）

温中散寒，和胃制酸。吐酸时作，嗳气酸腐，胸脘胀闷，喜唾涎沫，饮食喜热，四肢不温，大便溏泻，舌淡苔白，脉沉迟。

党参　白术　茯苓　半夏　陈皮　木香　砂仁　炙甘草

参苓术草中和义，益以夏陈六君比，
木香砂仁来养胃，健脾化痰又理气。

左金丸是中药反佐法的典型处方之一。反佐是寒药中佐以热药治疗热病，治热以寒，温而行之；反之亦然。《丹溪心法》曰“左金丸，治肝火，一名回令丸”。“气从左边起者，乃肝火也”。“吞酸者，湿热郁积于肝而出”，“宜用炒吴茱萸，顺其性而折之”，故而吴茱萸温补肝阳顺其肝火之性，而黄连折之即是泻肝火而已，非泻心火。所谓左金者，左为左起之肝火也，金指肝气被折肃降如金秋之象，方名意指肝气下降，更无一药与肺脏有关。左金丸又称为“回令丸”，说其回令是指建功快捷，能迅速凯旋回令，两个方名均是说明本方疗效如快刀斩乱麻。

### 附 嘈杂

嘈杂指胃中空虚，似饥非饥，似辣非辣，似痛非痛，莫可名状的病证。

**温胆汤**（《三因极一病证方论》）

清热化痰和中。嘈杂而兼恶心吞酸，口渴喜冷，脘闷痰多，多食易饥，或似饥非饥，舌质红，苔黄干，脉滑数。

半夏　竹茹　枳实　陈皮　甘草　茯苓　生姜　大枣

温胆夏茹枳陈助，佐以茯草姜枣煮，
理气化痰利胆胃，胆郁痰扰诸证除。

**四君子汤**（《鸡峰普济方》）

健脾益气。脾胃气虚，嘈杂时作时止，口淡无味，食后脘胀，舌质淡，脉虚。

人参　白术　茯苓　甘草

人参白术茯苓草，益气健脾功效强，
除却半夏名异功，或加香砂气滞使。

**益胃汤**（《温病条辨》）

养阴益胃。胃阴不足，脘腹痞闷，嘈杂，

饥不欲食，口干咽燥，舌红少苔，脉细数。

沙参　麦冬　冰糖　生地　玉竹

温病条辨益胃汤，沙参麦地合成方，
玉竹冰糖同煎服，温病需虑把津伤。

**归脾汤**（《正体类要》）

益气养血和中。嘈杂而兼面白唇淡，头晕心悸，失眠多梦，舌质淡，脉细弱。

白术　人参　黄芪　当归　甘草　茯苓　远志　酸枣仁　木香　龙眼肉　生姜　大枣

归脾汤用参术芪，归草茯苓远志齐，
酸枣木香龙眼肉，煎加姜枣益心脾。

温胆汤和中化痰清热，适用于虚证不明显的患者。四君子汤用于脾气虚弱；益胃汤养阴益胃，胃阴不足；归脾汤益气养血，均可配伍和胃降逆，清热化湿之品。

## 第二节　痞满

痞满指自觉心下痞塞胀满，触之无形，按之柔软，压之无痛。

| | | |
|---|---|---|
| 实证 | 半夏厚朴汤 | 行气散结，降逆化痰 |
| | 五磨饮子 | 行气开郁降逆 |
| | 保和丸 | 行气消食，导滞消痞 |
| | 枳实导滞丸 | 消食导滞，清热祛湿 |
| | 黄连温胆汤 | 清热燥湿，理气化痰 |
| | 连朴饮 | 清热化湿，理气和中 |
| | 越鞠丸 | 理气解郁，宽中除满 |
| | 柴胡达原饮 | 行气宣湿透浊 |
| | 泻心汤 | 清热化湿，下气凉血 |
| 虚证 | 补中益气汤 | 健脾益气，升举清阳 |
| | 参苓白术散 | 益气健脾，渗湿止泻 |
| | 二陈平胃汤 | 燥湿健脾，化痰理气 |
| | 枳术丸 | 健脾消食，行气化湿 |
| | 益胃汤 | 养阴益胃 |
| | 枳实消痞丸 | 健脾温胃，清热除满 |
| | 厚朴七物汤 | 温中行气通便 |

## 一、实证

**实证——痞满势急　饥时可缓　腹胀便秘舌苔厚腻　脉实**

### 半夏厚朴汤（《金匮要略》）

行气散结，降逆化痰。胸膈满闷，嗳气腹胀，舌苔白润或白滑，脉弦缓或弦滑。

半夏　厚朴　茯苓　生姜　苏叶

半夏厚朴与紫苏，茯苓生姜共煎服，
痰凝气聚成梅核，降逆开郁气自舒。

**五磨饮子**（《医便》）

行气开郁降逆。脘腹痞闷，胸胁胀满，上气喘急，大便不爽，舌暗苔白，脉沉弦。

木香　沉香　槟榔　枳实　乌药

降气沉香用槟榔，顺气乌药及木香，
枳实破滞酒和阴，药量等分细审详。

**保和丸**（《丹溪心法》）

消食和胃，行气消痞。食积停滞，脘腹痞闷而胀，进食尤甚，嗳腐吞酸，矢气频作，味臭如败卵，舌苔厚腻，脉滑。

山楂　六神曲　半夏　茯苓　陈皮　连翘　莱菔子

保和神曲与山楂，陈翘莱菔苓半夏，
消食化滞和胃气，煎服亦可加麦芽。

**枳实导滞丸**（《内外伤辨惑论》）

消食导滞，清热祛湿。湿热食积，脘腹胀痛，大便秘结，小便短赤，舌苔黄腻，脉沉有力。

大黄　枳实　神曲　茯苓　黄芩　黄连　白术　泽泻

枳实导滞首大黄，芩连曲术茯苓襄，
泽泻蒸饼糊丸服，能疗湿热积食伤。

**黄连温胆汤**（《六因条辨》）

清热燥湿，理气化痰。痰湿中阻，脘腹痞塞，呕恶纳呆，失眠多梦，口干苦，小便短赤，舌红，苔黄腻，脉弦滑。

黄连　竹茹　枳实　半夏　陈皮　炙甘草　生姜　茯苓

黄连温胆夏枳茹，陈皮甘草生姜茯，
辛开苦降运中焦，胆郁痰扰诸证除。

**连朴饮**（《霍乱论》）

清热化湿，理气和中。湿热霍乱或脘腹痞闷，口干不欲饮，口苦，纳少，小便短赤，舌苔黄腻，脉滑数。

厚朴　黄连　石菖蒲　制半夏　香豉　焦栀子　芦根

连朴饮用香豆豉，菖蒲半夏焦山栀，
芦根厚朴黄连入，湿热霍乱此方施。

**越鞠丸**（《丹溪心法》）

理气解郁，宽中除满。气、血、痰、火、湿、食六郁，胸脘痞闷，饮食停滞。

香附　川芎　栀子　苍术　六神曲

行气解郁越鞠丸，香附苍芎栀曲研，
气血痰火湿食郁，随证易君并加减。

**柴胡达原饮**（《重订通俗伤寒论》）

行气宣湿透浊。痰湿阻滞，胸膈痞满，胁肋胀满，心烦懊恼，头眩口腻，咳痰不爽，舌苔厚如积粉，扪之糙涩，脉弦滑。

柴胡　生枳壳　川朴　青皮　黄芩　桔梗

草果　槟榔　荷叶梗　炙甘草

柴胡达原槟朴果，更加芩草枳壳和，
青皮桔梗荷叶柄，豁痰宽胸截疟疴。

**泻心汤**（《金匮要略》）

清热化湿，下气消痞。中焦湿热，胸中烦热痞满，舌苔黄腻，脉滑数。

大黄　黄连　黄芩

泻心汤为金匮方，黄连黄芩和大黄，
清热泻火功独效，三焦热盛用此方。

半夏厚朴汤辛苦合用，辛以行气散结，苦以燥湿降逆，辛味药又有生发气机之用，辛升苦降使郁气得疏，痰涎得化。本方还可治疗痰气郁结或脾虚风寒所致的梅核气。五磨饮子所谓“磨”者，是因为沉香、槟榔、木香、乌药均是坚硬的木质药材，非久煎不能出其性，但煎煮过久又恐芳香气味散逸，而影响治疗效果，故用此法。本法用钵加白酒磨后煎煮，以白酒为引子，和其阴也。此方有醒气、散气、降气、纳气之功，虽多峻药，然而用量较小，且以白酒和阴，故无破气耗气之虞。保和丸消食化积清热，其中连翘疏肝理气、升浮宣透，兼有苦降之功。全方有升有降，有消有散，有温有凉，有化有导。枳实导滞丸用于饮食伤滞，作痛成积，通因通用，以大黄、枳实下之，恐伤脾胃，故又以白术补土而固中，同时丸剂也能顾护胃气。连朴饮清热燥湿，理气化浊。栀子一名越桃，川芎一名鞠穷，丹溪从“越桃”与“鞠穷”中各摘取一字而名越鞠丸。泻心汤泻热破结，《金匮要略》中其主治“心气不足”，所谓泻心者，泻其心火之盛，壮火食气散气，径用三黄泻其火热邪气，火热得去，气虚自复。

## 二、虚证

**虚证——纳呆　食后尤甚　大便清利　脉虚无力**

**补中益气汤**（《脾胃论》）

健脾益气，升举清阳。脾胃虚弱，脘腹满闷，喜温喜按、少气乏力。

黄芪　炙甘草　人参　当归　陈皮　升麻　柴胡　白术

补中参草术归陈，芪得升柴用更神，
劳倦内伤功独擅，气虚下陷亦堪珍。

**参苓白术散**（《太平惠民和剂局方》）

益气健脾，渗湿止泻。脾虚夹湿，胸脘痞闷，肠鸣泄泻，舌淡苔白腻，脉虚缓。

莲子　薏苡仁　砂仁　桔梗　白扁豆　茯苓　人参　甘草　白术　山药

参苓白术四君底，山药扁豆加薏苡，
桔梗砂仁莲子肉，脾虚湿盛此方理。

**二陈平胃汤**（《简明医要》）

燥湿健脾，化痰理气。胸膈痞塞，呕恶纳呆，脉滑细。

制半夏　陈皮　茯苓　甘草　苍术　厚朴　枳实　神曲　山楂

二陈平胃苓半夏，枳朴神曲陈山楂，
苍术甘草煎汤煮，健脾消积痰痞化。

**枳术丸**（《内外伤辨惑论》）

健脾消食，行气化湿。脾胃虚弱，食少不化，脘腹痞满，舌淡苔白腻，脉虚缓。

白术　枳实

健脾消痞枳术丸，攻补兼施消胀满，
曲麦枳术兼伤食，橘半枳术痰滞餐。

**益胃汤**（《温病条辨》）

养阴益胃。胃阴不足，脘腹痞闷，嘈杂，饥不欲食，口干咽燥，舌红少苔，脉细数。

沙参　麦冬　冰糖　生地　玉竹

温病条辨益胃汤，沙参麦地合成方，
玉竹冰糖同煎服，温病需虑把津伤。

**枳实消痞丸**（《兰室秘藏》）

消除痞满，健脾和胃。脾虚气滞，寒热互

结，心下痞满，不欲饮食，倦怠乏力，便溏。

干姜　甘草　麦芽曲　茯苓　白术　半夏曲　人参　厚朴　枳实　黄连

枳实消痞四君全，麦芽夏曲朴姜连，
蒸饼糊丸消积满，消中有补两相兼。

**厚朴七物汤**（《金匮要略》）

温中行气通便。脾胃亏虚，痞满气短，运化无力，大便不通，或发热，脉浮而数。

厚朴　甘草　大黄　大枣　枳实　桂枝　生姜

厚朴七物表里方，桂枳姜枣草大黄，
解表散邪和肠胃，临证加减在变通。

补中益气汤健脾益气、升阳散火，以黄芪最多，为君药，服药法是先加工成粗粉，然后煎煮，去渣服用。故补中益气汤原著一剂药总剂量仅为10g左右，此法服用较为方便，节约成本，如果饮片直接煎服，剂量要适当增加。参苓白术散药性平和，温而不燥，补而不峻，明代龚信《古今医鉴》所载参苓白术散，较本方多一味陈皮，可用于兼有痰湿。枳术丸中白术用量重于枳实一倍，意在以补为主，寓消于补之中；更以荷叶烧饭为丸，取其能升清阳，以助白术健脾益胃之功。胃腑体阳而用阴，以通降为顺，喜润恶燥，益胃汤以甘凉柔润及甘寒生津的药物生津养胃，苦寒辛燥皆非所宜。

枳实消痞丸枳实、黄连剂量较重，故消补兼施，以消为主；温清并用，而以清为主；辛开苦降，以苦降为主，目的在于消痞，故名“枳实消痞丸”。厚朴七物汤乃小承气合桂枝汤，中间裁去白芍之酸收，取桂枝汤补中和营宣上，小承气清下热结，除满消痞。

## 第三节　呕吐

呕吐指胃中之物从口中吐出的病证。

| | | |
|---|---|---|
| 实寒 | 藿香正气散 | 解表化湿，理气和中，适于外有风寒，内有寒湿 |
| | 小半夏汤 | 消痰止呕 |
| | 四七汤 | 理气宽中，化痰降逆 |
| 实热 | 蒿芩清胆汤 | 清胆化痰利湿，适于痰热中阻 |
| | 保和丸 | 消食导滞，和胃降气 |
| | 大柴胡汤 | 和解少阳，内泻热结便秘 |
| | 左金丸 | 疏肝泻火，和胃下气 |
| 虚寒 | 旋覆代赭汤 | 降逆化痰，益气和胃，重用生姜，轻用代赭石 |
| | 香砂六君子汤 | 健脾益气，和胃止呕 |
| | 理中汤 | 健脾和胃，温中散寒 |
| | 吴茱萸汤 | 补中下气，用于肝胃虚寒，浊阴上逆 |
| | 茯苓泽泻汤 | 温阳利水，和胃健脾 |
| | 苓桂术甘汤 | 健脾化湿，温化痰饮 |

续表

| | | |
|---|---|---|
| 虚热 | 麦门冬汤 | 长于滋阴清热 |
| | 竹叶石膏汤 | 益气生津，长于清热，用于余热未清，气津两伤 |
| | 小柴胡汤 | 和解少阳，治疗气虚郁热 |
| | 橘皮竹茹汤 | 益气清热，散寒降逆止呕，用于胃虚有热邪不除 |

## 一、实证

**实寒——外邪风寒　寒湿　发病较急　病程较短　呕吐有力**

藿香正气散（《太平惠民和剂局方》）

解表化湿，理气和中。外感风寒，内伤湿滞，恶寒发热，头痛，胸膈满闷，脘腹疼痛，恶心呕吐，肠鸣泄泻，舌苔白腻。

大腹皮　白芷　紫苏　茯苓　半夏曲　白术　陈皮　厚朴　桔梗　藿香　甘草　生姜　大枣

藿香正气腹皮苏，陈皮甘桔厚朴术，
茯苓夏曲姜枣芷，风寒暑湿并能除。

小半夏汤（《金匮要略》）

和胃降逆，消痰蠲饮。痰饮内停，心下痞闷，呕吐不渴，及胃寒呕吐，痰饮咳嗽。

半夏　生姜

小半夏汤用生姜，和胃降逆金匮方，
大半夏汤参蜜掺，和胃益气功效彰。

**四七汤**（《太平惠民和剂局方》）

理气宽中，化痰降逆。肝气郁结，痰饮中结，呕逆恶心。

半夏　茯苓　紫苏叶　厚朴　生姜　大枣

四七汤理七情气，半夏厚朴茯苓苏，
姜枣煎之舒郁结，痰涎呕痛尽能纾。

藿香正气散芳香避秽，外散风寒，内化湿浊，方中既有白芷、紫苏、桔梗、藿香升清散寒，又有陈皮、厚朴、大腹皮、半夏和中降逆，上下内外，升降出入，气化复常。四七汤是半夏厚朴汤加大枣，气郁多夹湿夹痰，故以半夏、厚朴、苏叶、生姜消痰除满，气郁易导致脾虚，故用茯苓、大枣健脾。汤名四七者，以四味药治七情气结痰涎证。

**实热——饮食停滞　呕吐物量多　多有酸臭味**

**蒿芩清胆汤**（《通俗伤寒论》）

清胆利湿，和胃化痰。少阳湿热，口苦膈闷，呕吐黄涎酸苦，甚则干呕呃逆，胸胁胀疼，小便黄少，舌红苔白腻，脉滑弦。

青蒿　竹茹　半夏　茯苓　黄芩　枳壳　陈皮　碧玉散（滑石　甘草　青黛）

蒿芩清胆枳竹茹，陈夏茯苓碧玉入，
热重寒轻痰湿重，胸痞呕恶总能除。

**保和丸**（《丹溪心法》）

消食导滞，和胃降气。食积停滞，脘腹胀满，嗳腐吞酸，不欲饮食。

山楂　六神曲　半夏　茯苓　陈皮　连翘　莱菔子

保和神曲与山楂，陈翘莱菔苓半夏，
消食化滞和胃气，煎服亦可加麦芽。

**大柴胡汤**（《伤寒论》）

和解少阳，内泻热结。少阳阳明合病，往来寒热，胸胁苦满，呕不止，心下痞硬，舌苔黄，脉弦数有力。

柴胡　黄芩　芍药　半夏　生姜　枳实　大枣　大黄

大柴胡汤用大黄，枳实芩夏白芍将，
煎加姜枣表兼里，妙法内攻并外攘。

**左金丸**（《丹溪心法》）

疏肝泻火，和胃下气。肝火犯胃，脘胁疼痛，口苦嘈杂，呕吐酸水。

黄连　吴茱萸

左金茱连六一丸，肝经火郁吐吞酸，

再加芍药名戊己，香连去萸热痢安。

蒿芩清胆汤治疗少阳湿热痰浊证，湿热并重。青蒿芳香化湿，从少阳经引邪外出，疏达腠理之能弱于柴胡，但避秽宣络之功较强，少阳枢机得运，寒热解，气机和，呕吐平。保和丸消食化积导滞，连翘清热散结，用于食积化热，用其升浮宣透之力，又有苦降之功。全方有升有降，有消有散，有温有凉，有化有导，降逆止吐。麦芽甘平，《医学启源》谓其有“补脾胃虚”之功，食积时用之有腹胀、烧心之虞，故保和丸丹溪不用麦芽。大柴胡汤因柴胡及整个处方用量较大故去滓再煎。左金丸寒热并用，吴茱萸温补肝阳顺其肝火之性，配合黄连直折肝火，左金者意指肝气下降，更无一药与肺脏有关，左为左起之肝火也，金指肝气被折有如刀砍。

## 二、虚证

**虚寒——呕吐物不多　食欲不振　食入难化　精神萎靡　倦怠乏力　脉弱无力**

**旋覆代赭汤**（《伤寒论》）

降逆化痰，益气和胃。胃虚痰阻气逆，呃逆嗳气，恶心呕吐，舌苔白腻，脉缓或滑。

旋覆花　半夏　甘草　人参　代赭石　生姜　大枣

旋覆代赭重用姜，半夏人参甘枣尝，
降逆化痰益胃气，胃虚痰阻嗳痞康。

**香砂六君子汤**（《古今名医方论》）

健脾益气，和胃止呕。脾胃气虚，痰阻气滞，呕吐痞闷，脘腹胀痛，不思饮食，消瘦倦怠，或气虚肿满。

党参　白术　茯苓　半夏　陈皮　木香　砂仁　炙甘草

参苓术草中和义，益以夏陈六君比，
木香砂仁来养胃，健脾化痰又理气。

**理中汤**（《伤寒论》）

健脾和胃，温中散寒。脾胃虚寒，呕吐腹痛，倦怠乏力，四肢不温。

人参　白术　干姜　甘草

理中丸主理中乡，甘草人参术干姜，
呕利腹痛阴寒盛，或加附子总扶阳。

**吴茱萸汤**（《伤寒论》）

温中补虚，降逆止呕。肝胃虚寒，浊阴上逆，食后泛泛欲吐，或呕吐酸水，或干呕，或吐清涎冷沫，畏寒肢冷，甚则伴手足逆冷，大便泄泻，烦躁不宁，舌淡苔白滑，脉沉弦或迟。

吴茱萸　生姜　人参　大枣

吴茱萸汤重生姜，人参大枣共煎尝，
厥阴头痛胃寒呕，温中补虚降逆良。

**茯苓泽泻汤**（《金匮要略》）

温阳利水，和胃健脾。反胃呕吐，口渴欲饮水，心悸肢肿，大便或溏，舌淡红苔白滑，脉沉弦。

茯苓　泽泻　桂枝　白术　生姜　炙甘草

吐方未已渴频加，苓八生姜四两夸，
二两桂甘三两术，泽须四两后煎嘉。

**苓桂术甘汤**（《金匮要略》）

健脾化湿，温化痰饮。痰饮内停，中阳不振，呕吐清水，动则头晕、心悸，舌苔白腻，脉沉。

茯苓　桂枝　白术　甘草

金匮苓桂术甘汤，温中化饮气化畅，
心悸气短胸胁满，咳逆喘唾用此方。

旋覆代赭汤治疗因吐下伤中所致的中阳虚寒，痰阻气逆之证，代赭石为苦寒重镇之品，剂量是明显小于其他六味药的，意在既用其镇降逆气之功，而又不伤及已经虚损之中阳，也应同时考虑此药应在中焦取效，避免用量过大药过病所，直趋下焦。香砂六君子汤用于脾虚痰阻气滞证，用药平和是其特点。吴茱萸汤温中与降逆并施，寓补益于温降之中，共奏温中补虚，降逆止呕之效。茯苓泽泻汤较苓桂术甘汤增加了泽泻、生姜温胃化饮，而且散饮降逆作用增强。苓桂术甘汤温阳降冲，化饮利水，以动则心悸、头晕为辨证要点，方中重用茯苓淡渗利水以消阴翳、宁心安神以定心悸、行肺制节以通三焦、补脾固本以制水饮之功，桂枝有温通心阳以消阴翳、平冲下气以降水气、补益心阳以制水饮之效。在水气病治疗中，见到水饮不化的证候可选择茯苓、桂枝；心阳不振者则可选择桂枝、甘草；中焦脾虚者可选茯苓、白术；饮邪不化则可用泽泻、茯苓、猪苓、白术；冲气上逆者用桂枝、五味子；出现胃阳不足之胃反者可用生姜；水溢肌肤者可用防己、黄芪。

**虚热——呕吐吞酸　似饥而不欲食　口燥咽干　舌红少津　脉象细数**

**麦门冬汤**（《金匮要略》）

清养肺胃，降逆下气。胃阴不足，呕吐，纳少，呃逆，口渴咽干，舌红少苔，脉虚数。

麦冬　半夏　人参　甘草　粳米　大枣

麦门冬汤用人参，枣草粳米半夏存，
肺痿咳逆因虚火，益胃生津此方珍。

**竹叶石膏汤**（《伤寒论》）

清热生津，益气和胃。余热未清，气津两伤，身热汗多，气逆欲呕，口干喜饮，或虚烦不寐，舌红苔少，脉虚数。

竹叶　石膏　半夏　麦冬　人参　甘草　粳米

竹叶石膏参麦冬，粳米半夏甘草从，
清补气津又和胃，余热耗伤气津用。

**小柴胡汤**（《伤寒论》）

和解少阳。少阳证，往来寒热，胸胁苦满，默默不欲饮食，心烦喜呕，口苦，咽干，目眩，舌苔薄白，脉弦。

柴胡　半夏　人参　炙甘草　黄芩　生姜　大枣

小柴胡汤和解功，半夏人参甘草从，
更用黄芩加姜枣，少阳百病此为宗。

**橘皮竹茹汤**（《金匮要略》）

降逆止呕，益气清热。胃虚有热，呃逆或干呕，舌红嫩，脉虚数。

橘皮　竹茹　生姜　甘草　人参　大枣

橘皮竹茹治呕逆，人参甘草枣姜益，
胃虚有热失和降，久病之后更相宜。

麦门冬汤于大量甘润剂中少佐辛燥之品，润燥得宜，滋而不腻。竹叶石膏汤以清热生津药为主，再加粳米益脾和胃，为清补两顾之方。小柴胡汤疏肝利胆，和解少阳，柴胡用量较大，原方半斤，加之质轻，用水较多。去滓再煎可浓缩药液，防止有效成分被药渣反吸收。柴胡兼有发表之力，去滓再煎以减其辛散之力，针对正气不足、邪正搏结的病机特点，“缓气厚味”，使药性寒热、阴阳和调，实现药势缓而不峻、扶正托邪、消除正邪之搏结的目的。橘皮竹茹汤用竹茹、橘皮寒热并用，生姜、人参开阖同施，方中虽云虚热，然而方中橘皮二升、竹茹二升、大枣三十枚、人参一两、生姜半斤、甘草五两，用量不仅很大，而且只有竹茹一味微寒，余皆为温热之品，可见热象不重，只是胃气极虚而热邪不除。本方大补而辛散，升而复降。

育龄期妇女，应问月经情况，查妊娠试验。老年人尽早排除消化道癌症。呕吐严重时应给予补液治疗。

## 第四节　噎膈

噎膈是指吞咽食物哽噎不顺，饮食难下。本病总属本虚标实。

| 启膈散 | 化痰活血润燥，升清降浊 |
|---|---|
| 通幽汤 | 滋阴养血破血，升清降浊 |
| 沙参麦冬汤 | 清热生津润燥 |
| 补气运脾汤 | 补气益脾化痰 |

**启膈散**（《医学心悟》）

理气润肺，化痰降浊。痰气交阻，自觉吞咽梗塞不舒，胸痞闷痛，口干咽燥，大便艰涩，舌红苔薄，脉弦滑。

贝母　茯苓　郁金　沙参　丹参　砂仁　荷叶蒂　杵头糠

启膈贝茯郁沙丹，砂仁荷蒂杵糠攀，
理气润燥化痰浊，痰气交阻噎膈安。

**通幽汤**（《兰室秘藏》）

滋阴养血，破结行瘀。噎膈瘀血内阻，饮食难下，食入即吐，胸膈疼痛，形体瘦削，脉象细涩。

桃仁　红花　生地黄　熟地黄　当归　升麻　炙甘草

通幽汤是东垣方，桃仁红花二地黄，
当归升麻炙甘草，瘀血内结噎膈尝。

**沙参麦冬汤**（《温病条辨》）

清养肺胃，生津润燥。津液亏损，食入格拒不下，大便干结如羊矢，皮肤干枯，脉细数，舌红少苔。

沙参　玉竹　生甘草　冬桑叶　麦冬　生扁豆　天花粉

沙参麦冬饮豆桑，玉竹甘花共此方，
秋燥耗津伤肺胃，苔光干咳此堪尝。

**补气运脾汤**（《医学统旨》）

补气益脾化痰。气虚阳微噎膈，水饮不下，泛吐多量黏液白沫，舌淡苔白，脉细弱。

人参　白术　茯苓　甘草　半夏　陈皮　黄芪　砂仁　大枣　生姜

补气运脾六君弥，姜枣砂仁佐黄芪，
脾胃虚弱湿气滞，行气化湿消痞宜。

胃为阳腑，喜润恶燥，以通为顺，以降为和，治疗多用滋阴清热解毒之法。启膈散甘凉润燥，降气祛湿化瘀，妙在荷叶蒂升举清阳，去湿和血，其味厚胜于荷叶；杵头糠养阴滋胃，下气磨积，顺其阴阳升降之机。过去用石臼捣米，石杵头上面会粘上一些米糠和米糠油等，就是做药用的杵头糠。通幽汤是治疗胃中浊气不降之噎膈、便秘的有效方剂，"幽"这里指幽门。本方滋补阴血、活血升阳、生津润肠，从而使脾阳发越，胃气和降，幽门通畅，故名"通幽汤"。沙参麦冬汤为甘寒养胃之平剂。补气运脾汤在六君子汤的基础上加入黄芪、砂仁，增加补益力度，培补中焦，加强运化。

噎膈病机虚实夹杂，多兼有瘀血、顽痰、

气滞、热毒诸多因素，方中可加用全蝎、蜂房、蜈蚣、壁虎等，搜剔削坚，散结避恶解毒。若顽痰凝结，宜咸味药，可加用海藻、昆布、海蛤壳、瓦楞子等以化痰消积。若津伤热结者，可加白花蛇舌草、菝葜、冬凌草、山慈菇、半枝莲、山豆根、白英等清热解毒，和胃降逆。

**附 反胃**

反胃指饮食入胃，宿谷不化，经过良久，呕吐而出。

**丁香透膈散**（《太平惠民和剂局方》）

温中和胃，健脾补益，降逆理气。脾胃虚寒所致反胃，朝食暮吐，暮食朝吐，宿谷不化，手足不温，舌淡，苔白滑，脉细缓无力。

白术　香附　人参　砂仁　丁香　半夏　麦芽　木香　白蔻　神曲　炙甘草

丁香透膈参术草，半夏木香香附好，
砂仁神曲白豆蔻，麦芽化湿醒脾妙。

## 第五节　呃逆

呃逆是指胃气逆而上冲，喉间呃呃连声，声短而频，难以自制的病证。

| | | |
|---|---|---|
| 实寒 | 丁香散 | 温中祛寒降逆 |
| | 半夏厚朴汤 | 温中降气化痰 |
| | 沉香降气散 | 疏肝降逆调和寒温 |
| 实热 | 凉膈散 | 清上泄下，治疗上焦郁热，中焦燥实 |
| | 清胃散 | 清胃凉血，治疗气血两热 |
| | 龙胆泻肝汤 | 泻肝胆实火或湿热 |
| 虚寒 | 丁香柿蒂汤 | 温中降逆散寒 |
| | 五磨饮子 | 行气开郁降逆 |
| | 理中丸 | 温中益气健胃 |
| | 旋覆代赭汤 | 补中降逆化痰 |
| | 苏子降气汤 | 降逆化痰，纳气定呃 |
| 虚热 | 益胃汤 | 滋阴养胃 |
| | 橘皮竹茹汤 | 益气和中 |
| | 竹叶石膏汤 | 清热生津，益气和胃 |

## 一、实证

### 实寒——呃声沉缓有力　得寒则甚　得热则减

**丁香散**（《三因极一病证方论》）

温中祛寒降逆。胃寒呃逆，呃声沉缓，得热则减，遇寒加重。

丁香　柿蒂　炙甘草　良姜

丁香散方能暖胃，可将虚寒呃逆退，
炙甘草与高良姜，柿蒂降气功为最。

**半夏厚朴汤**（《金匮要略》）

温中降气化痰。胃寒呃逆，胸膈满闷，嗳气腹胀，舌苔白润或白滑，脉弦缓或弦滑。

半夏　厚朴　茯苓　生姜　苏叶

半夏厚朴与紫苏，茯苓生姜共煎服，
痰凝气聚成梅核，降逆开郁气自疏。

**沉香降气散**（《医学心悟》）

疏肝降逆。肝气不舒，呃逆，脘腹痞满，呕吐痰沫，胁肋膨胀，噫气吞酸，脉弦。

沉香　砂仁　甘草　香附　延胡索　川楝子

沉香降气香附沉，延胡川楝草砂仁，
苦辛降逆温脾肾，调和寒温此方珍。

**实热——呃声洪亮　口臭烦渴　多喜冷饮　苔黄燥　脉滑数**

**凉膈散**（《太平惠民和剂局方》）

泻火解毒，清上泄下。上中焦邪郁生热，呃声洪亮，口舌生疮，大便不畅，舌红苔黄，脉滑数。

芒硝　大黄　栀子　连翘　黄芩　甘草　薄荷　竹叶

凉膈硝黄栀子翘，黄芩甘草薄荷饶，
竹叶蜜煎疗膈上，中焦燥实服之消。

**清胃散**（《脾胃论》）

清胃凉血。胃火上攻，呃声响亮，口干舌燥，或牙龈红肿溃烂，口气热臭，口干舌燥，舌红苔黄，脉滑数。

生地　当归　丹皮　黄连　升麻

清胃散中升麻连，当归生地丹皮全，
或加石膏泻胃火，能消牙痛与牙宣。

**龙胆泻肝汤**（《医方集解》）

泻肝胆实火，清利肝经湿热。肝火犯胃，呃声急促洪亮，急躁易怒，头晕头胀，舌红苔黄腻，脉滑数。

龙胆草　栀子　黄芩　木通　泽泻　车前子　柴胡　甘草　当归　生地

龙胆芩栀酒拌炒，木通泽泻车柴草，
当归生地益阴血，肝胆实火湿热消。

丁香散治疗胃中实寒的呃逆，丁香有温胃散寒、补肾纳气之功，柿蒂苦涩降气，均是呃逆良药。柿成于秋，得阳明燥金之主气，柿蒂乃柿之归束处，凡花皆散，凡子皆降，凡降先收，故柿蒂从生而散而收而降，诸功皆毕。半夏厚朴汤辛苦合用，苦以降逆，辛以行气散寒，半夏、厚朴降气，加入苏叶有轻轻升散之意，降中有升，使郁气得疏，痰涎得化，胸膈通畅。沉香降气散中沉香降气温中，暖肾纳气，配合苦寒的川楝子，两者均有降逆之功，同时一热一寒，互为反佐，又切合呃逆寒热错杂的病机。砂仁芳香行散，降中有升，诸药配合苦辛降逆，疏肝温肾，调和寒温。凉膈散清上与泻下并行，泻下是为清解胸膈郁热而设，“以泻代清”，用于实火燥结呃逆。胃为多气多血之腑，胃热每致血分亦热，故清胃散用苦寒之黄连直泻胃府之火，生地、丹皮凉血，升麻清热解毒，宣达郁遏之伏火，兼以引经为使，冷服避免寒热格拒。肝主疏泻，疏者疏散舒展，泻者即宣泻通畅，龙胆泻肝汤苦寒直泻肝胆实火以保持肝的条达生机，方中龙胆草、木通苦寒利湿，故配合甘平之品泽泻、车前子，既能淡渗利湿，又无苦寒伤中之虞。呃逆多见寒热错杂，临床要注意反佐，寒凉药可佐以生姜、砂仁等，温热药可冷饮或佐以栀子、连翘。

## 二、虚证

### 虚寒——呃逆时断时续　气怯声低乏力嗳气纳减

**丁香柿蒂汤**（《症因脉治》）

温中益气，降逆止呃。虚寒呃逆，呃逆不已，胸脘痞闷，舌淡苔白，脉沉迟。

丁香　柿蒂　人参　生姜

丁香柿蒂人参姜，呃逆因寒中气伤，

温中降逆又益气，胃气虚寒最相当。

**五磨饮子**（《医便》）

行气开郁，和胃降逆。肝气郁滞，胃气上逆，呃逆连声，脘腹痞闷，胸胁胀满。

木香　沉香　槟榔　枳实　乌药

降气沉香用槟榔，顺气乌药及木香，
枳实破滞酒和阴，药量等分细审详。

**理中丸**（《伤寒论》）

温中健胃。脾胃虚寒，呃声无力，喜温喜按，手足不温。

人参　干姜　白术　甘草

理中丸主温中阳，人参甘草术干姜，
呕哕腹痛阴寒盛，再加附子更扶阳。

**旋覆代赭汤**（《伤寒论》）

降逆化痰，益气和胃。胃虚痰阻气逆，呃逆嗳气，胃脘痞闷或胀满，纳差，甚或呕吐，舌苔白腻，脉缓或滑。

旋覆花　半夏　甘草　人参　代赭石　生姜　大枣

旋覆代赭重用姜，半夏人参甘枣尝，
降逆化痰益胃气，胃虚痰阻嗳痞康。

**苏子降气汤**（《太平惠民和剂局方》）

降逆化痰，纳气定呃。脾肾两虚，冲气上

逆，呃逆不止，胸膈满闷，气短乏力，舌苔白滑或白腻，脉弦滑。

紫苏子　橘皮　半夏　当归　炙甘草　前胡　厚朴　肉桂　生姜　大枣　苏叶

苏子降气橘半归，前胡桂朴草姜随，
上实下虚痰嗽喘，或加沉香去肉桂。

丁香柿蒂汤治疗胃气虚寒，气逆不降之呃逆。五磨饮子行气开郁降逆止呃，磨是一种特殊煎服方法，沉香、槟榔、木香、乌药等均是坚硬的木质药材，用钵加白酒磨后煎煮，以白酒为引子，防止煎煮过久芳香气味散逸，而影响治疗效果。旋覆代赭汤病机为中阳虚寒，痰阻气逆，方中代赭石为苦寒重镇之品，在方中的剂量是明显小于其他六味药的，既用其镇降逆气之功，又不会伤及虚损之中阳。全方标本兼治，虚实并调，镇降逆气而不伤胃，益气和中又不助痰。苏子降气汤降气止呃、引火归原、祛痰疏壅，适用于虚阳上浮呃逆证。

**虚热——呃逆声低不止　咽干心烦　舌质红　苔少而干　脉细数**

**益胃汤**（《温病条辨》）

养阴益胃。胃阴不足，气失和降，呃声短促，饥不欲食，舌红少苔，脉细数。

沙参　麦冬　冰糖　生地　玉竹

温病条辨益胃汤，沙参麦地合成方，

玉竹冰糖同煎服，温病需虑把津伤。

**橘皮竹茹汤**（《金匮要略》）

降逆止呃，益气清热。胃虚有热，呃逆或干呕，舌红嫩，脉虚数。

橘皮　竹茹　生姜　甘草　人参　大枣

橘皮竹茹治呕逆，人参甘草枣姜益，

胃虚有热失和降，久病之后更相宜。

**竹叶石膏汤**（《伤寒论》）

清热生津，益气和胃。虚火上冲，呃声低沉，连续不断，心烦不寐，喜冷饮。

竹叶　石膏　半夏　麦冬　人参　甘草　粳米

竹叶石膏参麦冬，粳米半夏甘草从，

清补气津又和胃，余热耗伤气津用。

益胃汤养胃生津，其中玉竹味甘质润，有强壮之功而无参芪之热，补而不碍邪。橘皮竹茹汤益气清热，和胃降逆，治胃虚有热，气逆不降而致的呃逆。方中用竹茹、橘皮一寒一热以祛之，生姜、人参一开一阖以分之，诸药合用，补胃虚，清胃热，降胃逆，且补而不滞，清而不寒，则虚热自解。方中橘皮二升、竹茹二升、大枣三十枚、人参一两、生姜半斤、甘草五两，用量不仅很大，而且只有竹茹一味微寒，余皆为温热之品，可见热象不重，只是胃气极虚而热邪不除，寒热错杂于中焦，气机逆乱而呃。旋覆代赭汤、橘皮竹茹汤均有人参，前者中焦受损，中气不足，故用量较大，后者胃虚有热则用量较小。竹叶石膏汤半夏性温，与清热生津药配伍使用，消除其温燥之性，使降逆止呕的功效增强，使人参、麦冬补而不滞，使石膏清而不寒，再加粳米益脾和胃，实为清补两顾之方。

单纯性呃逆大都轻浅，但是肝硬化、尿毒症、脑血管病以及胸腹腔肿瘤等疾病也有以呃逆为主诉的情况，或在急慢性疾病的严重阶段出现呃逆不止，均是胃气衰败的表现，应予警惕。

## 第六节　腹痛

腹痛是指胃脘以下、耻骨毛际以上部位发生疼痛为主症的病证。

| 实寒 | 良附丸 | 温中散寒，理气止痛 |
|---|---|---|
| | 正气天香散 | 温中散寒，理气止痛 |
| | 柴胡疏肝散 | 疏肝理气 |
| | 附子粳米汤 | 温中降逆 |

续表

| | | |
|---|---|---|
| 实寒 | 乌头桂枝汤 | 大辛大热，长于温阳散寒 |
| | 大黄附子汤 | 温下寒积 |
| | 天台乌药散 | 行气疏肝，散寒止痛，长于下气 |
| | 少腹逐瘀汤 | 活血祛瘀，理气止痛，长于温经散寒 |
| | 膈下逐瘀汤 | 活血祛瘀，行气止痛，长于活血止痛 |
| | 手拈散 | 活血祛瘀，化湿行气，散寒止痛，芳香燥烈 |
| 实热 | 大承气汤 | 软坚润燥，泻热通腑，治疗痞满燥实 |
| | 枳实导滞丸 | 消食导滞，理气止痛，通下积滞 |
| | 保和丸 | 消食化积，和胃止痛 |
| | 桃核承气汤 | 逐瘀泻热，治疗下焦蓄血 |
| 虚证 | 暖肝煎 | 温经散寒，行气止痛，补养、散寒、行气并重 |
| | 乌梅丸 | 缓肝调中，清上温下，辛热、寒苦杂用，治疗寒热错杂证 |
| | 痛泻要方 | 调和肝脾，祛湿止泻，舒肝缓急，醒脾升阳 |
| | 小建中汤 | 温中补虚，缓急止痛，长于甘缓 |
| | 大建中汤 | 温中补虚，缓急止痛，长于散寒 |
| | 黄芪建中汤 | 温中补虚，缓急止痛，长于补气 |
| | 附子理中汤 | 温中补虚，回阳散寒 |
| | 当归四逆汤 | 温经散寒，养血通脉 |

## 一、实证

**实寒——痛无间断　坚满急痛　拒按　口淡不渴　小便清长　大便清稀或秘结**

**良附丸**（《良方集腋》）

温中散寒，行气止痛。寒邪凝滞，腹痛拘急，畏寒喜热，以及妇女痛经。

高良姜　香附

良姜香附等分研，米汤姜汁加食盐，
合制为丸空腹服，胸闷脘痛一并蠲。

**正气天香散**（《证治准绳》）

温中散寒，理气止痛。寒邪内阻，腹痛急剧，得温痛减，口淡不渴，小便清长，舌苔白，脉沉紧。

紫苏　干姜　乌药　香附　陈皮

正气天香紫苏姜，乌药香附陈皮攘，
温中散寒行气滞，寒邪内阻腹痛康。

**柴胡疏肝散**（《医学统旨》）

疏肝理气。肝气犯胃，腹痛走窜，痛连两胁，喜长叹息，脉弦。

柴胡　川芎　香附　枳壳　芍药　甘草

四逆散中加芎香，枳实易壳行气良，
方名柴胡疏肝散，气闷胁痛皆可畅。

**附子粳米汤**（《金匮要略》）

温中降逆。寒气上逆，腹中切痛雷鸣，胸胁逆满呕吐。

制附子　制半夏　甘草　大枣　粳米

腹中切痛作雷鸣，胸胁皆膨呕吐成，
附子一枚枣十个，半升粳夏一甘烹。

**乌头桂枝汤**（《金匮要略》）

温里散寒。腹中冷痛，身体疼痛，内外皆寒。

乌头　桂枝　芍药　甘草　生姜　大枣

腹痛身疼肢不仁，药攻刺灸治非真，
桂枝汤照原方煮，蜜煮乌头合用神。

**大黄附子汤**（《金匮要略》）

温里散寒，通便止痛。寒实积聚，腹痛拘急，大便不通。

大黄　附子　细辛

大黄附子细辛汤，寒积腹痛便秘方，
冷积内结成实证，功专温下妙非常。

**天台乌药散**（《圣济总录》）

行气疏肝，散寒止痛。肝经寒凝气滞，少腹绞痛，阴囊寒疝，苔白，脉弦。

乌药　木香　小茴香　青皮　高良姜　槟榔　川楝子　巴豆

天台乌药木茴香，青姜巴豆制楝榔，

疏肝行气散寒痛，寒滞疝痛酒调尝。

**少腹逐瘀汤**（《医林改错》）

活血祛瘀，理气止痛。血瘀内阻，腹痛如针刺，痛有定处，舌质紫暗，或有瘀斑，脉弦涩。

小茴香　干姜　延胡索　没药　当归　川芎　肉桂　赤芍　蒲黄　五灵脂

少腹逐瘀小茴香，玄胡没药芎归姜，
官桂赤芍蒲黄脂，经暗腹痛快煎尝。

**膈下逐瘀汤**（《医林改错》）

活血祛瘀，行气止痛。膈下瘀阻气滞，痞块疼痛，喜温拒按，舌质紫暗，或有瘀斑，脉弦涩。

五灵脂　当归　川芎　桃仁　丹皮　赤芍　乌药　元胡　甘草　香附　红花　枳壳

膈下逐瘀桃牡丹，赤芍乌药元胡甘，
芎归灵脂红花壳，香附开郁血亦安。

**手拈散**（《奇效良方》）

活血祛瘀，化湿行气。气滞血瘀，寒湿中阻，脘腹冷痛，大便不爽，舌质紫暗，苔白厚腻，脉濡细。

延胡索　五灵脂　没药　草果

手拈散用延胡索，灵脂没药加草果，
温寒理气热酒服，肝脾作痛可调和。

良附丸温中祛寒，行气止痛，加入食盐咸寒反佐，可缓和良姜、香附的燥性，兼有散结作用。正气天香散以紫苏、干姜、陈皮散寒驱邪以复正气，配合乌药、香附理气止痛。附子粳米汤治疗腹中阴寒，胃肠气机阻滞，附子藉粳米之力入胃肠温散凝滞寒气。乌头桂枝汤由桂枝汤加乌头五枚组成，乌头以蜜 2 斤，煎减半去滓，合桂枝汤再煎，与桂枝加附子汤回阳固表不同的是，乌头桂枝汤散寒止痛见长。其中乌头大辛大热，大力温散，陈寒痼冷、结聚痞块，非乌头悍烈不足以去其坚。不仅如此，在乌头的剂量上也是逐渐试探加量，直至极量瞑眩如醉状，得吐者为中病。为减乌头之毒，水煎复蜜煎，可谓不畏其险，不厌其烦，用心良苦。大黄附子汤中附子与细辛相配是仲景方中治疗寒邪伏于阴分的常用组合，与苦寒泻下之大黄同用，重在制约大黄寒性，以温下寒积，意在温阳通便。方中附子用至 3 枚，用量远比麻黄细辛附子汤大，此中轻重，大有深意。天台乌药散首见于《圣济总录·诸疝门》，配伍特点集众多辛温行气疏肝，散寒通滞之品于一方，重在散寒止痛。乌药以天台者为胜，气雄性温，故快气宣通，疏散凝滞，入肺而宣通，入脾而宽中，入肝理七情郁结，下通少阴肾经，散寒止痛。苦寒之川楝子与辛热之巴豆同炒，去巴豆而用川楝子，既可制其苦寒之性，又增其行气散结之力，导川楝子下行，又不欲巴豆直下之意，其为妙用。少腹逐瘀汤中配有温通下焦之小茴香、官桂、干姜，故温经止痛作用较强；膈下逐瘀汤中配有疏肝行气止痛药，故行气止痛作用较大。手拈散芳香燥烈，温散止痛之力较强。

### 实热——腹痛拘急　疼痛暴作　痛处有热感　或伴有便秘

**大承气汤**（《伤寒论》）

软坚润燥，泻热通腑。腑气不通，大便秘结，腹痛拒按，发热汗出。

大黄　芒硝　厚朴　枳实

大承气汤用硝黄，配伍枳朴泻力强，
痞满燥实四症见，峻下热结第一方。

**枳实导滞丸**（《内外伤辨惑论》）

消食导滞，理气止痛。湿热食积，脘腹胀痛拒按，嗳腐吞酸，厌食呕恶。

大黄　枳实　神曲　茯苓　黄芩　黄连　白术　泽泻

枳实导滞首大黄，芩连曲术茯苓襄，
泽泻蒸饼糊丸服，能疗湿热积食伤。

**保和丸**（《丹溪心法》）

消食化积，和胃止痛。食积停滞，脘腹胀

满疼痛，嗳腐吞酸，不欲饮食。

山楂　六神曲　半夏　茯苓　陈皮　连翘　莱菔子

保和神曲与山楂，陈翘莱菔苓半夏，
消食化滞和胃气，煎服亦可加麦芽。

**桃核承气汤**（《伤寒论》）

逐瘀泻热。下焦蓄血，少腹急结，小便自利，烦躁谵语，脉沉实而涩。

桃仁　大黄　桂枝　芒硝　炙甘草

桃核承气用硝黄，桂枝甘草合成方，
下焦蓄血急煎服，解除夜热烦如狂。

大承气汤为寒下剂，用于阳明腑实或热结旁流证，临床以痞、满、燥、实四症，及舌红苔黄，脉沉实为辨证要点。枳实导滞丸用于饮食伤滞，成积作痛，用之可通下积滞。保和丸见于《丹溪心法》，因食积常见积聚痞块，且易于化热，李杲认为连翘有散诸经血结气聚的作用。连翘所用，功在清热散结，且用其升浮宣透之力，以防消降太过，并且本品善理肝气，既能舒散肝气之郁，又能苦平肝气之胜，而使全方有升有降，有消有散，有温有凉，有化有导，呈现出一派活泼生机。桃核承气汤治疗瘀热互结下焦，因势利导，逐瘀泻热。桂枝辛甘温，通行血脉，既助桃仁活血祛瘀，又防硝、黄寒凉凝血之弊。

## 二、虚证

**虚证——久痛多虚　痛势绵绵　痛处不定　攻冲作痛　喜揉喜按**

**暖肝煎**（《景岳全书》）

温经散寒，行气止痛。肝脉寒滞，少腹拘急冷痛，畏寒喜暖，舌淡苔白，脉沉迟。

当归　枸杞子　小茴香　肉桂　乌药　沉香　茯苓　生姜

暖肝煎中茯杞归，茴沉乌药姜肉桂，
下焦虚寒疝气痛，温补肝肾此方推。

**乌梅丸**（《伤寒论》）

缓肝调中，清上温下。厥阴腹痛，下痢，躁烦呕吐，手足厥冷。

乌梅　黄连　黄柏　附子　干姜　桂枝　细辛　蜀椒　人参　当归

乌梅丸用细辛桂，黄连黄柏及当归，
人参椒姜加附子，清上温下又安蛔。

**痛泻要方**（《丹溪心法》）

调和肝脾，祛湿止泻。脾虚肝旺，肠鸣腹痛，大便泄泻，泻后痛缓，脉弦缓。

陈皮　白术　白芍　防风

痛泻要方用陈皮，术芍防风共成剂，
肠鸣泄泻腹又痛，治在泻肝与实脾。

**小建中汤**（《伤寒论》）

温中补虚，缓急止痛。中焦虚寒，腹痛绵绵，喜温喜按，形寒肢冷，乏力少气，舌质淡，苔薄白，脉沉细。

饴糖　桂枝　芍药　炙甘草　大枣　生姜

小建中汤芍药多，桂枝甘草姜枣合，
饴糖为君补中气，虚劳腹痛服之瘥。

**大建中汤**（《金匮要略》）

温中补虚，散寒止痛。中阳衰弱，阴寒内盛，脘腹剧痛，呕不能食，手足厥冷，舌质淡，苔白滑，脉沉伏而迟。

蜀椒　干姜　人参　饴糖

大建中汤建中阳，蜀椒干姜参饴糖，
阴盛阳虚腹冷痛，温补中焦止痛强。

**黄芪建中汤**（《金匮要略》）

温中补虚，缓急止痛。中焦虚寒，腹中拘急疼痛，喜温喜按，心悸少气懒言，舌淡苔白，脉细弦。

黄芪　桂枝　白芍　生姜　炙甘草　大枣　饴糖

黄芪建中治虚劳，桂姜草枣倍芍药，
饴糖温中并缓急，虚寒里急用之好。

**附子理中汤**（《三因极一病证方论》）

补虚回阳，温中散寒。脾肾阳虚，腹痛下

利，脉微肢冷。

人参　白术　炮姜　炮附子　炙甘草

理中丸主理中乡，甘草人参术干姜，
呕利腹痛阴寒盛，或加附子总扶阳。

**当归四逆汤**（《伤寒论》）

温经散寒，养血通脉。血虚寒厥，腹痛隐隐，手足厥寒，口不渴，舌淡苔白，脉沉细或细而欲绝。

当归　桂枝　芍药　细辛　通草　甘草　大枣

当归四逆用桂芍，细辛通草甘大枣，
养血温经通脉剂，血虚寒厥服之效。

暖肝煎补养、散寒、行气并重，用于无明显实邪而寒胜者，运用时也可视其虚、寒、气滞三者孰轻孰重，相应调整君臣药的配伍关系。乌梅丸是治疗厥阴病厥热胜复、寒热错杂证的主方，辛热、寒苦杂用，辛、甘、苦、酸合于一方。痛泻要方主症特点是痛必腹泻，泻后痛缓，情绪刺激或受凉为常见诱因。传统上认为痛泻病机属脾虚肝旺，肝疏泄过度导致痛泻，泻后肝气得平，复如常人，芍药平肝缓急，防风辛香舒肝醒脾。关于痛泻《素问·举痛论》："寒气客于小肠，小肠不得成聚，故后泄腹痛矣。"脾虚寒气客于小肠，寒主痛、主收引，进食辛辣刺激食物，寒热相激；或进食寒凉食物，两寒相感，会导致泄泻与腹痛出现，防风、陈皮有驱寒之意，亦合病机，故谓痛泻要方。方中防风兼有祛风胜湿、醒脾升阳的作用。小建中汤、大建中汤、黄芪建中汤均以温补中阳立法，均治中阳不足，脾胃虚寒。大建中汤补火助阳，散寒止痛，而小建中汤、黄芪建中汤补阳之力较逊，滋阴补阳，益气养阴，缓急止痛。建中，就是建立中焦脾胃之气。附子理中汤用于脾肾阳虚，为先天后天并补，附子之功在先天，理中之功在后天。当归四逆汤温阳与散寒并用，养血与通脉兼施，温而不燥，补而不滞。

## 第七节　泄泻

泄泻以排便次数增多，或粪质稀溏或完谷不化为主症的病证。

| | | |
|---|---|---|
| 实寒 | 藿香正气散 | 疏邪解表，化浊和中，寒湿或暑湿泄泻 |
| | 纯阳正气丸 | 长于温中散寒，除秽化湿，暑湿泄泻证 |
| 实热 | 葛根芩连汤 | 解表清里，升清止泻，治疗表里同病，协热下利 |
| | 新加香薷饮 | 解暑清热，利湿止泻，治疗暑热伤湿腹泻 |

续表

| | | |
|---|---|---|
| 实热 | 保和丸 | 消食导滞，和胃止痛，治疗食积化热腹泻 |
| 虚寒 | 参苓白术散 | 益气健脾，渗湿止泻，用于脾虚夹湿以虚为主的腹泻 |
| | 胃苓汤 | 健脾行气祛湿，治疗水谷不分，泄泻不止 |
| | 补中益气汤 | 健脾益气，升阳止泻，用于泄泻气陷 |
| | 痛泻要方 | 调和肝脾，祛湿止泻，治疗痛必腹泻 |
| | 生姜泻心汤 | 和胃消痞，宣散水气，治疗脾胃虚弱，水热互结证 |
| | 甘草泻心汤 | 和胃补中，降逆消痞，用于脾胃虚甚，寒热错杂证 |
| | 四神丸 | 温补固涩，用于命门火衰溏泻 |
| | 双补汤 | 健脾温肾，治疗阳虚久泻 |
| | 真人养脏汤 | 涩肠止泻固脱，温补脾肾，重用收涩药物 |
| | 桃花汤 | 温中涩肠止泻 |
| | 乌梅丸 | 缓肝调中，清上温下 |
| | 通脉四逆汤 | 回阳通脉，治疗阳虚厥逆，下利清谷 |
| | 防己黄芪汤 | 补气健脾，利水止泻，治疗水泻 |
| | 薏苡附子败酱散 | 健脾利湿，清热解毒 |
| 虚热 | 戊己丸 | 泻肝和胃 |
| | 地榆丸 | 清热除湿，涩肠止泻，用于湿热泄泻日久不愈 |

## 一、实证

**实寒——起病较急　病程较短　泄泻次数频多　泻下腹痛　痛势急迫拒按　泻后痛减**

**藿香正气散**（《太平惠民和剂局方》）

疏邪解表，化浊和中。寒湿直中胃肠，泻下溏薄，恶心呕吐，腹痛如绞，舌质淡，苔白腻。

大腹皮　白芷　紫苏　茯苓　半夏曲　白术　陈皮　厚朴　桔梗　藿香　甘草　生姜　大枣

藿香正气腹皮苏，陈皮甘桔厚朴术，
茯苓夏曲姜枣芷，风寒暑湿并能除。

**纯阳正气丸**（《北京市中药成方选集》）

温中散寒，理气化湿。暑湿泄泻证，泄泻腹痛，四肢乏力，舌苔腻，脉濡数。

藿香　苍术　白术　丁香　青木香　茯苓　肉桂　半夏　陈皮　花椒叶　红灵丹（朱砂、麝香、银硝、硝石、雄黄、硼砂、冰片）

纯阳正气用藿香，二术丁香青木香，
苓桂夏陈花椒叶，再益红灵丹组方。

藿香正气散治外感风寒，内伤湿滞证，是夏季之良方。藿香芳香避秽，外能散风寒，内能化浊和中，祛除四时不正之气，故曰正气散。纯阳正气丸更是加入丁香、肉桂、花椒叶扶助正气，又加入红灵丹解毒化痧，用于感冒伤风、伤暑痧胀、中恶中毒、牙痛惊风、五疳诸积、霍乱瘟疫、痈疽疔毒疮疖、蜂螫虫咬等症，但是红灵丹多外用，内服不宜过量，避免中毒，同时青木香含有马兜铃酸成分，有肾毒性，可用广木香替代。

### 实热——大便色黄褐而臭　泻下急迫　肛门灼热

**葛根芩连汤**（《伤寒论》）

解表清里，升清止泻。胃肠湿热，表邪未解，泻下急迫，肛门灼热，口渴。

葛根　黄芩　黄连　炙甘草

葛根黄芩黄连汤，甘草四般治二阳，
解表清里兼和胃，喘汗下利保安康。

**新加香薷饮**（《温病条辨》）

解暑清热，利湿止泻。伤湿腹泻，发热头重，烦渴自汗，小便短赤，脉濡数。

香薷　银花　鲜扁豆花　厚朴　连翘

新加香薷朴银翘，扁豆鲜花一齐熬，
暑湿口渴汗不出，清热化湿又解表。

**保和丸**（《丹溪心法》）

消食导滞，和胃止痛。食积停滞，泻下大

便臭如败卵，腹胀嗳腐。

山楂　六神曲　半夏　茯苓　陈皮　连翘　莱菔子

保和神曲与山楂，陈翘莱菔苓半夏，
消食化滞和胃气，煎服亦可加麦芽。

葛根芩连汤表里双解，葛根解肌清热，养阴滋脾，护肠止泻，内外上下兼顾。新加香薷饮辛温与辛凉相合，适用于暑夹湿邪之证。保和丸用于食积腹泻，全方消食化积、导滞清热，食滞去而腑气通畅，是通因通用之法。方中使用连翘，因食积易于化热，《医方集解》中所谓“积久必郁为热”，功在清热散结，且用其升浮宣透之力，且有苦降作用。原方本无麦芽，食积时若以实证为主，用之有腹胀、烧心之虞。

## 二、虚证

**虚寒——病程较长　泄泻呈间歇性发作　大便清稀　或完谷不化者　腹痛不甚　喜温喜按　神疲肢冷**

**参苓白术散**（《太平惠民和剂局方》）

益气健脾，渗湿止泻。脾虚夹湿，大便溏烂，神疲倦怠，舌淡苔白腻，脉虚缓。

莲子　薏苡仁　砂仁　桔梗　白扁豆　茯苓　人参　甘草　白术　山药

参苓白术四君底，山药扁豆加薏苡，
桔梗砂仁莲子肉，脾虚湿盛此方理。

**胃苓汤**（《丹溪心法》）

健脾行气祛湿。湿邪偏重，腹满肠鸣，泻下如水，小便不利。

苍术　陈皮　厚朴　炙甘草　泽泻　猪苓　赤茯苓　白术　肉桂　生姜　大枣

胃苓君药苍白术，厚朴陈草姜枣煮，
官桂泽泻猪茯苓，寒湿痢疾后重除。

**补中益气汤**（《脾胃论》）

健脾益气，升阳止泻。脾胃虚弱，久泻不止，少气乏力，或兼有脱肛。

黄芪　炙甘草　人参　当归　陈皮　升麻　柴胡　白术

补中益气芪参术，升麻柴草归陈助，
清阳下陷能升举，气虚发热甘温除。

**痛泻要方**（《丹溪心法》）

调和肝脾，祛湿止泻。脾虚肝旺，肠鸣腹痛，大便泄泻，泻后痛缓，脉弦缓。

陈皮　白术　白芍　防风

痛泻要方用陈皮，术芍防风共成剂，
肠鸣泄泻腹又痛，治在泻肝与实脾。

**生姜泻心汤**（《伤寒论》）

和胃消痞，宣散水气。水热互结，腹中雷鸣下利，心下痞硬，干噫食臭。

生姜　甘草　人参　干姜　黄芩　半夏　黄连　大枣

生姜泻心是良方，胃中不和痞为殃，
噫气下利芩连草，参枣半夏与二姜。

**甘草泻心汤**（《伤寒论》）

和胃补中，降逆消痞。胃气虚弱，下利日数十行，谷不化，腹中雷鸣，心下痞硬而满，干呕，心烦不得安。

甘草　黄芩　人参　干姜　黄连　大枣　半夏

甘草泻心用芩连，干姜半夏参枣全，
心下痞硬下利甚，更治狐惑心热烦。

**四神丸**（《内科摘要》）

温肾暖脾，固涩止泻。命门火衰，黎明前脐腹作痛，肠鸣即泻，完谷不化，形寒肢冷，腰膝酸软。

补骨脂　肉豆蔻　吴茱萸　五味子　生姜　大枣

四神骨脂与吴萸，肉蔻五味四般齐，
大枣生姜同煎合，五更肾泻最相宜。

**双补汤**（《温病条辨》）

健脾温肾，涩肠止泻。脾肾阳虚，久泻久痢，神疲倦怠，不思饮食，舌苔淡白，脉沉细弱。

人参　山药　茯苓　莲子　芡实　补骨脂　肉苁蓉　山萸肉　五味子　巴戟天　菟丝子　覆盆子

温病条辨双补汤，人山茯蓉萸芡实，
莲子菟丝覆盆子，巴戟天味补骨脂。

**真人养脏汤**（《太平惠民和剂局方》）

涩肠固脱，温补脾肾。脾肾虚寒，泻下无度，滑脱不禁，甚至脱肛坠下，脐腹疼痛，喜温喜按，倦怠食少，舌淡苔白，脉迟细或浮大。

人参　当归　白术　肉豆蔻　肉桂　甘草　白芍药　木香　诃子　罂粟壳

真人养脏诃粟壳，肉蔻当归桂木香，
术芍参甘为涩剂，脱肛久痢早煎尝。

**桃花汤**（《伤寒论》）

温中涩肠止泻。脾肾寒湿，腹泻日久不愈，便脓血，色暗不鲜，腹痛喜温喜按，小便不利，舌淡苔白，脉迟弱或微细。

赤石脂　干姜　粳米

桃花汤中赤石脂，干姜粳米共用之，
虚寒下痢便脓血，温涩止痢最宜施。

**乌梅丸**（《伤寒论》）

缓肝调中，清上温下。厥阴腹痛，腹泻，大便夹有黏冻，手足厥冷。

乌梅　黄连　黄柏　附子　干姜　肉桂　细辛　蜀椒　人参　当归

乌梅丸用细辛桂，黄连黄柏及当归，
人参椒姜加附子，清上温下又安蛔。

**通脉四逆汤**（《伤寒论》）

回阳通脉。少阴病，下利清谷，里寒外热，手足厥逆，脉微欲绝，身反不恶寒，面色赤，或利止，脉沉。

炙甘草　附子　干姜

一枚生附草姜三，招纳亡阳此指南，
外热里寒面赤厥，脉微通脉法中探。

**防己黄芪汤**（《金匮要略》）

补气健脾，利水止泻。脾胃气虚，水走肠间，肠鸣辘辘，大便溏泄，或呕吐稀涎，自汗恶风，小便不利，舌淡苔白，脉濡。

防己　黄芪　甘草　白术　大枣　生姜

金匮防己黄芪汤，白术甘草枣生姜，
益气祛风又行水，表虚风水风湿康。

**薏苡附子败酱散**（《金匮要略》）

健脾温阳，利湿解毒。湿毒内蕴，脾肾不足，大便溏泄或软烂，腹痛隐隐，舌淡红，苔白腻，脉沉。

薏苡仁　附子　败酱草

薏苡附子败酱散，十分二分五分判，
肠痈脓成排解完，腹皮虽急按之软。

## 虚热——泄泻日久不愈　或有白冻　腹部灼热

**戊己丸**（《太平惠民和剂局方》）

泻肝和胃。肝火犯胃，肝胃不和，腹痛泄泻，胃脘灼热疼痛，口苦嘈杂、呕吐吞酸，舌红苔薄黄，脉弦滑。

黄连　吴茱萸　白芍

左金黄连与吴萸，胁痛吞酸悉能医，
再加芍药名戊己，专治泄痢痛在脐。

**地榆丸**（《普济方》）

清热除湿，涩肠止泻。泄泻日久不愈，腹痛下坠，口干口渴，舌红少苔，脉细。

地榆　当归　阿胶　黄连　诃子肉　木香　乌梅肉

地榆丸内有当归，黄连阿胶与乌梅，
诃子木香涩肠脱，凉血止血泻痢回。

参苓白术散健脾补气，化湿止泻，药性平和，温而不燥，补而不峻，明代龚信《古今医鉴》所载参苓白术散，较本方多一味陈皮，可用于痰湿偏盛者。胃苓汤由五苓散与平胃散相合而成，用于治疗水谷不分，泄泻不止。补中益气汤健脾益气、升阳散火，服药法是先加工成粗粉，然后煎煮，去渣服用，故而剂量较小。痛泻要方主症特点是痛必腹泻，泻后痛缓，病机属脾虚肝旺，或寒气、风邪客于小肠导致痛泻，泻后气机得平，复如常人。芍药平肝缓急，防风辛香舒肝醒脾，兼祛风胜湿升阳作用，防风、陈皮有驱寒之意。半夏泻心汤、生姜泻心汤、甘草泻心汤组成相似，三者症状都有痞、肠鸣，后两者则都有腹中雷鸣、下利。生姜泻心汤证脾胃虚弱、水热互结；甘草泻心汤证胃气虚弱更加明显，邪气寒热错杂，故而下利更加严重。五更肝木当令，阳气升发之际，正气得充，有力与邪相争，驱邪外达，出现腹痛肠鸣泄泻，泻后即安。四神丸具有补肝温肾健脾，涩肠止泻之功效，是五更溏泻主方，盖因其组方主要药味有四味，且治五更泄泻速效如神而得名。真人养脏汤病虽以脾肾虚寒为本，但已至滑脱失禁，非固涩则泻不能止，治当涩肠固脱治标为主，温补脾肾治本为辅，体现“急则治标”，“滑者涩之”之法，同时温补脾肾、调气和血以治本。桃花汤与真人养脏汤均能涩肠止泻，主治虚寒腹泻，但本方重在涩肠止血，主治中焦虚寒为主的下利脓血。乌梅丸主久利，寒热杂用，补泻同施，酸能收能敛，苦能泄能降，辛能通能行，甘可缓可补，故能温脏散寒、涩肠止泻、补虚和胃。通脉四逆汤是在四逆汤的基础上加重姜，附的用量，意在回阳复脉，用于阴盛格阳，真阳欲脱，可见下里寒、外上热。戊己丸由左金丸加芍药而成，之所以称为戊己丸，是因为中医理论中脾胃按五行划分属土，而天干当中，“戊己”也是属土，所以古人用了这个称呼，也就是治疗脾胃病的药。方中重用黄连，直折肝火、胃火，火降则其气自降，白芍和里缓急止痛，少佐辛热疏利之吴茱萸取其下气之用，可助黄连和胃降逆，其性辛热，开郁力强，且又能制黄连之苦寒。防己黄芪汤健脾利水，利小便而实大便。地榆丸清热滋阴养血，方中阿胶、诃子、乌梅均有将强的收涩固摄作用。

## 第八节　痢疾

痢疾是以大便次数增多，腹痛，里急后重，痢下赤白黏冻为主症的肠道传染病。

| | | |
|---|---|---|
| 实寒 | 不换金正气散 | 温中燥湿，治疗寒湿客肠下痢 |
| | 藿香正气散 | 祛暑散寒，化湿止痢，伤于湿滞兼有表证 |

续表

| | | |
|---|---|---|
| 实热 | 芍药汤 | 泻下湿热蕴结 |
| | 枳实导滞丸 | 消食导滞泻热，用于食积化热下痢 |
| | 葛根芩连汤 | 表里双解 |
| | 白头翁汤 | 清热解毒凉血力量强，用于热毒下痢鲜紫脓血 |
| | 香连丸 | 清热燥湿，行气止痛 |
| | 木香槟榔丸 | 有较强的行气攻积之力，适于正邪俱实 |
| 虚寒 | 真人养脏汤 | 温补脾肾，益气固脱，补益之力较强 |
| | 桃花汤 | 温中散寒，涩肠止痢 |
| | 连理汤 | 温中健脾兼有清热化湿之功 |
| | 温脾汤 | 温中泻下，攻补兼施 |
| | 乌梅丸 | 缓肝调中，清上温下，用于寒热虚实错杂之下痢 |
| 虚热 | 黄连阿胶汤 | 滋阴养血，清肠化湿，用于阴虚湿热痢 |
| | 驻车丸 | 清热养阴，温中止痢 |
| | 清流饮 | 用于虚热下痢 |
| | 人参乌梅汤 | 益气养阴，用于久痢气阴两伤证 |

## 一、实证

### 实寒——里急后重便后减轻　白多赤少　腹痛拒按

**不换金正气散**（《太平惠民和剂局方》）

温中燥湿，调气和血。寒湿客肠，腹痛拘急，痢下赤白黏冻，白多赤少，或为纯白冻，里急后重，口淡乏味，脘胀腹满，头身困重，舌质或淡，舌苔白腻，脉濡缓。

藿香　苍术　半夏　厚朴　陈皮　甘草

平胃苍术湿浊克，陈皮川朴草须锉，
藿香半夏不换金，柴平胃苓从此扩。

**藿香正气散**（《太平惠民和剂局方》）

祛暑散寒，化湿止痢。外感风寒，内伤湿滞，腹痛拘急，痢下赤白黏冻，白多赤少，恶心呕吐，肠鸣泄泻，舌苔白腻。

大腹皮　白芷　紫苏　茯苓　半夏曲　白术　陈皮　厚朴　桔梗　藿香　甘草　生姜　大枣

藿香正气腹皮苏，陈皮甘桔厚朴术，
茯苓夏曲姜枣芷，风寒暑湿并能除。

不换金正气散温中燥湿、散寒和胃；藿香正气散治外感风寒，内伤湿滞证，是夏季之良方。藿香芳香避秽，外能散风寒，内能化浊和中。两方组成接近，均能祛除四时不正之气，故曰正气散。

**实热——大便脓血鲜红　浓厚黏稠腥臭　腹痛　里急后重感明显　口渴喜冷　口臭　小便黄或短赤　舌红苔黄腻　脉滑数**

**芍药汤**（《素问病机气宜保命集》）

清肠化湿，调气和血。湿热蕴结，腹部疼痛，里急后重，痢下赤白脓血，黏稠如胶冻，腥臭，肛门灼热，小便短赤，舌苔黄腻，脉滑数。

芍药　槟榔　大黄　黄芩　黄连　当归　官桂　甘草　木香

芍药汤内用槟黄，芩连归桂甘草香，
重在调气兼行血，里急便脓自然康。

**枳实导滞丸**（《内外伤辨惑论》）

消食导滞，泻热止痢。食积化热，痢下不爽，腹痛拒按，小便短赤，舌苔黄腻，脉沉有力。

大黄　枳实　神曲　茯苓　黄芩　黄连　白术　泽泻

枳实导滞首大黄，芩连曲术茯苓襄，
泽泻蒸饼糊丸服，能疗湿热积食伤。

**葛根芩连汤**（《伤寒论》）

解表清里，升清止泻。胃肠湿热，表邪未解，泻下急迫，肛门灼热，口渴。

葛根　黄芩　黄连　炙甘草

葛根黄芩黄连汤，甘草四般治二阳，
解表清里兼和胃，喘汗下利保安康。

**白头翁汤**（《伤寒论》）

清热解毒，凉血除积。疫邪热毒，痢下鲜紫脓血，腹痛剧烈，后重感特著，壮热口渴，头痛烦躁，恶心呕吐，甚者神昏惊厥，舌质红绛，舌苔黄燥，脉滑数或微欲绝。

白头翁　黄连　黄柏　秦皮

白头翁汤治热痢，黄连黄柏与秦皮，
若加阿胶与甘草，产后虚痢称良剂。

**香连丸**（《太平惠民和剂局方》）

清热燥湿，行气化滞。湿热痢疾，脓血相兼，腹痛，里急后重。

黄连　吴茱萸　木香

木香黄连治热痢，症见腹痛又里急，
黄连同炒吴茱萸，醋糊为丸米饮宜。

**木香槟榔丸**（《儒门事亲》）

行气导滞，攻积泻热。积滞内停，湿蕴生热，脘腹痞满胀痛，赤白痢疾，里急后重，或大便秘结，舌苔黄腻，脉沉实。

木香　槟榔　青皮　陈皮　莪术　黄连　黄柏　大黄　香附　牵牛

木香槟榔青陈皮，黄柏黄连莪术齐，
大黄黑丑兼香附，泻痢后重热滞宜。

芍药汤重用白芍，配伍槟榔、大黄行血调气、导下积滞，同时并用清热燥湿，寓有“通因通用”之法，反佐肉桂防止苦寒伤中和冰伏湿热之邪，也能配归、芍以行气血。枳实导滞丸用于饮食伤滞，湿热、疫毒结于肠腑，通因通用，又以白术补土而固中，同时丸剂也能顾护胃气。葛根芩连汤表里双解，葛根外解表邪，升清止泻，滋阴护肠，芩、连燥湿解毒，全方内外上下兼顾。白头翁汤主治湿热蕴结，热毒入血之血痢。香连丸中黄连苦寒，可燥湿解毒，用吴茱萸同炒佐治苦寒，且能配合木香行气导滞、通利三焦，用于寒热合邪痢疾。木香槟榔丸以行气导滞为主，配以清热、攻下、活血之品，共奏行气导滞、攻积泻热之功。大黄、牵牛攻积导滞，泻热通便；莪术祛瘀止痛，并有消食化积之功，全方集行气、破气、下气于一方，有较强的行气攻积之力。

## 二、虚证

**虚寒——赤白清稀无臭　腹痛喜按　里急后重感不明显　形寒面白肢冷　舌淡苔白　脉沉细**

**真人养脏汤**（《太平惠民和剂局方》）

涩肠固脱，温补脾肾。脾肾虚寒，泻痢无度，滑脱不禁，甚至脱肛坠下，脐腹疼痛，喜温喜按，倦怠食少，舌淡苔白，脉迟细。

人参　当归　白术　肉豆蔻　肉桂　甘草　白芍药　木香　诃子　罂粟壳

真人养脏诃粟壳，肉蔻当归桂木香，
术芍参甘为涩剂，脱肛久痢早煎尝。

**桃花汤**（《伤寒论》）

温中涩肠止痢。虚寒血痢，下痢日久不愈，便脓血，色暗不鲜，腹痛喜温喜按，小便不利，舌淡苔白，脉迟弱或微细。

赤石脂　干姜　粳米

桃花汤中赤石脂，干姜粳米共用之，
虚寒下痢便脓血，温涩止痢最宜施。

**连理汤**（《秘传证治要诀及类方》）

温中清肠，调气化滞。下痢日久，正虚邪恋，倦怠食少，遇劳而发，夹有赤白黏冻，腹胀食少，倦怠嗜卧，舌质淡苔腻，脉濡软或虚数。

黄连　人参　白术　干姜　炙甘草　茯苓

连理汤用理中方，参术苓草连干姜，

利湿解毒培中州，气虚湿热口糜安。

**温脾汤**（《备急千金要方》）

温中散寒，消积导滞。阳虚寒积，下痢白冻，遇寒即发，倦怠少食，舌淡苔白，脉沉。

附子　大黄　芒硝　当归　干姜　人参　甘草

温脾附子与干姜，人参归草硝大黄，

寒热并进补兼泻，温通寒积振脾阳。

**乌梅丸**（《伤寒论》）

缓肝调中，清上温下。寒热错杂，下痢时作，大便稀溏，心中烦热，饥不欲食，四肢不温。

乌梅　黄连　黄柏　附子　干姜　桂枝　细辛　蜀椒　人参　当归

乌梅丸用细辛桂，黄连黄柏及当归，

人参椒姜加附子，清上温下又安蛔。

真人养脏汤涩肠固脱，温补脾肾，调和气血。病虽以脾肾虚寒为本，但已至滑脱失禁，非固涩则泻痢不能止，用“急则治标”，“滑者涩之”之法，同时治本。桃花汤与真人养脏汤均能涩肠止痢，主治虚寒下痢，但本方重在涩肠止血，主治中焦虚寒为主的下痢脓血。连理汤是理中汤加黄连、茯苓而成，温中散寒，燥湿解毒，寒热并用，补泻同施。温脾汤中姜附温通、硝黄泻下、参归草补益，三法兼备，通因通用，寒积去正气复。乌梅丸主久利，寒热杂用，补泻同施，酸能收能敛，苦能泄能降，辛能通能行，甘可缓可补，故而温脏散寒、涩肠止泻、补虚和胃。

**虚热——久痢时轻时重　腹痛绵绵　痛而喜按　便后里急后重不减　赤多白少**

**黄连阿胶汤**（《伤寒论》）

养阴和营，清肠化湿。阴虚湿热，痢下赤白，日久不愈，脓血黏稠，或下鲜血，脐下灼痛，虚坐努责，食少，心烦口干，至夜转剧，舌红绛少津，苔少或花剥，脉细数。

黄连　黄芩　芍药　阿胶　鸡子黄

四两黄连三两胶，二枚鸡子取黄敲，
黄芩白芍心烦治，更治难眠睫不交。

**驻车丸**（《千金要方》）

清热养阴，温中止痢。久痢伤阴，便血，或有滑脱不禁，或泻下不畅，舌红少苔，脉细数。

黄连　干姜　当归　阿胶

驻车丸中有黄连，阿胶当归干姜全，
虚坐怒责阴虚痢，清肠温脾力能堪。

**清流饮**（《景岳全书》）

滋阴清热，调气和血。阴虚夹热泻痢，或发热，或喜冷，或下纯红鲜血，或小便痛赤。

生地　芍药　茯苓　泽泻　当归　甘草　黄芩　黄连　枳壳

清流饮医虚热痢，芩连泽苓芍生地，
归草枳壳和气血，后重无忧消里急。

**人参乌梅汤**（《温病条辨》）

酸甘化阴，健脾止痢。久痢伤阴，口渴舌干，微热微咳。

人参　乌梅　莲子　甘草　木瓜　山药

人参乌梅怀山药，木瓜莲肉炙甘草，
气阴两伤因泻迫，酸甘并用补中焦。

《丹溪心法》有云："血痢久不愈者属阴虚"，黄连阿胶汤滋阴养血、清热解毒，常与驻车丸合用，治疗热毒入营血，久痢便血。阿胶有固涩止血的作用，不仅可用于崩漏、吐衄，也可用于下痢便血。清流饮清热燥湿解毒，滋阴凉血，茯苓、泽泻利水湿别清浊，可用于阴虚夹热泻痢。人参乌梅汤属酸甘化阴之方，用于久痢气阴两伤证。

# 第九节　便秘

便秘为排便周期延长，或排出不畅艰难的病证。

| | | |
|---|---|---|
| 实寒 | 温脾汤 | 温下冷积，用于阳虚寒积便秘 |
| | 六磨汤 | 温中破气通便 |
| 实热 | 麻子仁丸 | 润肠泻热，行气通便 |
| | 大承气汤 | 峻下热结，用于阳明腑实，痞满燥实 |
| | 小承气汤 | 痞、满、实而燥不明显之阳明热结轻证 |
| | 调胃承气汤 | 阳明燥热内结，有燥、实而无痞、满之证 |
| | 泻黄散 | 泻脾胃伏火，用于脾燥肠热便秘 |
| | 更衣丸 | 肝火肠热便秘 |
| 虚寒 | 半硫丸 | 温肾通阳，祛寒散结，治疗年高冷秘 |
| | 黄芪汤 | 长于补气润肠通便 |
| | 补中益气汤 | 益气升阳而降浊 |
| | 济川煎 | 温肾益精，润肠通便，补中有泻，降中有升 |
| | 升阳除湿防风汤 | 适于脾胃虚弱，阳气下陷，大便先干后稀 |
| | 麻黄白术汤 | 通利三焦，升清降浊 |
| | 搜风顺气丸 | 肠风便秘 |
| | 厚朴七物汤 | 表里双解剂，主治太阳中风证与阳明热证相兼 |

续表

| | | |
|---|---|---|
| 虚热 | 黄龙汤 | 治热结旁流而兼气血两虚证 |
| | 增液承气汤 | 滋阴增液，泻热通便，治疗热结阴亏，肠燥便秘 |
| | 润肠丸 | 润燥和血疏风，可用于风秘、血秘便秘 |
| | 五仁丸 | 润燥降肺气通利大肠 |
| | 增液汤 | 滋阴润肠通便 |
| | 枳实导滞丸 | 湿热食积便秘 |
| | 扶桑丸 | 清补肝肾、润肠 |

## 一、实证

**实寒——腹胀坚满　排出艰难　大便干结臭秽不明显**

**温脾汤**（《备急千金要方》）

攻下冷积，温补脾阳。阳虚寒积，便秘，腹痛绞痛，手足不温，苔白不渴。

附子　大黄　芒硝　当归　干姜　人参　甘草

温脾附子与干姜，人参归草硝大黄，
寒热并进补兼泻，温通寒积振脾阳。

**六磨汤**（《世医得效方》）

破气宽中通便。气滞腹痛，大便干结，腹部胀满，两胁作痛，矢气频频，舌淡红，脉沉弦。

木香　乌药　沉香　大黄　槟榔　枳实

六磨乌药与大黄，沉香木香枳槟榔，
便秘气结可导滞，胸胁痞满效力强。

温脾汤中姜附温通、硝黄泻下、参归草补益，三法兼备，往往复杂病机需要多管齐下。六磨汤主治气秘，磨是一种剂型方式，方中木香、乌药、沉香、槟榔芳香行气，但是质坚不易煎煮，久煎又易挥发，故先磨后煎。

### 实热——大便干结臭秽　腹痛拒按　苔燥脉实

**麻子仁丸**（《伤寒论》）

润肠泻热，行气通便。肠胃燥热，津液不足，大便干结，腹胀腹痛，口干口臭，小便短赤，舌红，苔黄燥，脉滑数。

麻子仁　枳实　厚朴　大黄　杏仁　芍药

麻子仁丸治脾约，枳朴大黄麻杏芍，
胃燥津枯便难解，肠润泻热诸症却。

**大承气汤**（《伤寒论》）

峻下热结。阳明腑实，大便不通，脘腹痞满，腹痛拒按，按之则硬，舌苔黄燥起刺，或焦黑燥裂，脉沉实；热结旁流证，下利清谷，色纯青，其气臭秽，脐腹疼痛，按之坚硬有块，口舌干燥，脉滑实。

大黄　芒硝　厚朴　枳实

大承气汤用硝黄，配伍枳朴泻力强，

痞满燥实四症见，峻下热结第一方。

**小承气汤**（《伤寒论》）

清下热结，除满消痞。伤寒阳明腑实证，谵语潮热，大便秘结，胸腹痞满，舌苔黄，脉滑数。

大黄　厚朴　枳实

小承气汤朴枳黄，便硬谵语腹胀详，

识得燥结分轻重，脉滑不紧用此方。

**调胃承气汤**（《伤寒论》）

缓下热结。阳明病胃肠燥热，大便不通，口渴心烦，蒸蒸发热，或腹中胀满，或为谵语，舌苔正黄，脉滑数。

大黄　芒硝　甘草

调胃承气硝黄草，缓下热结用之效，

便秘口渴急煎尝，宿滞癥瘕亦可消。

**泻黄散**（《小儿药证直诀》）

泻脾胃伏火。脾胃伏火，脾燥肠热，大便干结，口疮口臭，烦渴易饥，口燥唇干，舌红脉数。

藿香　栀子　石膏　甘草　防风

泻黄甘草与防风，石膏栀子藿香充，

炒香蜜酒调和服，胃热口疮并见功。

**更衣丸**（《先醒斋医学广笔记》）

泻火，通便，安神。肝火上炎，肠热便秘，目赤易怒，口干苦，舌红苔黄，脉弦。

朱砂　芦荟

更衣丸治大便难，芦荟朱砂滴酒丸，
肝经火旺肠道结，泻热通幽仗苦寒。

麻子仁丸治疗胃热脾燥之便秘，以益阴增液为主，润肠通便，具有下不伤正、润而不腻、攻润相合的特点。大承气汤中硝、黄并用，大黄后下，且加枳、朴，故攻下之力颇峻，为“峻下剂”，主治痞、满、燥、实四症俱全之阳明热结重证；去芒硝为小承气汤，且大黄同煎，枳、朴用量亦减，故攻下之力较轻，称为“轻下剂”，主治痞、满、实而燥不明显之阳明热结轻证；调胃承气汤不用枳、朴，虽后纳芒硝，但大黄与甘草同煎，故泻下之力较前二方缓和，称为“缓下剂”，主治阳明燥热内结，有燥、实而无痞、满之证。泻黄散清泻与升发并用，泻脾胃伏火，藿香、防风辛温有散郁火而兼顾振复脾胃气机之用，温凉互佐则温不至于升火，寒不至于伤脾。伏火已伤津液，故选用风药中润剂之防风，而石膏甘寒，可泻火止渴。本方为便于小儿服用，用石膏、栀子而不选用黄连。原方泻脾经之热，故名“泻黄散”。更衣丸主治肠结便秘之证，方中朱砂性寒，有重坠下达之功；芦荟味苦，有润肠泻下之效。两药相伍为用，可使胃关开启，肠胃积热所致之秘结霍然而除。“更衣”是古时称大、小便的委婉说法。

## 二、虚证

**虚寒——腹部痞满　坚满疼痛不明显　排出不畅　大便干结臭秽不明显**

**半硫丸**（《太平惠民和剂局方》）

温肾通阳，祛寒散结。心腹一切痃癖冷气，及年高风秘、冷秘或泄泻，腹部喜温喜按，恶饮冷，大便不畅，无力排便，舌淡苔白，脉沉滑。

半夏　硫黄　生姜

半硫丸方医痃癖，久泻便秘因冷寒，
硫黄半夏为细末，姜汁同煎饼为丸。

**黄芪汤**（《金匮翼》）

补益脾肺，润肠通便。大便不干，但排便困难，肢倦懒言，舌淡苔白，脉弱。

黄芪　麻仁　白蜜　陈皮

黄芪汤出金匮翼，白蜜麻仁加陈皮，
益气滋阴扶正气，气阴两亏便秘启。

**补中益气汤**（《脾胃论》）

健脾益气，升举清阳。脾胃虚弱，排便困难，腹部坠胀，少气乏力。

黄芪　炙甘草　人参　当归　陈皮　升麻　柴胡　白术

补中益气芪参术，升麻柴草归陈助，
清阳下陷能升举，气虚发热甘温除。

**济川煎**（《景岳全书》）

温补肾阳，润肠通便。肾阳虚弱，精津不足证，大便秘结，小便清长，腰膝酸软，舌淡苔白，脉沉迟。

当归　牛膝　肉苁蓉　泽泻　升麻　枳壳

济川归膝肉苁蓉，泽泻升麻枳壳从，
肾虚津亏肠中燥，寓通于补法堪宗。

**升阳除湿防风汤**（《脾胃论》）

升举阳气，升清降浊。脾胃虚弱，阳气下陷，大便闭塞，或里急后重，数至圊而不能便，大便先干后稀。

苍术　防风　茯苓　白术　白芍

升阳除湿防风汤，白术白芍茯苓防，
脾胃虚弱阳气陷，重用苍术去腹胀。

**麻黄白术汤**（《兰室秘藏》）

通利三焦，升清降浊。大便不通，小便黄赤，浑身肿，身重肢软，躁热振寒。

青皮　黄连　黄柏　橘红　炙甘草　升麻　黄芪　人参　桂枝　白术　厚朴　柴胡　苍术　猪苓　吴茱萸　茯苓　泽泻　白豆蔻　炒曲　麻黄　杏仁

麻黄白术苍朴橘，升柴芪参桂吴萸，
二苓泽杏连柏草，升清降浊蔻青曲。

**搜风顺气丸**（《寿世保元》）

搜风顺气，润肠通便。风秘气秘，中风偏瘫，便溺阻隔，遍身虚痒，脉浮数。

大黄　火麻仁　郁李仁　枳壳　山茱萸　车前子　槟榔　山药　怀牛膝　菟丝子　独活

搜风顺气黄麻郁，山药山萸车前膝，
菟丝独活槟榔枳，肠风便秘顽癖宜。

**厚朴七物汤**（《金匮要略》）

行气通便，解肌发表。外感表证未罢，里实已成，腹满，大便不通，发热，脉浮而数。

厚朴　甘草　大黄　大枣　枳实　桂枝　生姜

厚朴七物表里方，桂枳姜枣草大黄，
解表散邪和肠胃，临证加减在变通。

半硫丸主治命火衰微，胃浊不降而致便秘，以半夏和胃而通阴阳，硫黄益火消阴，润肠滑便。黄芪汤补益脾肺，润肠通便，用于气虚性便秘，标本同治，气虚不宜行气破气，故方中陈皮理气。补中益气汤补中升阳，能恢复脾胃运化功能。现代研究表明，它对肠管运动具有双向调节作用。若元气已虚，下焦胀闭，既不可泻而通又不宜缓者，可用济川煎主之。济，相助也，益也；川，一作水之所聚，此处指肾和后阴，顾名思义，本方旨在温肾益精，润肠通便，补中有泻，降中有升，寓通于补之中、寄降于升之内，对年老肾虚而大便秘结者，颇为适用。升阳除湿防风汤治疗湿阻便秘，从脾胃升降论治，脾胃气足则运化传导恢复。麻黄白术汤出自《兰室秘藏》卷下大便结燥门，但全方无通便之药，盖便秘因表里俱伤，风火湿热郁阻，阳气抑不得升，故所用表里寒热补泻之药俱备，通利三焦，清阳升则浊阴自降。方中皆气药而无血药，与五积不同。老年便秘困扰临床，虽言不外虚实，然补虚常有不应，攻下又非长久之计，东垣脾胃理论确实是便秘治疗的独到境界。搜风顺气丸方中大黄酒浸，九蒸九晒，使泻下力缓，活血降浊力强，全方具有补肾润肠、通腑泻浊、祛风化湿之效，使三焦气机通畅，肝肾精血充足，风火痰瘀无以产生，而保周身气血平和。厚朴七物汤证属太阳阳明合病，故以桂枝汤与小承气汤化裁相合，中间裁去白芍之酸收，不致引邪入犯营血。

**虚热——腹部痞满　坚满疼痛不明显　排出不畅　大便干结　臭秽不明显**

**黄龙汤**（《伤寒六书》）

攻下热结，益气养血。气血不足，阳明腑实，自利清水，色纯青，或大便秘结，脘腹胀满，腹痛拒按，身热口渴，神倦少气，谵语甚或循衣撮空，神昏肢厥，舌苔焦黄或焦黑，脉虚。

大黄　芒硝　枳实　厚朴　甘草　人参　当归　生姜　大枣　桔梗

黄龙汤枳朴硝黄，参归甘桔枣生姜，
阳明腑实气血弱，攻补兼施效力强。

**增液承气汤**（《温病条辨》）

滋阴增液，泻热通便。热结阴亏，燥屎不行，下之不通，脘腹胀满，口干唇燥，舌红苔黄，脉细数。

玄参　麦冬　生地　大黄　芒硝

增液承气玄地冬，更加硝黄力量雄，
温病阴亏实热结，养阴泻热肠道通。

**润肠丸**（《脾胃论》）

养血滋阴，润肠通便。阴血不足，大肠失于濡润，大便干结，腹满或胀，口干唇燥，舌红苔干，脉细滑。

大黄　当归　羌活　桃仁　麻子仁

润肠丸用归羌活，大黄桃麻两仁合，
劳倦纳呆便秘涩，蜜丸嚼服功效确。

**五仁丸**（《杨氏家藏方》）

润肠通便。津枯肠燥，大便艰难，以及年老和产后血虚便秘，腹满或胀，嗳气纳少，舌燥少津，脉细涩。

杏仁　桃仁　柏子仁　松子仁　郁李仁　陈皮

五仁润肠疗便秘，桃杏松柏郁陈皮，
炼蜜为丸米饮下，清燥降肺大肠利。

**增液汤**（《温病条辨》）

滋阴增液，润肠通便。阴津亏虚，肠道失濡，大便干硬，腹满而不涨，咽干，少汗溺黄，舌红少津，脉细沉。

玄参　麦冬　生地

增液玄参与地冬，热病津枯便不通，
补药之体作泻剂，但非重用不为功。

**枳实导滞丸**（《内外伤辨惑论》）

消食导滞，清热祛湿。湿热食积。脘腹胀痛，大便秘结，小便短赤，舌苔黄腻，脉沉有力。

大黄　枳实　神曲　茯苓　黄芩　黄连　白术　泽泻

枳实导滞首大黄，芩连曲术茯苓襄，
泽泻蒸饼糊丸服，能疗湿热积食伤。

**扶桑丸**（《寿世保元》）

除风湿，润五脏。年老和产后血虚便秘，大便艰难，舌燥少津，脉细涩。

桑叶　黑芝麻

扶桑丸即桑麻丸，桑叶一斤四两麻，
泽血疏风颜不老，便秘白头及眼花。

黄龙汤治热结旁流而兼气血两虚证，桔梗后下与大黄配伍，上宣下通，汤取黄龙命名，谓其专攻中央燥土，土既燥竭，得参、归鼓舞胃气，桔梗升浮，兴云致雨，龙升雨降。增液承气汤用于阴亏燥结便秘。润肠丸出自《脾胃论》，东垣谓其能润燥和血疏风，可用于风结、血结便秘。风结即风秘，由风搏肺脏，传于大肠，或素有风病等，亦多秘。归尾桃仁可润燥活血，羌活搜风散邪，血和风疏，肠胃得润，则自然通利，如妄以峻药逐之，则津液走，气血耗，虽暂通而即秘矣，必变生他证。五仁丸润肠通便，降肺利肠。增液汤滋阴润肠，清热和降，用于阴虚津亏、肠道失濡之便秘。枳实导滞丸用于饮食伤滞，作痛成积之证，以大黄、枳实下之，恐伤脾胃，又以白术补土而固中，同时丸剂也能顾护胃气。扶桑丸以嫩桑叶疏散风热、清肺润燥，有清补作用，且入丸剂有润肠之功，黑芝麻益肾补肝，润腑脏，填精髓，两药配伍有补益和润肠作用。

# 第四章

# 肝胆病证

## 第一节　胁痛

胁痛是指以一侧或两侧胁肋部疼痛为主要表现的病证。

| | | |
|---|---|---|
| 实证 | 柴胡疏肝散 | 疏肝理气止痛，治疗气滞胁痛 |
| | 龙胆泻肝汤 | 清利肝胆湿热，治疗湿热胁痛 |
| | 血府逐瘀汤 | 活血化瘀，行气止痛，治疗气滞血瘀胁痛 |
| | 复元活血汤 | 祛瘀通络，消肿止痛，治疗瘀血胁痛 |
| | 大柴胡汤 | 和解少阳，内泻热结，治疗胸胁满痛 |
| 虚证 | 一贯煎 | 滋阴疏肝，治疗阴虚气滞胁痛 |
| | 下气汤 | 健脾疏肝，清降肺胃，治疗气滞胁肋胀满 |

## 一、实证

**实证——气滞、血瘀、湿热为主　病程短　疼痛较重而拒按　脉有力**

**柴胡疏肝散**（《医学统旨》）

疏肝理气止痛。肝郁气滞，胁肋胀痛，喜长叹息，口苦，脉弦。

柴胡　川芎　香附　枳壳　芍药　甘草

四逆散中加芎香，枳实易壳行气良，
方名柴胡疏肝散，气闷胁痛皆可畅。

**龙胆泻肝汤**（《医方集解》）

清利肝胆湿热。肝胆湿热，胁肋胀痛或灼热疼痛，口苦口黏，恶心呕吐，小便黄赤，大便不爽，舌红苔黄腻，脉弦滑数。

龙胆草　栀子　黄芩　木通　泽泻　车前子　柴胡　甘草　当归　生地

龙胆芩栀酒拌炒，木通泽泻车柴草，
当归生地益阴血，肝胆实火湿热消。

**血府逐瘀汤**（《医林改错》）

活血化瘀，行气止痛。气滞血瘀，胸胁刺痛，或头痛，日久不愈，痛如针刺而有定处，或心悸怔忡，失眠多梦，急躁易怒，入暮潮热，唇暗或两目暗黑，舌质暗红，或舌有瘀斑、瘀点，脉涩或弦紧。

当归　生地　桃仁　红花　枳壳　赤芍　柴胡　甘草　桔梗　川芎　牛膝

血府当归生地桃，红花甘草壳赤芍，
柴胡芎桔牛膝等，血化下行不作劳。

**复元活血汤**（《医学发明》）

祛瘀通络，消肿止痛。胁肋刺痛，或见有癥块，舌质紫暗，脉象沉涩。

柴胡　天花粉　当归　红花　甘草　穿山甲　大黄　桃仁

复元活血有柴胡，花粉归草与甲珠，
桃仁红花大黄配，跌打损伤正宜服。

**大柴胡汤**（《伤寒论》）

和解少阳，内泻热结。少阳阳明合病，胸胁苦满，甚则疼痛，往来寒热，口苦呕恶，心下痞硬，或大便干，舌苔黄，脉弦数有力。

柴胡　黄芩　芍药　半夏　生姜　枳实　大枣　大黄

大柴胡汤用大黄，枳实芩夏白芍将，
煎加姜枣表兼里，妙法内攻并外攘。

柴胡疏肝散以疏肝理气为主，兼以养肝，芳香辛燥，易耗气伤阴，不宜久服。龙胆泻肝汤清肝利湿，实火旺则阴血伤，故配合当归、生地养血滋阴，泻中有补，利中有滋。方中龙胆草、木通苦寒利湿，故配合泽泻、车前子甘平之品，既能淡渗利湿，又无苦寒伤中之虞。血府逐瘀汤活血化瘀，疏肝行气，养血止痛并重。复元活血汤为破瘀攻下剂，有出血倾向及月经前后慎用，天花粉有清热消肿作用，原方加酒煎服，乃增强活血通络之意，瘀血去新血生故名复元。大柴胡汤疏肝利胆，泻下热结，可用于便秘和胆结石引起的胁痛，若病证表现有大便不通，煎煮大黄应后下；若病证表现无大便不通，煎煮大黄不后下。柴胡用量较大，原方半斤，加之质轻，用水较多。去滓再煎可浓缩药液，减轻服药痛苦。柴胡兼有发表之力，去滓再煎以减其辛散之力，针对正气不足、邪正搏结的病机特点，"缓气厚味"，使药性寒热、阴阳和调，实现药势缓而不峻、扶正托邪、消除正邪之搏结的目的。

## 二、虚证

### 虚证——其痛隐隐　病程长　来势缓

**一贯煎**（《续名医类案》）

滋阴疏肝。肝肾阴虚，肝气郁滞，胁肋隐痛，遇劳加重，头晕目眩，咽干口燥，舌红少津，脉细弱或虚弦。

北沙参　麦冬　生地黄　当归　枸杞子　川楝子

一贯煎中生地黄，沙参归杞麦冬藏，
少佐川楝泄肝气，阴虚胁痛此方良。

**下气汤**（《四圣心源》）

健脾疏肝，清降肺胃。气滞在胸膈右胁，胁肋胀满，胸闷脘痞，肩颈疼痛，大便黏腻不爽，舌淡红，脉细滑。

甘草　半夏　茯苓　杏仁　芍药　橘红　五味子　贝母

四圣心源下气汤，杏夏五味肺腑降，
芍药贝橘肝气和，苓草益脾中焦旺。

一贯煎在大队滋阴养血药中，少佐一味川楝子疏肝理气，补肝与疏肝相结合，以补为主，使肝体得养，而无滋腻碍胃遏滞气机之虞，且无伤及阴血之弊，照顾到“肝体阴而用阳”的生理特点，诚为滋阴疏肝之名方。魏玉璜《柳州医话》提到“可统治胁痛、吞酸、吐酸、疝瘕，一切肝病”，说明取名一贯煎是指此方尽可用于常见肝病之意。下气汤中甘草补脾益气；茯苓健脾渗湿、调理脾胃；半夏、橘红、杏仁、贝母清肺理气，化痰降逆；芍药、五味子养血滋阴以柔肝平胆，八味和合而共奏健脾、平肝降肺下气之功，故名下气汤。

## 第二节　黄疸

黄疸是以目黄、身黄、小便黄为主症的一种病证。

| | | |
|---|---|---|
| 阳黄 | 茵陈蒿汤 | 湿热黄疸，大便秘结 |
| | 栀子柏皮汤 | 热重于湿黄疸 |
| | 茵陈五苓散 | 湿重于热黄疸 |
| | 茵陈四苓散 | 湿热黄疸，热邪伤阴 |
| | 甘露消毒丹 | 湿热毒邪黄疸 |
| | 麻黄连翘赤小豆汤 | 湿热黄疸，兼邪郁肌表 |
| | 大柴胡汤 | 湿热砂石黄疸 |
| | 犀角散 | 湿热疫毒急黄 |
| | 蒿芩清胆汤 | 湿热黄疸 |
| 阴黄 | 茵陈术附汤 | 寒湿黄疸 |
| | 硝石矾石散 | 瘀血湿热黄疸 |
| | 黄芪建中汤 | 脾胃虚寒萎黄 |
| | 归芍六君子汤 | 气血两亏萎黄 |
| | 逍遥散 | 肝郁脾虚萎黄 |
| | 鳖甲煎丸 | 黄疸后期胁下癥块 |
| | 茵陈茱萸汤 | 阳虚黄疸 |

## 一、阳黄

**阳黄——短、明、热　病程短　黄色鲜明　发热口渴　口干而苦　小便短少黄赤**

**茵陈蒿汤**（《伤寒论》）

清热通腑，利湿退黄。湿热黄疸，黄色鲜明，发热口渴，口干而苦，恶心呕吐，小便短少黄赤，大便秘结，舌苔黄腻，脉象弦数。

茵陈　栀子　大黄

茵陈蒿汤治疸黄，阴阳寒热细推详，
阳黄大黄栀子入，阴黄附子与干姜。

**栀子柏皮汤**（《伤寒论》）

清热利湿退黄。热重于湿黄疸，发热，心烦懊侬，口渴，舌红苔黄。

栀子　甘草　黄柏

茵陈蒿汤治阳黄，栀子大黄组成方，
栀子柏皮加甘草，茵陈四逆治阴黄。

**茵陈五苓散**（《金匮要略》）

温阳化气，利湿退黄。湿重于热黄疸，头重身困，胸脘痞满，食欲减退，恶心呕吐，大便溏垢，舌苔厚腻微黄，脉濡。

茵陈　茯苓　泽泻　猪苓　桂枝　白术

疸病传来两解方，茵陈末入五苓尝，
猪茯泽桂专行水，白术茵陈却退黄。

**茵陈四苓散**（《医学传灯》）

清利湿热，健脾燥湿。湿热留恋，脘痞腹胀，胁肋隐痛，口苦尿黄，苔腻，脉濡数。

茵陈　茯苓　猪苓　白术　泽泻

茵陈四苓利湿方，五苓去桂因热伤，
二苓术泻水湿去，茵陈利胆可退黄。

**甘露消毒丹**（《医效秘传》）

利湿化浊，清热解毒。湿温时疫，邪在气分，湿热并重，发热倦怠，身目发黄，小便短赤，泄泻淋浊，舌苔白或厚腻或干黄，脉濡数或滑数。

滑石　黄芩　茵陈　石菖蒲　川贝母　木通　藿香　连翘　白蔻仁　薄荷　射干

甘露消毒蔻藿香，茵陈滑石木通菖，
芩翘贝母射干薄，湿热流连正治方。

**麻黄连翘赤小豆汤**（《伤寒论》）

疏表清热，利湿退黄。内有湿热，邪郁肌表，黄疸，恶寒发热，头痛身痛，小便赤黄，脉浮滑。

麻黄　连翘　杏仁　赤小豆　大枣　桑白皮　生姜　甘草

麻黄连翘赤小豆，桑白杏草姜枣凑，
宣肺解毒消湿肿，湿热兼表黄疸瘳。

**大柴胡汤**（《金匮要略》）

疏肝泻热，利胆退黄。湿热砂石郁滞黄疸，右胁胀闷疼痛，身热不退，尿赤便秘，苔黄舌红，脉弦滑数。

柴胡　黄芩　芍药　半夏　生姜　枳实　大枣　大黄

大柴胡汤用大黄，枳实芩夏白芍将，
煎加姜枣表兼里，妙法内攻并外攘。

**犀角散**（《备急千金要方》）

清热退黄，凉营解毒。湿热疫毒所致急黄，黄疸神昏，高热口渴，舌质红绛，苔黄而燥，脉弦滑或数。

犀角（用水牛角代替）　黄连　升麻　栀子　茵陈

犀角散内用黄连，升麻茵陈山栀全，
清心泻火解热毒，专治热盛阳黄疸。

**蒿芩清胆汤**（《通俗伤寒论》）

清胆利湿，和胃化痰。少阳湿热，身目发黄，口苦膈闷，呕吐黄涎酸苦，胁胀疼，小便黄少，舌红苔白腻，脉滑弦。

青蒿　竹茹　半夏　茯苓　黄芩　枳壳　陈皮　碧玉散（滑石　甘草　青黛）

蒿芩清胆枳竹茹，陈夏茯苓碧玉入，
热重寒轻痰湿重，胸痞呕恶总能除。

茵陈蒿汤中茵陈原书用量六两，约为目前90g左右，其先煎的原因是考虑去其芳香宣散之气，专于苦降，利湿热从小便而出，同时茵陈体积较大，需要的水较多。大黄、栀子同煎，水由六升煮取三升，可见煎煮时间较长。本方不用大黄泻下作用，取其导瘀下行、清热降火之功，小便当利，湿热得下。大黄除有清热解毒、通下退黄作用外，且有止血、化瘀、消癥之功，若大便溏，可用制大黄，一般连续服用后，大便非但不稀，反而会正常。茵陈蒿汤清热利湿并重，用于湿热俱盛之黄疸；栀子柏皮汤以清热为主，适用于热重于湿之黄疸；茵陈五苓散既能温阳化湿，又能清利湿热，更适用于湿重于热的患者。当黄疸具有太阳无汗表证时，用麻黄连翘赤小豆汤，如果自汗可用桂枝加黄芪汤。甘露消毒丹通利水湿，芳香化浊，清热解毒，用于湿热并重，蕴而化毒之证。大柴胡汤疏肝利胆排石。犀角散清热退黄，凉营开窍，用于急黄、瘟黄病势急骤，邪入营血之证。蒿芩清胆汤治疗少阳湿热痰浊证，湿热并重，青蒿芳香化湿，引邪外出。

## 二、阴黄

**阴黄——长、暗、寒、虚　病程较长　黄色晦暗　常有虚象和寒象**

**茵陈术附汤**（《医学心悟》）

温化寒湿。寒湿阻滞，阴黄身冷，脉沉细，身如熏黄，小便自利。

附子　白术　肉桂　干姜　甘草　茵陈

茵陈术附治阴黄，肉桂甘草与干姜，
小便自利脉沉细，又名茵陈姜附汤。

**硝石矾石散**（《金匮要略》）

化浊祛瘀软坚。湿浊不清，气滞血结，胁下癥结疼痛，腹部胀满，肤色苍黄或黧黑。

硝石　矾石

硝石矾石长沙方，疸号女劳属内伤，
咸酸气味输肝胆，湿热消除定退黄。

**黄芪建中汤**（《金匮要略》）

温中健脾，利湿退黄。脾胃虚寒，面目及肌肤淡黄晦暗，肢软乏力，心悸气短，大便溏薄，舌质淡苔薄，脉濡细。

黄芪　桂枝　白芍　生姜　炙甘草　大枣　饴糖

黄芪建中治虚劳，桂姜草枣倍芍药，
饴糖温中并缓急，虚寒里急用之好。

**归芍六君子汤**（《笔花医镜》）

调养肝脾。脾阴亏虚，肝血不足，面色萎黄，纳差乏力，气短懒言，肢体倦怠，舌淡苔白，脉虚弱。

人参　白术　茯苓　甘草　半夏　陈皮　当归　白芍

归芍六君用归芍，参术苓草夏陈合，
气短懒言肢无力，调养肝脾疗效卓。

**逍遥散**（《太平惠民和剂局方》）

调和肝脾，养血健脾。肝郁脾虚，两胁作痛，面色萎黄，神疲食少，或月经不调，乳房胀痛，脉弦而虚。

炙甘草　当归　茯苓　芍药　白术　柴胡　薄荷　煨姜

逍遥散用当归芍，苓术姜薄加柴草，
肝郁血虚脾气弱，调和肝脾功效卓。

**鳖甲煎丸**（《金匮要略》）

活血化瘀，软坚散结。气滞血瘀，癥块留于胁下，舌有紫斑或紫点，脉涩。

鳖甲　阿胶　蜂房　鼠妇虫　䗪虫　蜣螂　硝石　柴胡　黄芩　半夏　人参　干姜　厚朴　桂枝　白芍　射干　桃仁　牡丹皮　大黄　凌霄花　葶苈子　石韦　瞿麦

鳖甲煎丸疟母丹，䗪虫鼠妇及蜣螂，
蜂巢石苇人参射，桂朴凌霄丹芍姜，

瞿麦柴芩胶半夏，桃仁葶苈和硝黄，
疟缠日久胁下硬，症消积化保安康。

**茵陈茱萸汤**（《伤寒全生集》）

温阳益气，清热利湿。阴黄，淡黄晦暗，气短乏力，大便溏薄，腹痛喜温喜按，舌质淡苔薄，脉濡细。

吴茱萸　当归　附子　木通　干姜　茵陈　人参　灯心草

陶氏茵陈茱萸汤，当归参附通干姜，
灯心为引利湿气，温阳除湿去阴黄。

茵陈术附汤温阳化湿，用于寒湿黄疸，证见小便自利，而茵陈五苓散证见小便不利。硝石软坚散结，攻下结固留僻，荡涤宿垢淤积，皂矾杀虫破瘀，硝石矾石散中两者配伍用于胁下癥结、肤色苍黄晦暗之劳疸。归芍六君子汤、逍遥散均能调养肝脾，一养一舒。逍遥散疏肝理气，健脾和中，调和肝脾，方中薄荷小剂量使用辛香理气，兼清郁热，有解郁兴奋作用。整方疏柔并重，体用兼顾，气血同治，肝脾同调。鳖甲煎丸为大方、合方并用，善用虫类药，攻补兼施，软坚散结，消癥化瘀，寒热并用，补泻一体，制方以峻、图之以缓，用于癥瘕疟母。

## 第三节　积聚

积聚为腹内结块，或痛或胀的病证。

| | | |
|---|---|---|
| 聚证 | 逍遥散 | 疏肝解郁，健脾养血，药性平淡 |
| | 木香顺气散 | 温中散寒，行气化湿，力量强，有破气作用 |
| | 六磨汤 | 行气化痰，导滞通便 |
| | 香砂六君子汤 | 健脾益气，理气和中，攻补兼施 |
| | 大七气汤 | 行气活血，散结止痛，温中快气 |
| 积证 | 柴胡疏肝散 | 疏肝理气止痛 |
| | 失笑散 | 活血祛瘀，散结止痛，善治心腹瘀血 |
| | 膈下逐瘀汤 | 活血祛瘀，行气止痛，有攻下作用 |
| | 六君子汤 | 益气健脾，燥湿化痰，配合攻逐剂使用 |
| | 鳖甲煎丸 | 活血化瘀，软坚散结，行气消痰 |
| | 化积丸 | 消癥化积，活血化瘀，软坚散结 |
| | 肥气丸 | 疏肝行气，祛痰除积，温中散结 |
| | 痞气丸 | 行气祛痰，温中健脾，消痞散结 |
| | 伏梁丸 | 健脾益气，行气散结 |
| | 和中丸 | 健脾行气，消食化积 |

## 一、聚证

**聚证——包块聚散无常　痛无定处　病在气分　是为腑病**

**逍遥散**（《太平惠民和剂局方》）

疏肝解郁，健脾养血。肝气郁结，脾弱血虚，腹中结块柔软，脘胁胀闷不适，苔薄，脉弦。

炙甘草　当归　茯苓　芍药　白术　柴胡　薄荷　煨姜

逍遥散用当归芍，柴苓术草加姜薄，
散郁除蒸功最捷，调经八味丹栀着。

**木香顺气散**（《沈氏尊生书》）

温中散寒，行气化湿。肝郁气滞聚，腹中气聚，攻窜胀痛，脘胁不适，苔薄白，脉弦。

木香　青皮　陈皮　厚朴　川芎　苍术　枳壳　香附　砂仁　桂心　乌药　甘草

木香顺气青陈朴，芎苍枳壳与香附，
砂仁桂心乌药草，肝郁气滞此方服。

**六磨汤**（《世医得效方》）

行气化痰，导滞通便。痰食交阻，脘腹胀痛，饱闷气逆，大便秘结。

木香　乌药　沉香　大黄　槟榔　枳实

六磨乌药与大黄，沉香木香枳槟榔，
便秘气结可导滞，胸胁痞满效力强。

**香砂六君子汤**（《古今名医方论》）

健脾益气，理气和中。脾虚气滞湿阻，腹中气聚胀满，嗜睡多卧，倦怠乏力，饭后尤甚，伴纳少便溏，面色萎黄，苔薄白，脉虚弱。

党参　白术　茯苓　半夏　陈皮　木香　砂仁　炙甘草

参苓术草中和义，益以夏陈六君比，
木香砂仁来养胃，健脾化痰又理气。

**大七气汤**（《寿世保元》）

行气活血，散结止痛。气滞血瘀，癥瘕积聚，随气上下，心腹疼痛，上气窒塞，小腹胀满，脉弦滑。

三棱　莪术　青皮　陈皮　香附　藿香　益智仁　桔梗　肉桂　甘草

寿世保元大七气，香附棱莪青陈皮，
益智官桂藿桔草，行气破血消化积。

逍遥散在疏肝理气的同时养肝血健脾气，由于本证患者脾虚血弱，应避免使用破气药物。本方药物虽平淡，力度恰到好处。木香顺气散于行气破气药中加入砂仁、桂心、乌药，温散寒气，并有强壮补益作用，同时有健脾消痰之效，若为汤剂久服应配伍补气药。散剂有消散之功，用量较小，虽有破气之药但少耗气之虞，可缓缓消散。六磨汤为达到攻逐痰食积滞的作用，采用磨汤剂型，汤剂力量强有荡涤之能，其中部分药物质坚而香，质硬成分不易析出，而久煎又易挥发，故常温下加水或酒磨后煎煮；不用散剂，因其效力缓慢。香砂六君子汤补气行气消胀，药性平和。大七气汤所治为七情气郁，络脉瘀阻证，功能行气活血，为治七情气伤之重剂，故名大七气汤。

## 二、积证

**积证——积属有形　结块固定不移　痛有定处　病在血分　是为脏病**

**柴胡疏肝散**（《医学统旨》）

疏肝理气止痛。肝郁气滞，腹部积块质软不坚，固定不移，胀痛不适，舌苔薄，脉弦。

柴胡　川芎　香附　枳壳　芍药　甘草

四逆散中加芎香，枳实易壳行气良，
方名柴胡疏肝散，气闷胁痛皆可畅。

**失笑散**（《苏沈良方》）

活血祛瘀，散结止痛。癥积气滞血阻，心腹刺痛。

五灵脂　蒲黄

失笑灵脂共蒲黄，等分作散醋煎尝，
血瘀少腹时作痛，祛瘀止痛效非常。

**膈下逐瘀汤**（《医林改错》）

活血祛瘀，行气止痛。瘀结不消，腹部积块，质地较硬，纳谷减少，面色晦暗黧黑，舌质紫或有瘀斑瘀点，脉细涩。

五灵脂　当归　川芎　桃仁　丹皮　赤芍　乌药　元胡　甘草　香附　红花　枳壳

膈下逐瘀桃牡丹，赤芍乌药元胡甘，
芎归灵脂红花壳，香附开郁血亦安。

**六君子汤**（《医学正传》）

益气健脾，燥湿化痰。脾虚气弱，食少便溏，倦怠少力，配合攻逐剂使用。

人参　白术　茯苓　炙甘草　陈皮　半夏

四君子汤中和义，参术茯苓甘草比，
益以夏陈名六君，健脾化痰又理气。

**鳖甲煎丸**（《金匮要略》）

活血化瘀，软坚散结。气滞血瘀，癥块留于胁下，舌有紫斑或紫点，脉涩。

鳖甲　阿胶　蜂房　鼠妇虫　䗪虫　蜣螂　硝石　柴胡　黄芩　半夏　人参　干姜　厚朴　桂枝　白芍　射干　桃仁　牡丹皮　大黄　凌霄花　葶苈子　石韦　瞿麦

鳖甲煎丸疟母丹，䗪虫鼠妇及蜣螂，
蜂巢石苇人参射，桂朴凌霄丹芍姜，
瞿麦柴芩胶半夏，桃仁葶苈和硝黄，
疟缠日久胁下硬，症消积化保安康。

**化积丸**（《杂病源流犀烛》）

消癥化积，活血化瘀。积证日久不愈，积块坚硬，腹部疼痛，饮食大减，肌肉瘦削，神倦乏力，面色萎黄或黧黑，舌质淡紫，脉象弦细。

阿魏　槟榔　三棱　莪术　瓦楞子　海浮石　雄黄　苏木　香附　五灵脂

化积丸中棱莪魏，海浮香附雄黄随，
槟苏瓦楞五灵脂，软坚破瘀丸缓推。

**肥气丸**（《东垣试效方》）

行气祛痰，温中散结。积块在左胁下，质韧不移，咳逆，腹胀，舌苔厚腻，其脉弦而细。

厚朴　黄连　柴胡　川椒　巴豆霜　川乌　干姜　皂角　茯苓　莪术　人参　炙甘草　昆布

东垣肥气肝积方，参柴草昆川乌姜，
朴连椒皂莪术苓，峻下冷积巴豆霜。

**痞气丸**（《东垣试效方》）

行气祛痰，温中散结。积块在胃脘，覆大如盘，坚韧疼痛，心痛彻背，背痛彻心，四肢无力，脉浮大而长。

黄连　厚朴　砂仁　茵陈　茯苓　泽泻　干姜　桂枝　川乌　黄芩　川椒　吴茱萸　巴豆霜　白术　人参

东垣痞气砂厚朴，巴豆茵苓连参术，
吴萸姜桂芩椒泻，脾积如盘用川乌。

**伏梁丸**（《三因极一病证方论》）

健脾益气，行气散结。积块位于心下，固定不移，环脐而痛，肢体浮肿，，脉沉而芤。

茯苓　厚朴　人参　枳壳　白术　半夏　三棱

三因极一伏梁丸，参苓棱术半夏添，
厚朴枳壳中焦畅，心积脐上风根痊。

**和中丸**（《医学心悟》）

健脾行气，消食化积。脾虚食滞，腹内包块或兼寒热，纳差神疲。

半夏　橘红　白茯苓　枳实　白术　神曲　麦芽　扁豆　山楂　香附　砂仁　丹参　五谷虫炭　荷叶。

和中丸从程钟龄，苓术三仙半橘红，
砂仁扁豆荷香附，丹参枳实五谷虫。

柴胡疏肝散多与失笑散合用，疏肝理气，活血祛瘀，散结止痛。失笑散中生蒲黄性滑而行血，五灵脂气臊而散血，皆能入厥阴而活血止痛，用酽醋冲服，取其利血脉，化瘀血的作用。本方药性平和，祛瘀不伤正，古人谓本方用后，病者每于不觉之中诸证悉除，不觉欣然失笑，故名“失笑散”。膈下逐瘀汤在活血祛瘀的同时注重行气止痛，其中五灵脂为松鼠科动物复齿鼯鼠的粪便，鼯鼠又名寒号鸟、飞狐，有飞、爬、游、跑、掘五技，称为五灵，其粪便黑亮如脂，能化诸积，活血化瘀止痛。鳖甲煎丸为大方复方，善用虫类药，软坚散结，消癥化瘀，制方以峻，图之以缓。化积丸集软坚散结药物之大成，同时有行气化痰、活血化瘀、消癥化积、软坚散结作用，尤其雄黄大毒，少服温阳祛痰解毒，祛体内阴邪积聚。东垣肥气丸、痞气丸均用川椒、干姜、巴豆霜、川乌，温下寒痰积滞，运化中焦，这是李东垣治疗腹部积证的特点。伏梁丸扶正祛邪，攻补同施。和中丸健脾行气，消食化积，方中五谷虫炭善治小儿疳积。

## 第四节　鼓胀

鼓胀是指腹部胀大如鼓，皮色苍黄，脉络显露的一类病证。多属本虚标实。

| 胃苓汤 | 健脾化湿，行气利水 |
|---|---|
| 实脾饮 | 健脾化湿，行气利水，温阳化气 |
| 中满分消丸 | 清热利湿，攻下逐水，攻补兼施 |
| 舟车丸 | 行气峻下逐水 |
| 调荣饮 | 活血利水，开窍通利 |
| 附子理苓汤 | 温阳健脾，化气利水 |
| 己椒苈黄丸 | 泻热逐水，通利二便，导邪下行，泄水消满 |

| | |
|---|---|
| 济生肾气丸 | 温肾化气，利水消肿 |
| 六味地黄丸 | 滋肾柔肝，养阴利水 |
| 一贯煎 | 滋阴疏肝，配合其他利水剂使用 |
| 猪苓汤 | 利水，养阴，清热 |
| 疏凿饮子 | 泻下逐水，疏风发表，表里分消，经腑同治 |

**胃苓汤**（《丹溪心法》）

健脾化湿，行气利水。湿邪偏重，腹满肠鸣，小便不利，苔薄白腻，脉弦。

苍术　陈皮　厚朴　炙甘草　泽泻　猪苓　赤茯苓　白术　肉桂　生姜　大枣

胃苓君药苍白术，厚朴陈草姜枣煮，
官桂泽泻猪茯苓，寒湿痢疾后重除。

**实脾饮**（《济生方》）

健脾化湿，温中利水。脾阳不振，寒湿内盛，腹大如囊裹水，下肢浮肿，小便少，大便溏，舌苔白腻，脉缓。

干姜　附子　白术　茯苓　炙甘草　厚朴　大腹皮　草果仁　木香　木瓜

实脾苓术与木瓜，甘草木香大腹加，
草果姜附兼厚朴，虚寒阴水效堪夸。

**中满分消丸**（《兰室秘藏》）

清热利湿，攻下逐水。湿热壅盛，浊水内

停，腹大坚满，渴不欲饮，小便赤涩，大便秘结或溏垢，舌边尖红，苔黄腻或兼灰黑，脉象弦数。

党参　白术　茯苓　甘草　陈皮　制半夏　砂仁　枳实　厚朴　猪苓　泽泻　黄芩　黄连　知母　姜黄　干姜

中满分消砂朴姜，芩连夏陈知泽襄，
二苓参术姜黄草，枳实为丸效力彰。

**舟车丸**（《景岳全书》）

行气逐水。蓄水腹胀，四肢浮肿，胸腹胀满，停饮喘急，大便秘结，小便短少，脉沉实有力。

牵牛子　甘遂　大戟　芫花　大黄　青皮　陈皮　木香　槟榔　轻粉

舟车黑丑及大黄，遂戟芫花槟木香，
青皮陈皮轻粉入，逐水消肿力量强。

**调荣饮**（《仁斋直指方》）

活血化瘀，行气利水。肝脾瘀结，水气停留，脘腹坚满，青筋显露，面色晦暗黧黑，口干不欲饮水，或见大便色黑，舌质紫暗或有紫斑，脉细涩。

赤芍　川芎　当归　莪术　延胡索　陈皮　槟榔　瞿麦　葶苈子　大腹皮　赤茯苓　桑白皮　细辛　大黄　白芷　肉桂　甘草　生姜　大枣

调荣饮用元胡陈，芎芍莪黄当归身，

瞿葶腹苓槟桑白，辛芷桂草姜枣斟。

**附子理苓汤**（《内经拾遗方论》）

温阳健脾，化气利水。鼓胀脾肾阳虚，腹部胀满如蛙腹，朝宽暮急，面色萎黄，脘闷纳差，神疲乏力，肢冷浮肿，舌质淡白，脉沉细无力。

白术　泽泻　猪苓　茯苓　桂枝　人参　干姜　炙甘草　附子

附子理苓是复方，五苓加入理中汤，
更益炮附温脾胃，阳虚臌胀服之康。

**己椒苈黄丸**（《金匮要略》）

泻热逐水，通利二便。水饮积聚脘腹，腹大如鼓，肠间有声，腹满便秘，小便不利，大便干，精神疲软，四肢无力，口干舌燥，脉沉弦。

防己　椒目　葶苈　大黄

己椒苈黄药四味，通便泻水两般配，
腹水热结又便秘，蜜丸吞服病自退。

**济生肾气丸**（《济生方》）

温肾化气，利水消肿。肾阳不足，水湿内停，腹大胀满，小便不利，肢冷浮肿，舌体胖，质紫，苔淡白，脉沉细无力。

熟地黄　山茱萸　牡丹皮　山药　茯苓　泽泻　肉桂　制附子　牛膝　车前子

肾气丸名别济生，车前牛膝合之成，
山地药萸泽苓丹，桂附气化氤氲腾。

**六味地黄丸**（《小儿药证直诀》）

滋肾柔肝，养阴利水。肝肾阴虚，水湿内停，腹大胀满，唇紫口干，小便短少，舌质红绛少津，苔少或光剥，脉弦细数。

熟地黄　山茱萸　山药　泽泻　牡丹皮　茯苓

六味地黄益肾肝，茱熟丹泽地苓专，
更加知柏成八味，阴虚内热服之安。

**一贯煎**（《续名医类案》）

滋阴疏肝。肝肾阴虚，肝气郁滞，腹大胀满，小便短少，舌质红绛少津，苔少或光剥，脉弦细数。

北沙参　麦冬　生地黄　当归　枸杞子　川楝子

一贯煎中生地黄，沙参归杞麦冬藏，
少佐川楝泄肝气，阴虚胁痛此方良。

**猪苓汤**（《伤寒论》）

利水，养阴，清热。水热互结，腹胀如鼓，小便不利，发热，口渴欲饮，舌红苔白或微黄，脉细数。

猪苓　茯苓　泽泻　阿胶　滑石

猪苓汤用猪茯苓，泽泻滑石阿胶并，

小便不利兼烦渴，利水养阴热亦平。

**疏凿饮子**（《重订严氏济生方》）

泻下逐水，疏风发表。遍身浮肿，喘息，口渴，小便不利，大便秘结，脉滑。

泽泻　赤小豆　商陆　羌活　大腹皮　椒目　木通　秦艽　槟榔　茯苓皮　生姜

疏凿槟榔及商陆，苓皮大腹同椒目，
赤豆艽羌泻木通，煎加生姜阳水服。

胃苓汤由五苓散与平胃散相合而成，健脾行气、利水祛湿。实脾饮方名“实脾”者，是“治阴水先实脾土”之意，全方温阳行气之力有余，而益气扶正之力不足，故对阴水寒湿气滞者最为相宜。中满分消丸用于脾虚湿热郁结引起的宿食蓄水，在健脾益气的基础上清热化湿、利水消肿同施，为之分消。舟车丸治疗水热内壅之阳水证，方名舟车，是谓此方峻下逐水之力峻猛，能使水热壅实之邪有如“顺水之舟，下坡之车”，畅通无阻，顺势而下，故名舟车丸。轻粉（氯化亚汞）、牵牛子、甘遂、大戟、芫花均有毒慎用，不可过量。调荣饮最早见于《仁斋直指方》，《证治准绳》中调荣饮与本方成分相同，部分版本为调营饮。本方为活血利水之剂，方中活血破气，其中大黄通瘀攻下，夺关开路，是为先导；瞿麦、葶苈子、大腹皮、桑白皮上下通利，细辛味辛性温，具有“发散风寒”，“窜透开滞”，“利水道”的作用；白芷其气芳香，能通九窍；肉桂可温阳利水，本方以活血利水为特点，以开窍通利为特色，为治疗水肿开拓了思路。附子理苓汤是五苓散加入理中汤的复方，增强了温肾利水作用。已椒苈黄丸前后分消水饮，导邪下行，泄水消满。济生肾气丸、六味地黄丸均有补肾之用，前者温肾化气利水，后者利水作用弱，可合用猪苓汤。猪苓汤利水渗湿为主，清热养阴为辅，利水而不伤阴，滋阴而不碍湿。一贯煎中沙参、麦冬无养肝之用，但有养阴润肺、生津敛降之功，通调水道，下输膀胱，可配合白茅根、冬葵子等药。疏凿饮子以商陆为君，专行诸水，佐羌活、秦艽、腹皮、苓皮、姜皮一是行在表之水，从皮肤而散，邪由汗出；二为升之于脾，散归于肺。佐槟榔、赤豆、椒目、泽泻、木通，行在里之水，从二便而出，上下、内外，分消其势，太阳经腑同治，亦犹大禹疏凿江河之意。舟车丸、调荣饮、疏凿饮子常用于腹胀殊甚，以缓其苦急，鼓胀正虚体弱，或发热，黄疸日渐加深，或有消化道溃疡，曾并发消化道出血，或见出血倾向者，宜谨慎使用。

# 第五章

# 脑系病证

## 第一节 头痛

| | | |
|---|---|---|
| 外感头痛 | 川芎茶调散 | 疏散风寒止痛，用于多种头痛，川芎的用量适当增大 |
| | 吴茱萸汤 | 温散肝经寒邪，有止呕作用 |
| | 麻黄细辛附子汤 | 散肾经寒邪，治疗阳虚风寒头痛 |
| | 芎芷石膏汤 | 疏风清热和络，治疗风热头痛 |
| | 黄连上清丸 | 外散风热，降火通腑 |
| | 羌活胜湿汤 | 治疗风湿头痛 |
| 内伤头痛 | 天麻钩藤饮 | 治疗肝阳上亢头痛 |
| | 泻青丸 | 治疗肝火头痛 |
| | 加味四物汤 | 治疗血虚头痛 |
| | 温经汤 | 治疗气血不足、寒凝经脉头痛 |
| | 半夏白术天麻汤 | 治疗痰湿头痛 |
| | 大补元煎 | 治疗肾精不足头痛 |
| | 通窍活血汤 | 用于瘀血阻窍头痛 |

续表

| | | |
|---|---|---|
| 内伤头痛 | 清震汤 | 治疗气陷头痛 |
| | 阳和汤 | 治疗阳虚头痛 |
| | 玉女煎 | 治疗胃火头痛 |
| | 散偏汤 | 治疗气郁头痛 |

## 一、外感头痛

**外感头痛——起病较急　一般疼痛较剧　痛无休止**

**川芎茶调散**（《太平惠民和剂局方》）

疏散风寒止痛。风邪头痛，或有恶寒，发热，鼻塞。

川芎　荆芥　白芷　羌活　甘草　细辛　防风　薄荷

川芎茶调有荆防，辛芷薄荷甘草羌，
目昏鼻塞风攻上，偏正头痛悉能康。

**吴茱萸汤**（《伤寒论》）

温中补虚，降逆止呕。厥阴寒邪，巅顶头痛，干呕，吐涎沫，四肢厥冷，苔白，脉弦。

吴茱萸　生姜　人参　大枣

吴茱萸汤重生姜，人参大枣共煎尝，
厥阴头痛胃寒呕，温中补虚降逆良。

**麻黄细辛附子汤**（《伤寒论》）

温经解表。素体阳虚，少阴寒邪，头痛，足寒，气逆，背冷，脉沉细。

麻黄　附子　细辛

麻黄细辛附子汤，发表温经两法彰，
若非表里相兼治，少阴反热易能康。

**芎芷石膏汤**（《医宗金鉴》）

疏风清热和络。外感风热，头痛，甚则头胀如裂，发热或恶风，面红目赤，口渴喜饮，大便不畅，或便秘，溲赤，舌尖红，苔薄黄，脉浮数。

川芎　白芷　石膏　藁本　羌活　菊花

芎芷石膏汤芎芷，石膏藁本菊羌使，
疏风散邪清里热，风热上犯头痛止。

**黄连上清丸**（《古今医方集成》）

降火通腑。风热头痛，面红目赤，便秘尿黄，口舌生疮，舌红苔黄，脉数。

黄芩　黄柏　黄连　栀子　菊花　薄荷　连翘　大黄　当归　川芎　玄参　桔梗　葛根　姜黄　花粉

黄连上清三黄根，薄荷芎菊翘玄参，
大黄当归与栀子，姜黄桔梗天花粉。

**羌活胜湿汤**（《脾胃论》）

祛风胜湿通窍。风湿在表，头痛如裹，

肢体困重，胸闷纳呆，大便或溏，苔白腻，脉濡。

羌活 独活 炙甘草 藁本 防风 蔓荆子 川芎

羌活胜湿草独芎，蔓荆蒿本加防风，
湿邪在表头腰痛，发汗升阳经络通。

川芎茶调散中川芎为治各经头痛的要药，辛散活血止痛，薄荷用量独重，以其辛凉之性，制其诸风药之温燥，羌活入太阳经、白芷入阳明经、细辛入少阴经，疏风止痛药众，又引经用药，诸经头痛均治。本方药物大部分含有挥发成分，故用散剂清茶调服，同时取其苦凉轻清，清上降下，使升中有降，不致升散太过。本方辛散药物较多，故凡气虚、血虚，或阳气亢盛之头痛，则非本方所宜。吴茱萸汤温中补虚，内破阴实，外散寒邪，临床见食后恶心、吐清涎冷沫酸水、舌淡脉沉弦等浊阴上逆表现。吴茱萸辛燥刺激，原文以水七升，煮取二升，可见需要煎煮时间较长。麻黄细辛附子汤以通阳发散为主，用于阳虚风寒证。热邪易袭阳位，芎芷石膏汤疏散清上，活血定痛，而黄连上清丸散风清热的同时，泻火力量更强，上通下行，使火热随之而解。羌活胜湿汤在祛风胜湿基础上长于通窍，止痛力量较强。

## 二、内伤头痛

**内伤头痛——起病缓慢　疼痛较轻　痛势悠悠　遇劳加重　时作时止**

**天麻钩藤饮**（《中医内科杂病证治新义》）

平肝潜阳息风。肝阳上亢，头昏胀痛，心烦易怒，夜寐不宁，口苦面红，舌红苔黄，脉弦数。

天麻　钩藤　石决明　山栀　黄芩　牛膝　杜仲　益母草　桑寄生　夜交藤　茯神

天麻钩藤石决明，栀芩杜膝桑寄生，
夜藤茯神益母草，主治眩晕与耳鸣。

**泻青丸**（《小儿药证直诀》）

清肝泻火。肝火上炎，头胀头痛，口苦耳鸣，急躁易怒，两胁疼痛，小便赤涩。

龙胆　大黄　防风　羌活　栀子　川芎　当归

泻青丸用龙脑栀，泻火下行大黄施，
羌防升散芎归养，泻火养肝不宜迟。

**加味四物汤**（《金匮翼》）

养血滋阴，和络止痛。血虚窍络失养，头痛隐隐，神疲乏力，遇劳加重，舌质淡，苔薄白，脉细弱。

当归　生地　白芍　川芎　菊花　蔓荆子

黄芩　炙甘草

加味四物治头风，蔓荆菊芩甘草充，
归地芍芎养营血，养血祛风此方功。

**温经汤**（《金匮要略》）

温经散寒，养血祛瘀。气血不足，寒凝经脉，头痛头昏，乏力畏寒口干不渴，舌质暗红，脉细而涩。

吴茱萸　麦冬　当归　芍药　川芎　人参　桂枝　阿胶　牡丹皮　生姜　甘草　半夏

温经归芍桂萸芎，姜夏丹皮及麦冬，
参草扶脾胶益血，调经重在暖胞宫。

**半夏白术天麻汤**（《医学心悟》）

健脾燥湿，化痰降逆。痰浊中阻，上蒙清窍，头痛昏蒙，胸脘满闷，纳呆呕恶，舌苔白腻，脉滑或弦滑。

半夏　天麻　茯苓　橘红　白术　甘草　大枣　生姜

半夏白术天麻汤，苓草橘红枣生姜，
眩晕头痛风痰盛，痰化风息复正常。

**大补元煎**（《景岳全书》）

养阴补肾。髓海不足，脑窍失荣，头痛且空，眩晕耳鸣，腰膝酸软，神疲乏力，舌红少苔，脉细无力。

人参　山药　熟地　杜仲　当归　山萸肉

枸杞　炙甘草

大补元煎景岳方，怀山杜仲熟地黄，
人参当归枸杞子，萸肉甘草共煎尝。

**通窍活血汤**（《医林改错》）

活血化瘀，通窍止痛。瘀血阻窍，头痛头晕，舌紫暗，或有瘀斑、瘀点，苔薄白，脉细或细涩。

赤芍　川芎　桃仁　红花　老葱　鲜姜　红枣　麝香　黄酒

通窍全凭好麝香，桃红大枣与葱姜，
川芎黄酒赤芍药，表里通经第一方。

**清震汤**（《素问病机气宜保命集》）

健脾燥湿，疏风止痛。脾虚湿胜，清阳下陷，头痛头重，脑鸣，胸闷，或雷头风，头面疙瘩肿痛，憎寒壮热，状如伤寒，舌淡红，苔白腻，脉象濡弱。

苍术　升麻　荷叶

清震汤治雷头风，升麻苍术两般充，
荷叶一枚升胃气，邪从上散不传中。

**阳和汤**（《外科证治全生集》）

温阳补血，散寒通络。阳虚或兼外感风寒，头痛隐隐，劳累后加重，精神不振，气短懒言，四末不温，口中不渴，舌淡苔白，脉沉细或迟细。

熟地　肉桂　麻黄　鹿角胶　白芥子　姜炭　生甘草

阳和汤法解寒凝，贴骨流注鹤膝风，
熟地鹿胶姜炭桂，麻黄白芥甘草从。

**玉女煎**（《景岳全书》）

滋阴清胃泻火。胃热炽盛，头痛，牙痛，或兼齿衄鼻衄，烦热口渴，舌红，苔黄。

石膏　熟地黄　麦冬　知母　牛膝

玉女石膏熟地黄，知母麦冬牛膝襄，
肾虚胃火相为病，牙痛齿衄宜煎尝。

**散偏汤**（《辨证录》）

疏肝解郁，祛邪通络。肝胆气郁，风痰上扰，脉络瘀阻，偏侧头痛，反复发作，缠绵不愈，发时痛如锥刺，前额、眼眶胀痛，每因受凉、生气而触发，舌质暗红，边尖有瘀点，苔薄黄，脉弦。

白芍　川芎　郁李仁　柴胡　白芥子　香附　甘草　白芷

散偏专治偏头痛，妙在重用香川芎，
柴草郁李白芷芍，香附芥子可建功。

天麻钩藤饮以苦降为主，味厚质重，直折亢阳。泻青丸方中使用大苦大寒之品直泻肝火，导热下行，从二便分消。羌活、防风取其辛散肝火之功，能畅遂肝木条达上升之性，乃

"火郁发之"之意，配合养肝血以防火热伤及肝血，使泻肝而不致伤肝。全方清中有疏，寓升于降，泻火而不凉遏，升散而不助火，泻肝不伤肝，相辅相成，故为泻肝之良方。加味四物汤养血清热，通窍止痛，善治血虚头痛。半夏白术天麻汤健脾化痰息风，主治风痰头痛。大补元煎大补元气，方中诸药各补五脏，张景岳称此方为"救本培元第一要方"。通窍活血汤中麝香、川芎通窍活血止痛，葱、姜、酒通阳活血止痛。清震汤中升麻味甘，其性属阳，其气升扬，能解百毒；苍术辛烈，能燥湿强脾；荷叶色青气香，其形状如仰盂，其象属震，能升助胃中清阳之气上行。阳和汤重用熟地黄、鹿角胶，二药相伍，是阳中求阴，阴中求阳。肉桂擅长温肾助阳，通利血脉，化气行水，血得此而温和流畅，津得此而气化蒸腾；姜炭温运脾阳即所以温煦肌肉；白芥子祛皮里膜外之痰即所以宣通腠理；麻黄宣通阳气亦即宣通毛窍，如此配伍，从筋骨到血脉，从血脉到肌肉，从肌肉到腠理，从腠理到皮毛，均有温药层层温煦，层层宣通，以化阴凝而布阳和。方中鹿角胶、熟地黄得姜、桂、芥、麻之宣通，则补而不滞；麻、芥、姜、桂得熟地、鹿胶之滋补，则宣发而不伤正，温阳而不偏亢，相辅相成，相得益彰。玉女煎用于少阴不足，阳明有余，水亏火盛，烦热干渴，头痛牙疼，六脉浮洪滑大，清热与滋阴共进，虽以治实为主，但熟地黄大补肾水，真阴充足，水火均平，火盛胃热得消。“玉女”指石膏其色白无暇，性阴寒，象征“玉女”，泻胃火之有余，从而使阴虚火亢之证迅速得以平息，所以名“玉女煎”。散偏汤解肝胆之郁气，郁李仁通便解郁，白芥子除痰浊，白芷达表，肝胆气机舒展，则风邪无处可藏。慢性头痛，正虚多夹有风寒邪气，故内伤头痛和外感头痛常常无法截然分别，诸方剂中川芎、藁本、羌活、细辛、白芷有较好的止痛作用，宜配伍使用，既可止痛，疏通气机，同时可疏散潜在的风寒邪气，升发阳气，再者又可避免补药造成的“上火”。

## 第二节 眩晕

眩是指眼花或眼前发黑，晕是指头晕甚或感觉自身或外界景物旋转。

| | | |
|---|---|---|
| 实证 | 天麻钩藤饮 | 平肝潜阳息风 |
| | 半夏白术天麻汤 | 燥湿化痰，平肝息风 |
| | 黄连温胆汤 | 清热化痰 |
| | 通窍活血汤 | 活血化瘀通窍 |
| | 泻青丸 | 清肝泻火 |

续表

| | | |
|---|---|---|
| 虚证 | 归脾汤 | 益气养血，治疗气血不足眩晕 |
| | 补中益气汤 | 健脾益气升清，治疗中气不足眩晕 |
| | 益气聪明汤 | 健脾益气、升清散热，治疗中气不足、头目虚热眩晕 |
| | 左归丸 | 治疗肾阴虚眩晕 |
| | 右归丸 | 治疗肾阳虚眩晕 |
| | 侯氏黑散 | 平肝息风，温阳化痰，益气养血。治疗寒热虚实错杂眩晕 |
| | 扶桑丸 | 治疗血虚风燥眩晕 |
| | 牛黄清心丸 | 清心化痰，镇惊祛风，治疗风痰眩晕 |

## 一、实证

**实证——病程短　眩晕重　视物旋转　伴呕恶痰涎　头痛　面赤**

**天麻钩藤饮**（《中医内科杂病证治新义》）

平肝潜阳息风。肝阳上亢，眩晕耳鸣，头昏胀痛，口苦，颜面潮红，急躁易怒，舌红苔黄，脉弦或数。

天麻　钩藤　石决明　山栀　黄芩　牛膝　杜仲　益母草　桑寄生　夜交藤　茯神

天麻钩藤石决明，栀芩杜膝桑寄生，
夜藤茯神益母草，主治眩晕与耳鸣。

**半夏白术天麻汤**（《医学心悟》）

燥湿化痰，平肝息风。风痰上扰，眩晕，头重昏蒙，胸闷恶心，呕吐痰涎，食少多寐，舌苔白腻，脉濡滑。

半夏　天麻　茯苓　橘红　白术　甘草　生姜　大枣

半夏白术天麻汤，苓草橘红枣生姜，
眩晕头痛风痰盛，痰化风息复正常。

**黄连温胆汤**（《六因条辨》）

清热化痰。痰郁化火，头晕头胀，心烦口苦，渴不欲饮，舌红苔黄腻，脉弦滑。

黄连　竹茹　枳实　半夏　陈皮　炙甘草　生姜　茯苓

黄连温胆夏枳茹，陈皮甘草生姜茯，
辛开苦降运中焦，胆郁痰扰诸证除。

**通窍活血汤**（《医林改错》）

活血化瘀，通窍。瘀血阻窍，头痛头晕，健忘失眠，舌紫暗，或有瘀斑、瘀点，苔薄白，脉细或细涩。

赤芍　川芎　桃仁　红花　老葱　鲜姜　红枣　麝香　黄酒

通窍全凭好麝香，桃红大枣与葱姜，
川芎黄酒赤芍药，表里通经第一方。

**泻青丸**（《小儿药证直诀》）

清肝泻火。肝火上炎，头晕耳鸣耳聋，口苦，两胁疼痛，小便赤涩。

龙胆　大黄　防风　羌活　栀子　川芎　当归

泻青丸用龙脑栀，泻火下行大黄施，
羌防升散芎归养，泻火养肝不宜迟。

天麻钩藤饮治疗的肝阳上亢证是由肝经火热引起的，这是和其他肝阳证的不同之处，故本方无白芍等养肝柔肝之品，以栀子、黄芩苦寒直折，照顾肝体阴用阳，以牛膝、杜仲、寄生补肝肾敛浮阳，益母草、夜交藤养血安神。和羚角钩藤汤不同之处在于后者有祛外风和退热的作用，而天麻钩藤饮以内热为主。半夏白术天麻汤主治风痰头晕，盖脾虚气滞，复因劳累恼怒，引动肝风，痰湿逆上，浊阴不降，发作头晕，往往症见食积不消，腹胀便黏，舌苔白腻，亦有感受风邪引动痰邪而作头晕者。天麻既能平肝风又能疏外风，配合二陈及白术化痰，标本兼顾，对于脾虚明显的患者可以加大健脾力度，相反可以加用平肝及下气之品。黄连温胆汤治疗热郁于胆，痰阻中焦，故可辛开苦降，清热化痰，通胆即是温胆，临证见滑脉即可应用，常有卓效。通窍活血汤顾名思义是治疗头面七窍的活血通络方剂，方中麝香尤为重要，通窍活血，消肿散结，有良好的止痛作用，尤其是可以作用于络脉，王清任认为此方麝香最要紧，必买好的方妥，若买当门子更佳，有学者以九香虫或全蝎、蜈蚣、白芷等药代替。葱、姜、酒通阳活血亦不能忽略，若不能饮酒之人，可以延长煎煮时间，酒亦无味。泻青丸为大苦大寒之品直泻肝火，导热从二便分消，羌活、防风乃“火郁发之”之意，全方清中有疏，寓升于降，泻火而不凉遏，升散而不助火，泻肝不伤肝，故为泻肝之良方。

## 二、虚证

### 虚证——病程较长　遇劳即发　神疲乏力脉细或弱者

**归脾汤**（《正体类要》）

益气养血。气血亏虚，清阳不展，眩晕动则加剧，劳累即发，倦怠懒言，唇甲不华，心悸少寐，纳少腹胀，舌质淡，脉细弱。

白术　人参　黄芪　当归　甘草　茯苓　远志　酸枣仁　木香　龙眼肉　生姜　大枣

归脾汤用参术芪，归草茯苓远志齐，
酸枣木香龙眼肉，煎加姜枣益心脾。

**补中益气汤**（《脾胃论》）

健脾益气，升举清阳。中气不足，头晕，

气短乏力，纳少神疲，便溏下坠，脉象无力。

黄芪　炙甘草　人参　当归　陈皮　升麻　柴胡　白术

补中参草术归陈，芪得升柴用更神，

劳倦内伤功独擅，气虚下陷亦堪珍。

**益气聪明汤**（《东垣试效方》）

健脾益气，升清散热。中气不足，清阳不升，热壅头面，头痛眩晕，内障初起，视物不清，眼干，耳鸣耳聋或齿痛。

黄芪　人参　葛根　蔓荆子　白芍　黄柏　升麻　炙甘草

益气聪明汤蔓荆，升葛参芪黄柏并，

再加芍药炙甘草，耳聋目障服之清。

**左归丸**（《景岳全书》）

滋养肝肾。肾精不足，眩晕日久，精神萎靡，腰酸膝软，少寐多梦，健忘，两目干涩，视力减退；或遗精滑泄，耳鸣齿摇；或颧红咽干，五心烦热，舌红少苔，脉细数。

熟地　山萸肉　山药　枸杞子　牛膝　菟丝子　龟板胶　鹿角胶

左归丸内山药地，萸肉枸杞与牛膝，

菟丝龟鹿二胶合，壮水之主方第一。

**右归丸**（《景岳全书》）

温补肾阳，填精补髓，肾阳虚，眩晕，形

寒肢冷，精神萎靡，舌淡脉沉。

熟地黄　附子　肉桂　山药　山茱萸　菟丝子　鹿角胶　枸杞子　当归　杜仲

右归丸中地附桂，山药茱萸菟丝归，
杜仲鹿胶枸杞子，益火之源此方魁。

**侯氏黑散**（《金匮要略》）

平肝息风，温阳化痰，益气养血。寒热错杂，上盛下虚，四肢烦重或偏瘫，心中恶寒烦躁，头痛头晕，或耳鸣耳聋，脘腹冷痛，肠鸣腹泻或便溏。

菊花　白术　细辛　茯苓　牡蛎　防风　桔梗　人参　矾石　黄芩　当归　干姜　川芎　桂枝

侯氏黑散参术防，蛎矾苓辛桂干姜，
桔梗菊花芎归芩，肢重心寒用之良。

**扶桑丸**（《寿世保元》）

除风湿，润五脏。血虚风燥，头晕眼花，口干舌燥，大便艰难，舌燥少津，脉细涩。

桑叶　黑芝麻

扶桑丸即桑麻丸，桑叶一斤四两麻，
泽血疏风颜不老，便秘白头及眼花。

**牛黄清心丸**（《太平惠民和剂局方》）

清心化痰，镇惊祛风。风痰阻窍，头晕目眩，痰涎壅盛，神志混乱，言语不清及惊风抽搐、癫痫。

牛黄　当归　川芎　甘草　山药　黄芩　苦杏仁　大豆黄卷　大枣　白术　茯苓　桔梗　防风　柴胡　阿胶　干姜　白芍　人参　六神曲　肉桂　麦冬　白蔹　蒲黄　人工麝香　冰片　水牛角浓缩粉　羚羊角　朱砂　雄黄

局方牛黄清心丸，归芎甘药芩杏卷，
枣术茯桔防柴胶，姜芍参曲桂麦蔹，
蒲麝冰牛羚朱雄，养心开窍祛风痰。

归脾汤心脾同治，重点在脾，脾旺气血生化有源，方名归脾，意在于此，补气养血药中佐以木香理气醒脾，补而不滞，避免壅滞。补中益气汤最早出自李东垣所著的《内外伤辨惑论》，原方中“须用黄芪最多”，但仅用“五分”，“劳役病热甚者一钱”，他药各用“三分”。补中益气汤一剂药总剂量仅为10g左右，但是大家只重视所谓用药轻灵，却忽视了服药方法。李东垣善用的服药法是先加工成粗粉，然后煎煮，去渣服用，此法服用较为方便，节约成本，如果饮片直接煎服，剂量应该适当增加。益气聪明汤益气升阳散邪、敛阴泻火，中气得到补益，清窍得养，耳聋目障诸症获愈，令人耳聪目明，故名“益气聪明汤”。益气聪明汤治疗饮食劳役，脾胃受伤，用脑用眼过度，上气不足，心火太盛，邪害空窍；而补中益气汤治疗中气不足，清阳下陷，阴火得以乘其土位。补中益气汤服用方法是“早饭后温服”；益气聪明汤临卧服、近五更再煎服，以朝服补阳，暮服补阴。张景岳《质疑录》提出：“左肾主真阴，右肾主真阳。”故滋补肾阴曰“左归丸”，补益肾阳曰“右归丸”。左归丸和右归丸中均有熟地、山药、山萸肉、枸杞子、菟丝子、鹿角胶，此六味甘温味厚，是填精补肾之上品。若加入龟板胶、川牛膝为左归丸，重在滋阴补肾，填精益髓。若加入肉桂、附子、杜仲、当归为右归丸，重在温肾壮阳，填精止遗，方中扶阳药中配以滋阴药，可收“阴中求阳”之效。右归丸中不用牛膝而用杜仲避免气机下沉不利于温阳，不用龟板胶是因为其性咸平而潜镇，不如当归辛温通阳利于温阳。侯氏黑散非仲景所创，盖源于古代侯姓医家，黑散得名一说方中矾石为绿矾，制成的散剂接近黑色，一说黑有北方肾水潜藏之意。侯氏黑散以菊花用量较大，其味甘苦性平，秉秋天金气，能制火益金而平肝息风，火降则热除。据《本草正义》载：“凡花皆主宣扬疏滞，独菊花则摄纳下降，能平肝火、熄内风，抑木气之横逆。”牡蛎、白矾酸敛涩收，清降阳明，又能化顽痰，配合黄芩清肺肃降，防风、细辛、川芎、桔梗宣散风邪，配合姜桂助阳升清，当归、人参、白术、茯苓补气养血。全方升降出入，以敛降收藏为主，象于秋冬。初服二十日温酒调服，先散邪气并通血脉，之后常宜冷食能助药力敛藏，亦是此意。扶桑丸中嫩桑叶、黑芝麻有清补作用，桑叶可以疏散风热，平肝止眩。牛黄清心丸补气养血，化痰开窍，清心宁神，方中雄黄大毒，少服温阳破阴、祛痰解毒，配伍麝香、冰片、朱砂，对于老痰、顽痰有较好的祛除作用。

## 第三节 中风

中风是以猝然昏仆，不省人事，半身不遂，口眼㖞斜，语言不利为主症的病证。

| | | |
|---|---|---|
| 中经络 | 真方白丸子 | 辛温通络，化痰散结 |
| | 牵正散 | 搜风化痰通络，治疗风中头面 |
| | 天麻钩藤饮 | 清肝火、平肝阳、养肝血，用于阳亢化风，风热并重证 |
| | 镇肝熄风汤 | 滋阴潜阳，息风通络，治疗阴虚风动 |
| | 大秦艽汤 | 祛风散邪为主，兼补血清热，疏养结合 |
| | 小续命汤 | 益气温阳，疏风通络 |
| | 侯氏黑散 | 平肝息风，疏风化痰，益气温阳养血 |
| 中脏腑 | 桃仁承气汤 | 通腑泻热，用于中风急性期痰热腑实 |
| | 至宝丹 | 化浊开窍，清热解毒，长于开窍 |

续表

| | | |
|---|---|---|
| 中脏腑 | 安宫牛黄丸 | 清热解毒，镇惊开窍，长于清热解毒 |
| | 羚角钩藤汤 | 凉肝息风止痉，化痰开窍 |
| | 涤痰汤 | 豁痰开窍 |
| | 参附汤 | 回阳救阴，益气固脱 |
| | 生脉散 | 益气养阴，敛阴止汗 |
| | 回阳救急汤 | 回阳救逆，祛寒破阴，益气生脉 |
| 后遗症 | 解语丹 | 搜风化痰，行瘀通络 |
| | 补阳还五汤 | 补气活血通络，重用补气药 |
| | 地黄饮子 | 滋养肝肾，开窍化痰 |
| | 左归丸 | 滋养肝肾，长于补肾精不足 |
| | 小活络丹 | 追风通络，温阳化痰 |
| | 搜风顺气丸 | 搜风顺气，降浊化瘀 |

## 一、中经络

**中经络——半身不遂　口眼㖞斜　语言不利　意识清楚**

**真方白丸子**（《瑞竹堂方》）

化痰通络。风痰入络，肌肤不仁，手足麻木，口眼㖞斜，舌强不语，手足不遂。

半夏　白附子　天南星　天麻　川乌头　全蝎　木香　枳壳

真方白丸子白附，半夏南星和川乌，
天麻木香蝎枳壳，风痰入络定可除。

**牵正散**（《杨氏家藏方》）

祛风化痰，通络止痉。风中头面经络，口眼㖞斜，或面肌抽动，舌淡红，苔白。

白附子　白僵蚕　全蝎

牵正散是杨家方，全蝎僵蚕白附襄，
服用少量热酒下，口眼歪斜疗效彰。

**天麻钩藤饮**（《中医内科杂病证治新义》）

平肝潜阳息风。阳亢化风，头晕头痛，耳鸣目眩，口眼㖞斜，舌强语謇，或手足重滞，口苦面红，舌红苔黄，脉弦数。

天麻　钩藤　石决明　山栀　黄芩　牛膝　杜仲　益母草　桑寄生　夜交藤　茯神

天麻钩藤石决明，栀芩杜膝桑寄生，
夜藤茯神益母草，主治眩晕与耳鸣。

**镇肝熄风汤**（《医学衷中参西录》）

滋阴潜阳，息风通络。阴虚风动，口眼㖞斜，言语不利，甚或半身不遂，头晕耳鸣，腰酸，舌质红，苔腻，脉弦细数。

牛膝　生赭石　生龙骨　生牡蛎　龟板　白芍　玄参　天冬　川楝子　生麦芽　茵陈　甘草

镇肝熄风芍天冬，玄参龟板赭茵从，
龙牡麦芽膝草楝，肝阳上亢能奏功。

**大秦艽汤**（《素问病机气宜保命集》）

祛风清热，养血活血。风邪初中经络，口眼㖞斜，舌强不能言，手足不能运动，舌红苔黄，脉弦数。

秦艽　当归　川芎　独活　防风　白芍　石膏　甘草　羌活　白芷　黄芩　白术　茯苓　生地　熟地　细辛

大秦艽汤羌独防，芎芷辛芩二地黄，
石膏归芍苓甘术，风邪散见可通尝。

**小续命汤**（《备急千金要方》）

辛散温通，扶正祛风。正气内虚，风邪外袭，半身不遂，筋急拘挛，口眼㖞斜，语言謇涩，舌红苔白，脉浮弦。

麻黄　防己　人参　黄芩　桂心　甘草　川芎　芍药　杏仁　附子　防风　生姜

小续命中麻黄汤，防风防己草生姜，
芎芍参附黄芩佐，内虚外风挛急康。

**侯氏黑散**（《金匮要略》）

平肝息风，温阳化痰，益气养血。寒热错杂，上盛下虚，四肢烦重或偏瘫，心中恶寒烦躁，头痛头晕，或耳鸣耳聋，脘腹冷痛，肠鸣腹泻或便溏。

菊花　白术　细辛　茯苓　牡蛎　防风　桔梗　人参　矾石　黄芩　当归　干姜　川芎　桂枝

侯氏黑散参术防，蛎矾苓辛桂干姜，
桔梗菊花芎归芩，肢重心寒用之良。

真方白丸子辛温通络，化痰散结，开破力强，生半夏、白附子、生南星均为灰白色，故称白丸子，真方意指疗效确切。牵正散药共三味，生用且热酒送服，风邪得散，痰毒得化，经络通畅，则㖞斜之口眼得以复正，是名“牵正”。天麻钩藤饮清肝火、平肝阳、养肝血，用于阳亢化风，风热并重证。镇肝熄风汤重用牛膝、生赭石，平冲降逆，平肝潜阳，配合滋阴重镇行气之品，熔镇肝、平肝、清肝、柔肝、养肝、疏肝、泄肝于一炉，麦芽、甘草顾护脾胃。中风病虽有真中及类中之分，然外风在中风发病过程中有着举足轻重的作用，外感风邪，亦伤及正气，往往会成为始动因素，不仅如此，祛风药又同时有通经络的作用。及时祛除外风，营卫畅通，能避免邪气由三阳转入三阴。大秦艽汤以祛风散邪为主，配伍补血、活血、益气、清热之品，疏养结合，邪正兼顾，共奏祛风清热，养血通络之效。小续命汤方中麻黄、防风、生姜开表泄闭，疏通经络而驱风邪外出，人参、甘草、附子、桂心益气温阳以扶正，川芎、芍药、杏仁调气血，并取苦寒之黄芩，清泄郁热，佐制温燥。麻黄、桂心、附子合用尚能宣发阳气，配伍川芎、芍药、杏仁有活血通络之功。本方所治证由正气内虚，风邪外袭所致。风为百病之长，为阳邪，在类中一证中可鼓动阳热而化为肝风。内外证俱有者，先解表而后攻里，岂能执着平肝息风。侯氏黑散以菊花用量较大，其味甘苦性平，秉秋天金气，能制火益金而平肝息风，火降则热除。牡蛎、白矾酸敛涩收，清降阳明，又能化顽痰，配合黄芩清肺肃降，防风、细辛、川芎、桔梗宣散风邪，配合姜桂助阳升清，当归、人参、白术、茯苓补气养血。全方升降出入，以敛降收藏为主，象于秋冬。初服二十日温酒调服，先散邪气并通血脉，之后常宜冷食能助药力敛藏，亦是此意。

## 二、中脏腑

**中腑脏——昏不知人　或神志异常　肢体不用**

**闭证——昏仆不醒　牙关紧闭　口噤不开　两手握固　大小便闭　肢体强痉**

**桃仁承气汤**（《温病条辨》）

通腑泻热。中风急性期痰热腑实，半身不遂，舌强语謇，神识欠清或昏糊，肢体强急，痰多而黏，伴腹胀，便秘，舌质暗红，或有瘀点瘀斑，苔黄腻，脉弦滑或弦涩。

大黄　桃仁　芒硝　当归　丹皮　芍药

桃仁承气非桃核，仲景心法鞠通则，
当归芍药黄硝丹，热瘀血分药性合。

**至宝丹**（《灵苑方》）

化浊开窍，清热解毒。痰热内闭心包，神昏谵语，身热烦躁，痰盛气粗，舌绛苔黄垢腻，脉滑数。

犀角（用水牛角代替） 玳瑁 琥珀 朱砂 雄黄 牛黄 龙脑 麝香 安息香 金箔 银箔

至宝朱珀麝息香，雄玳犀角与牛黄，
金银两箔兼龙脑，开窍清热解毒凉。

**安宫牛黄丸**（《温病条辨》）

清热解毒，镇惊开窍。热入心包，中风高热，神昏谵语，喉中痰鸣，大便干，舌质红，苔黄腻。

牛黄 郁金 犀角（用水牛角代替） 黄芩 黄连 雄黄 栀子 朱砂 冰片 麝香 珍珠 金箔

安宫牛黄开窍方，芩连栀郁朱雄黄，
犀角珍珠冰麝箔，热陷心包功效良。

**羚角钩藤汤**（《通俗伤寒论》）

凉肝息风止痉，化痰开窍。肝风痰火壅盛，突然昏仆，牙关紧闭，两手握固，大小便闭，肢体强痉，面赤身热，气粗口臭，苔黄腻，脉弦滑而数。

羚角片　桑叶　川贝母　鲜生地　钩藤　菊花　茯神　生白芍　甘草　竹茹

羚角钩藤茯菊桑，竹茹贝草芍地黄，
阳邪亢盛成痉厥，肝风内动急煎尝。

**涤痰汤**（《奇效良方》）

豁痰开窍。痰蒙心窍，不省人事，口噤不开，两手握固，大小便闭，面白唇暗，静卧不烦，四肢不温，痰涎壅盛，苔白腻，脉沉滑缓。

茯苓　人参　甘草　橘红　胆星　半夏　竹茹　枳实　菖蒲

涤痰汤用半夏星，甘草橘红参茯苓，
竹茹菖蒲兼枳实，痰迷舌强服之醒。

桃仁承气汤出自吴鞠通《温病条辨》，和《伤寒论》桃核承气汤虽一字之差，两者均属于攻下之法但是证情截然不同，以大黄、芒硝配伍桃仁及活血化瘀药物，意在攻下体内瘀热，给邪气以出路，存得正气。《本草纲目》有云："雄黄，乃治疮杀毒要药也，而入肝经气分，故肝风、肝气、惊痫、痰涎、头痛眩晕、暑疟泄痢、积聚诸病，用之有殊功。"雄黄辛苦温，有大毒，古人认为黄色纯阳、雄为阳，雄黄少服温阳祛痰解毒，祛体内阴邪积聚，去诸恶疾，对其毒性也有明确的认识。中国历来有端午饮雄黄酒的习俗，在先秦时代认为端午时值仲夏，蛇、蝎子、蜈蚣、壁虎、蟾蜍“五毒并出”，在自酿的黄酒中加入微量雄黄，有辟邪驱虫之意，但其更深层次含义为借端午天地阳气，服辛温之剂，祛阴寒邪气，然陈寒痼冷、淤腐之痰浊，非雄黄不能除，以毒攻毒即是以气味极偏之“毒”攻偏盛至极之邪“毒”。至宝丹、安宫牛黄丸均用到雄黄即是此意。羚角钩藤汤集咸寒、苦寒、甘寒、酸寒、辛寒于一方，用于风火痰内盛，复有阴血津液受伤之证，多伴有抽搐。涤痰汤用于痰浊蒙蔽心窍之轻证。

**脱证——昏仆不省　目合口张　鼻鼾息微　肢体软瘫　肢冷汗多　二便自遗**

**参附汤**（《妇人大全良方》）

回阳救阴，益气固脱。阳气衰微，突然昏仆，汗出肢冷欲脱，大小便自遗，肢体软瘫，舌痿，脉细弱或脉微欲绝。

人参　附子　生姜　大枣

参附汤是救急方，补气回阳效力彰，
正气大亏阳暴脱，喘汗肢冷可煎尝。

**生脉散**（《医学启源》）

益气养阴，敛阴止汗。用于津气耗竭。

人参　麦冬　五味子

生脉麦冬五味参，保肺清心治暑淫，
气少汗多兼口渴，病危脉绝急煎斟。

**回阳救急汤**（《伤寒六书》）

回阳救逆，益气生脉。真阳衰微，昏仆欲脱，汗出肢冷，恶寒踡卧，四肢厥冷，吐泻腹痛，口不渴，神衰欲寐，或身寒战栗，或指甲口唇青紫，或吐涎沫，舌淡苔白，脉沉微，甚或无脉等。

熟附子　干姜　肉桂　人参　白术　茯苓　陈皮　炙甘草　五味子　半夏　麝香

回阳救逆用六君，桂附干姜五味寻，
加麝三厘或胆汁，三阴寒厥建奇勋。

人参生长缓慢，喜阴，禀阴气之重，大补元气同时又有坚阴固阴之效，附子禀天地阳刚之气而辛热，参附汤中两者配伍则阴阳和合，回阳救逆。加入姜枣者，为存一分胃气则生。郑钦安《医理真传》“按独参汤一方，乃补阴之第一方也”。“故仲景不用参于回阳，而用参于大热亡阴之症以存阴，如人参白虎汤、小柴胡汤之类是也”。正当用参以扶立极之元阴，元阴盛而周身之阴血自盛，血盛而虚者不虚，病者不病矣。回阳救急汤除回阳救逆、益气生脉之品外，再加肉桂、五味子、麝香、生姜，温壮元阳，祛寒破阴邪，尤其麝香三厘，可斩关夺门，通行十二经脉，且与五味子之酸收相配，则发中有收，使诸药迅布周身，而无虚阳散越之弊。

## 三、恢复期

**解语丹**（《医学心悟》）

搜风化痰，行瘀通络。风痰阻络，舌强语謇或失语，口眼㖞斜，半身不遂，肢体麻木，苔滑腻，舌暗紫，脉弦滑。

白附子　石菖蒲　远志　天麻　全蝎　羌活　甘草　木香　胆南星

解语丹是程氏方，天麻全蝎白附菖，
羌星远志木香草，风痰瘀阻服之良。

**补阳还五汤**（《医林改错》）

补气活血通络。气虚血瘀，肢体偏枯不用，肢软无力，舌质淡紫或有瘀斑，脉细涩或细弱。

黄芪　当归尾　赤芍　地龙　川芎　红花　桃仁

补阳还五芪归芎，桃红赤芍加地龙，
半身不遂中风证，益气活血经络通。

**地黄饮子**（《宣明方论》）

滋养肝肾，开窍化痰。下元虚衰，痰浊上

泛，舌强不语，半身不遂，拘挛变形，肌肉萎缩，脉沉细。

熟地黄　巴戟天　山茱萸　石斛　肉苁蓉　附子　五味子　肉桂　白茯苓　麦门冬　菖蒲　远志　生姜　大枣　薄荷

地黄饮子山茱斛，麦味菖蒲远志茯，
苁蓉桂附巴戟天，少入薄荷姜枣服。

**左归丸**（《景岳全书》）

滋养肝肾。肾精不足，腰膝酸软，肢体不用，五心烦热，舌红少苔，脉细数。

熟地　山萸肉　山药　枸杞子　牛膝　菟丝子　龟板胶　鹿角胶

左归丸内山药地，萸肉枸杞与牛膝，
菟丝龟鹿二胶合，壮水之主方第一。

**小活络丹**（《太平惠民和剂局方》）

祛风除湿，化痰通络，活血止痛。湿痰瘀血阻滞经络，中风日久不愈，手足不仁，腰腿沉重，或腿臂间作痛。

天南星　制川乌　制草乌　地龙　制乳香　制没药

小活络丹天南星，二乌乳没加地龙，
中风手足皆麻木，风痰瘀血闭在经。

**搜风顺气丸**（《寿世保元》）

搜风顺气，降浊化瘀。中风偏瘫，肾精不

足，肠胃积热，胸膈痞闷，大便燥结，遍身虚痒，脉浮数。

大黄　火麻仁　郁李仁　枳壳　山茱萸　车前子　槟榔　山药　怀牛膝　菟丝子　独活

搜风顺气黄麻郁，山药山萸车前膝，
菟丝独活槟榔枳，肠风便秘顽癣宜。

王清任将人身阳气比拟为有十成，左右各得五成，若气亏仅剩五成则归并一侧而成半身不遂。补阳还五汤重用黄芪补气恢复阳气而“还五”，与活血化瘀药配伍，广泛用于临床难治症。生黄芪的用量宜重，可从 30 ~ 60g 开始，效果不明显时可逐渐加量。由于生黄芪用来补气，宜久煎，其他活血化瘀药物不宜久煎，故笔者认为生黄芪先煎 1 小时左右为宜，后下其他药物，根据用量可增加煎煮时间，一是有效成分析出充分，二是减少“上火”的反应。地黄饮子大补肝肾，阴阳互补，滋生元气，方用熟地黄、山茱萸滋补肾阴；肉苁蓉、巴戟天、附子、肉桂温壮肾阳、引火归原；石斛、麦冬、五味子滋养肺气，助肾收纳，金水相生；石菖蒲与远志、茯苓合用开窍化痰、交通心肾。地黄饮子之妙，在于补肾填精，温下焦而降肺气，恢复气机，肾纳气封藏，水谷精微归于正化，痰浊自去，与景岳熟地之用有相同之处。左归丸多用血肉有情之品滋养肾精。小活络丹追风活血，温阳化痰，用于中风日久不愈，湿痰瘀血阻滞经络诸症。搜风顺气丸方中大黄酒浸，九蒸九晒，使泻下力缓，活血降浊力强，全方具有补肾润肠、通腑泻浊、祛风化湿之效，使三焦气机通畅，肝肾精血充足，风火痰瘀无以产生，而保周身气血平和。

## 第四节　癫狂

癫狂为临床常见的精神失常疾病。

| | | |
|---|---|---|
| 癫证 | 逍遥散 | 调和肝脾，用于肝郁脾虚证 |
| | 四七汤 | 行气化痰，疏肝解郁 |
| | 越鞠丸 | 理气解郁，宽中除满 |
| | 顺气导痰汤 | 下气涤痰，开窍，健脾 |
| | 控涎丹 | 攻逐痰饮 |
| | 苏合香丸 | 理气豁痰，醒脑开窍 |
| | 血府逐瘀汤 | 理气活血化瘀 |
| | 通窍活血汤 | 活血通窍醒脑 |
| | 养心汤 | 健脾养心，安神定志 |
| | 琥珀养心丹 | 滋养心肾，镇惊安神 |
| | 牛黄清心丸 | 清心化痰，镇惊祛风，益气养血 |
| 狂证 | 生铁落饮 | 清心泻火，涤痰醒神，长于镇肝凉血 |
| | 礞石滚痰丸 | 逐痰泻火，长于泻下痰浊 |
| | 安宫牛黄丸 | 清热镇惊，醒脑开窍，长于清热解毒 |

续表

| | | |
|---|---|---|
| 狂证 | 温胆汤 | 清热化痰宁心，利胆和胃健脾 |
| | 白金丸 | 豁痰通窍，清心安神 |
| | 癫狂梦醒汤 | 豁痰化瘀，调畅气血，化痰活血兼施 |
| | 大黄䗪虫丸 | 攻逐蓄血，长于破瘀 |
| | 桃核承气汤 | 逐瘀泻热，温通血脉，表里双解 |
| | 抵当汤 | 破血逐瘀，邪去正安 |
| | 小承气汤 | 通腑泻热 |
| | 朱砂安神丸 | 滋阴降火，重镇安神 |
| | 二阴煎 | 育阴潜阳，交通心肾 |
| | 防己地黄汤 | 养血凉血，祛风宁神 |

## 一、癫证

**癫证——精神抑郁　表情淡漠　沉默痴呆　语无伦次　终日闭户　不知饥饱**

**逍遥散**（《太平惠民和剂局方》）

调和肝脾。肝郁脾虚，痰郁神窍，精神抑郁，表情淡漠，沉默痴呆，时时太息，脉弦而虚。

炙甘草　当归　茯苓　芍药　白术　柴胡　薄荷　煨姜

逍遥散用当归芍，苓术姜薄加柴草，
肝郁血虚脾气弱，调和肝脾功效卓。

**四七汤**（《太平惠民和剂局方》）

行气化痰。肝气郁结，喃喃自语，多疑多虑，表情淡漠，沉默痴呆。

半夏　茯苓　紫苏叶　厚朴　生姜　大枣

四七汤理七情气，半夏厚朴茯苓苏，
姜枣煎之舒郁结，痰涎呕痛尽能纾。

**越鞠丸**（《丹溪心法》）

理气解郁，宽中除满。胸脘痞闷，饮食不消，腹中胀满，嗳气吞酸。

香附　川芎　栀子　苍术　六神曲

行气解郁越鞠丸，香附苍芎栀曲研，
气血痰火湿食郁，随证易君并加减。

**顺气导痰汤**（《李氏医鉴》）

涤痰开窍。痰浊蒙蔽心窍，癫证，抑郁痴呆，语无伦次，脉弦细或弦滑。

半夏　陈皮　茯苓　甘草　胆南星　枳实　生姜　木香　香附

顺气导痰用二陈，星枳生姜二香承，
化痰开窍驱顽疾，理气解郁振精神。

**控涎丹**（《三因极一病证方论》）

祛痰逐饮。痰饮内伏，喃喃自语，多疑多虑，表情淡漠，沉默痴呆。

甘遂　大戟　白芥子

控涎丹用芥戟遂，痰涎癥瘕此方推，

面垢攻邪气正化，麝香通窍亦可追。

**苏合香丸**（《太平惠民和剂局方》）

理气豁痰，醒脑开窍。痰迷心窍，神思迷惘，表情呆钝，言语错乱，目瞪不瞬，舌苔白腻。

苏合香　安息香　冰片　水牛角浓缩粉　人工麝香　檀香　沉香　丁香　香附　木香　乳香　荜茇　白术　诃子肉　朱砂

苏合香丸麝息香，木丁朱乳荜檀襄，
牛冰术沉诃香附，中恶急救莫彷徨。

**血府逐瘀汤**（《医林改错》）

理气活血化瘀。癫狂日久，气滞血瘀，形成宿疾，唇暗或两目暗黑，舌质暗红，或舌有瘀斑、瘀点，脉涩或弦紧。

当归　生地　桃仁　红花　枳壳　赤芍　柴胡　甘草　桔梗　川芎　牛膝

血府当归生地桃，红花甘草壳赤芍，
柴胡芎桔牛膝等，血化下行不作劳。

**通窍活血汤**（《医林改错》）

活血化瘀，通窍醒脑。瘀血阻窍，淡漠不知，喃喃自语，不知饥饱，舌紫暗，或有瘀斑、瘀点。

赤芍　川芎　桃仁　红花　老葱　鲜姜　红枣　麝香　黄酒

通窍全凭好麝香，桃红大枣与葱姜，
川芎黄酒赤芍药，表里通经第一方。

**养心汤**（《仁斋直指方》）

健脾养心，安神定志。心脾两虚，心悸易惊，健忘失眠，神思恍惚，魂梦颠倒，饮食减少。

炙黄芪　白茯苓　茯神　半夏曲　当归　川芎　远志　肉桂　柏子仁　酸枣仁　五味子　人参　甘草

养心汤用芪远参，二茯味归柏枣仁，
甘芎夏曲合肉桂，经行情志异常人。

**琥珀养心丹**（《证治汇补》）

滋养心肾，镇惊安神。心肾不足，悸惕不安，反应迟钝。

琥珀　龙齿　远志　石菖蒲　茯神　人参　酸枣仁　当归　生地黄　黄连　柏子仁　朱砂　牛黄　猪心血　灯心草　金箔

琥珀远志齿茯神，菖归生地酸枣参，
黄连柏仁朱牛黄，金箔为衣猪灯心。

**牛黄清心丸**（《太平惠民和剂局方》）

清心化痰，镇惊祛风，益气养血。风痰阻窍，神志混乱，言语不清，头晕目眩，痰涎壅盛，脉滑。

牛黄　当归　川芎　甘草　山药　黄芩

苦杏仁　大豆黄卷　大枣　白术　茯苓　桔梗　防风　柴胡　阿胶　干姜　白芍　人参　六神曲　肉桂　麦冬　白蔹　蒲黄　人工麝香　冰片　水牛角浓缩粉　羚羊角　朱砂　雄黄

局方牛黄清心丸，归芎甘药芩杏卷，
枣术茯桔防柴胶，姜芍参曲桂麦蔹，
蒲麝冰牛羚朱雄，养心开窍祛风痰。

癫证的基本病理因素为痰，对于初病体实，饮食不衰者，可予吐下劫夺，荡涤痰浊，如控涎丹；或理气豁痰，如顺气导痰汤、苏合香丸，但攻逐药物不宜久用，防止伤及正气。对于体质一般者以越鞠丸、逍遥散、四七汤健脾化痰，疏肝理气，缓缓图之。对于气滞痰凝，影响血运，形成痰瘀胶结，潜伏脏腑经络之中，形成宿疾，每因触动而发，灵机逆乱，神志失常者，可选用活血化瘀法治疗，如通窍活血汤、血府逐瘀汤。总之癫证的治疗祛痰不伤正，宜温开。四七汤以四味药治人之七情，故名四七。控涎丹又名妙应丸、子龙丸，能荡涤脏腑经络之处之水饮、痰毒、恶血，邪去正安，为末糊丸或装胶囊，临卧姜汤送服，应从小剂量试服，逐渐加量，次日察其大便，以便溏为度。琥珀养心丹补肾养心、镇惊安神，用于心肾不足之癫证，以猪心血为丸，金箔为衣，用灯心汤送下。牛黄清心丸补气养血，化痰开窍，清心宁神，可用于虚实夹杂癫证，方中雄黄大毒，少服温阳祛痰解毒，祛体内阴邪积聚，对于癫证老痰、顽痰、寒痰有较好的祛除作用，配伍麝香、冰片、朱砂有协同作用。

## 二、狂证

**狂证——亢奋不寐　狂躁不安　喧扰不宁　骂詈毁物　气力倍增　刚暴易怒**

**生铁落饮**（《医学心悟》）

清心泻火，涤痰醒神。痰热上扰，窍蒙神昏，性情急躁，突发狂乱无知，骂詈号叫，不避亲疏，或毁物伤人，气力愈常，不食不眠，舌质红绛，苔多黄腻或黄燥而垢，脉弦大滑数。

生铁落　天冬　麦冬　贝母　胆星　橘红　远志　石菖蒲　连翘　茯苓　茯神　玄参　钩藤　丹参　朱砂

生铁连翘钩藤玄，朱砂二茯二冬远，
丹参蒲贝橘星胆，镇心涤痰肝火泻。

**礞石滚痰丸**（《泰定养生主论》）

逐痰泻火。痰火壅盛，神志不清，狂躁不已，舌苔黄垢腻。

大黄　黄芩　青礞石　沉香

滚痰丸用青礞石，大黄黄芩与沉香，
百病多因痰作祟，顽痰怪症力能匡。

**安宫牛黄丸**（《温病条辨》）

清热镇惊，醒脑开窍。痰热蒙蔽脑窍，狂躁叫骂，不避亲疏，或毁物伤人，不食不眠。

牛黄　郁金　犀角（用水牛角代替）　黄芩　黄连　雄黄　栀子　朱砂　冰片　麝香　珍珠　金箔

安宫牛黄开窍方，芩连栀郁朱雄黄，
犀角珍珠冰麝箔，热陷心包功效良。

**温胆汤**（《三因极一病证方论》）

清热化痰宁心。痰浊扰心，神志较清，心烦亢奋，不寐多言，苔腻，脉弦滑。

半夏　竹茹　枳实　陈皮　甘草　茯苓　生姜　大枣

温胆夏茹枳陈助，佐以茯草姜枣煮，
理气化痰利胆胃，胆郁痰扰诸证除。

**白金丸**（《医方集解》）

豁痰通窍，清心安神。痰气壅塞，癫痫发狂，猝然昏倒，口吐涎沫。

白矾　郁金

白金丸子治癫狂，心窍痰迷恶血戕，
七两郁金川出者，明矾三两合成方。

**癫狂梦醒汤**（《医林改错》）

豁痰化瘀，调畅气血。气血郁滞，痰热瘀结，癫狂日久不愈，面色晦滞而秽，恼怒躁扰不休，多言不序，甚至登高而歌，弃衣而走，妄见妄闻，妄思离奇，头痛，舌质紫暗，有瘀斑，脉弦细或细涩。

桃仁　柴胡　香附　木通　赤芍　半夏　大腹皮　青皮　陈皮　桑白皮　苏子　甘草

癫狂梦醒青陈苏，香附木通桑腹皮，
赤芍桃仁柴半草，痰热瘀结狂躁息。

**大黄䗪虫丸**（《金匮要略》）

攻逐蓄血。蓄血内结癫狂，舌质紫暗，有瘀斑，脉弦细或细涩。

大黄　甘草　黄芩　桃仁　杏仁　水蛭　虻虫　蛴螬　芍药　干地黄　干漆　䗪虫

䗪虫水蛭虻蛴螬，干漆干地芍杏桃，
大黄黄芩甘草缓，通经消痞肿块消。

**桃核承气汤**（《伤寒论》）

逐瘀泻热。下焦蓄血证，少腹急结，小便自利，神志如狂，脉沉实而涩。

桃仁　大黄　桂枝　芒硝　炙甘草

桃核承气用硝黄，桂枝甘草合成方，
下焦蓄血急煎服，解除夜热烦如狂。

**抵当汤**（《伤寒论》）

破血逐瘀。下焦蓄血，发狂或如狂，少腹硬满，小便自利，喜忘，大便色黑易解，舌质紫绛，脉沉结或沉涩。

水蛭　虻虫　桃仁　大黄

抵当汤中用大黄，虻虫桃蛭力最强，
少腹硬满小便利，攻瘀逐热治发狂。

**小承气汤**（《伤寒论》）

荡涤秽浊，清泄胃肠实火。阳明腑热，神志不清，狂乱不已，大便燥结，舌苔黄燥，脉实大。

大黄　厚朴　枳实

小承气汤朴枳黄，便硬谵语腹胀详，
识得燥结分轻重，脉滑不紧用此方。

**朱砂安神丸**（《内外伤辨惑论》）

清心降火，重镇安神。阴血不足，虚火亢盛，兴奋话多，惊悸怔忡，心神烦乱，失眠多梦。

朱砂　黄连　炙甘草　生地　当归

朱砂安神东恒方，归连甘草生地黄，
怔忡不寐心烦乱，清热养阴可复康。

**二阴煎**（《景岳全书》）

育阴潜阳，交通心肾。火盛阴伤，癫狂久延，时作时止，势已较缓，妄言妄为，呼之已能自制，但有疲惫之象，寝不安寐，烦惋焦躁，形瘦，面红而秽，口干便难，舌尖红无苔，有剥裂，脉细数。

生地　麦冬　枣仁　甘草　玄参　黄连
茯苓　木通　灯心草　淡竹叶

地冬枣仁心通玄，竹叶甘草茯苓连，
水不制火心经热，养阴清火自安眠。

**防己地黄汤**（《金匮要略》）

养血凉血，祛风宁神。风入心经，阴虚血热，病如狂状，妄行，独语不休，无寒热，脉浮。

汉防己　桂枝　防风　甘草　生地

妄行独语病如狂，一分己甘三桂防，
杯酒淋来取清汁，二斤蒸地绞和尝。

狂证的基本病理因素为痰火瘀血，多予逐痰泻火，荡涤痰浊之法，如礞石滚痰丸、小承气汤、生铁落饮、大黄䗪虫丸等，方中大黄、礞石、芒硝、芫花、生铁落、代赭石之类，取其重镇下行，导痰而出，逐瘀而下，复其本神。生铁落饮又加入滋阴清热药物，尤适于痰热伤阴者。狂属痰火上扰，可予凉开，安宫牛黄丸、温胆汤、白金丸、癫狂梦醒汤豁痰化瘀，调畅气血。安宫牛黄丸含有雄黄，有大毒，少服温阳祛痰解毒，祛体内阴邪积聚，去诸恶疾。痰浊瘀血停积既久，如沟渠壅遏，瘀浊臭秽，雄黄疏通逐邪，对于癫狂疑难之疾不失为有效治疗途径。脾虚为生痰之本，痰湿内阻，过于甘补容易造成中焦壅滞，进而郁热内生，故而温胆汤以甘淡渗利之茯苓、甘草为主，配合辛温通利燥湿而又不耗气的枳实、陈皮、竹茹、半夏、生姜，勿犯虚虚实实之戒。

大黄䗪虫丸、桃核承气汤适用于蓄血发狂证。“抵当”方名一谓非大毒猛厉之剂不足以抵挡其热结蓄血之证；一谓抵当乃抵掌之讹，抵掌是水蛭的别名，本方以其为主药，因而得名。张景岳二阴煎治疗心经有火，水不制火之证，所谓二阴煎是取自于“天一生水，地六成之；地二生火，天七成之；天三生木，地八成之；地四生金，天九成之”，故一阴煎滋肾阴，二阴煎清心火，三阴煎养肝血，四阴煎保肺阴。防己地黄汤以大剂量生地黄滋阴养血而涵木降火，配伍小剂量桂枝、甘草和阳来反佐地黄，防己、防风祛风除湿化痰宁神。

## 第五节　痫病

反复发作性意识丧失，强直抽搐，口吐涎沫，两目上视或口中怪叫，移时苏醒，一如常人，是为痫病。

| | | |
|---|---|---|
| 实证 | 定痫丸 | 豁痰开窍，息风定惊 |
| | 五生丸 | 辛温燥湿豁痰，力量较强，毒性大 |
| | 龙胆泻肝汤 | 善于清泻肝火或湿热 |
| | 控涎丹 | 攻逐痰饮 |
| | 通窍活血汤 | 活血化瘀，醒脑开窍 |
| | 风引汤 | 疏风清热，化痰定痉 |

续表

| 虚证 | 归脾汤 | 益气补血，养心安神 |
|---|---|---|
| | 左归丸 | 滋养肝肾，填精益髓 |

## 一、实证

**实证——大发作　来势急骤　神昏猝倒　口噤牙紧　颈项强直　四肢抽搐　口吐涎沫　气粗痰鸣**

**定痫丸**（《医学心悟》）

豁痰开窍，息风定惊。痰浊素盛，肝风内动，蒙闭清窍，忽然发作，眩仆倒地，目睛上视，口吐白沫，喉中痰鸣，叫喊作声，甚或手足抽搐，舌苔白腻微黄，脉弦滑略数。

天麻　川贝母　胆南星　半夏　陈皮　茯苓　茯神　丹参　麦冬　石菖蒲　远志　全蝎　僵蚕　琥珀　辰砂　鲜竹沥　姜汁　甘草

定痫二茯贝天麻，丹麦陈远蒲姜夏，
胆星蝎蚕珀竹沥，姜汁甘草和朱砂。

**五生丸**（《玉机微义》）

温阳燥湿，除痰定痫。风痫有痰，阴脉弦细缓者。

生南星　生半夏　生白附子　川乌　黑豆

川乌黑豆五生丸，半夏南星白附生，

阳虚痰湿阴痫发，温阳除痰顺气定。

**龙胆泻肝汤**（《医方集解》）

清热泻火，化痰开窍。发作时昏仆抽搐，吐涎，或有吼叫，平时急躁易怒，心烦失眠，咳痰不爽，口苦咽干，便秘溲黄，病发后，病情加重，彻夜难眠，目赤，舌红，苔黄腻，脉弦滑而数。

龙胆草　栀子　黄芩　木通　泽泻　车前子　柴胡　甘草　当归　生地

龙胆芩栀酒拌炒，木通泽泻车柴草，
当归生地益阴血，肝胆实火湿热消。

**控涎丹**（《三因极一病证方论》）

祛痰逐饮。痰饮内伏，神昏猝倒，口噤牙紧，颈项强直，四肢抽搐者，口吐涎沫，气粗痰鸣。

甘遂　大戟　白芥子

控涎丹用芥戟遂，痰涎癥瘕此方推，
面垢攻邪气正化，麝香通窍亦可追。

**通窍活血汤**（《医林改错》）

活血化瘀，醒脑通窍。瘀阻头巅，头痛头晕，肢体抽动，舌质暗红或有瘀斑，舌苔薄白，脉涩或弦。

赤芍　川芎　桃仁　红花　老葱　鲜姜红枣　麝香　黄酒

通窍全凭好麝香，桃红大枣与葱姜，
川芎黄酒赤芍药，表里通经第一方。

**风引汤**（《金匮要略》）

清热化痰，息风定痉。火热生风，五脏亢盛，小儿惊痫瘛疭，发作时昏仆抽搐，面色潮红，便秘口干，舌红，苔黄腻，脉滑数。

大黄　干姜　龙骨　桂枝　甘草　牡蛎　寒水石　滑石　赤石脂　白石脂　紫石英　石膏

四两大黄二牡甘，龙姜四两桂枝三，
滑寒赤白紫膏六，瘫痫诸风个中探。

痫病之痰，异于一般痰邪，具有深遏潜伏，胶固难化，随风气而聚散之特征，非一般祛痰与化痰药物所能涤除。辛温开破法则采用大辛大热的川乌、半夏、南星、白附子等具有破痰邪之积聚，捣沉痼之胶结，从而促进顽痰消散，痫病缓解。定痫丸为风痰蕴热痫病发作的常用方，长于辛开苦降，临床应用以舌苔白腻微黄，脉弦滑略数为辨证要点。五生丸方名最早见于《丹溪手镜》，但无组成，《玉机微义》所载李仲南五生丸明确组成，其中半夏与川乌为“十八反”，但有研究提示减去川乌后副作用增强，“有故无殒，亦无殒”。痰之本水湿也，得气与火，则结为痰，随气升降，无处不到，控涎丹甘遂、大戟、白芥子祛痰逐饮，殊有奇效。通窍活血汤凭借麝香开窍通络，老葱、鲜姜、黄酒为引，配伍活血化瘀之品，对瘀血阻窍证有很好疗效。风引汤用石膏、寒水石、大黄泻风火痰热，干姜、桂枝、赤石脂、白石脂、紫石英温补五脏，寒热并用，攻补兼施，善治风痫掣引，故名风引。

## 二、虚证

**虚证——小发作或局部抽动　徐动无力　神志清楚　神疲乏力　大便溏薄**

**归脾汤**（《正体类要》）

益气补血，养心安神。心脾两伤，反复发痫，神疲乏力，心悸气短，失眠多梦，面色苍白，体瘦纳呆，大便溏薄，舌质淡，苔白腻，脉沉细而弱。

白术　人参　黄芪　当归　甘草　茯苓　远志　酸枣仁　木香　龙眼肉　生姜　大枣

归脾汤用参术芪，归草茯苓远志齐，
酸枣木香龙眼肉，煎加姜枣益心脾。

**左归丸**（《景岳全书》）

滋养肝肾。心肾精血亏虚，髓海不足，痫病频发，神思恍惚，头晕目眩，腰膝酸软，舌质淡红，脉沉细而数。

熟地　山萸肉　山药　枸杞子　牛膝　菟

丝子　龟板胶　鹿角胶

左归丸内山药地，萸肉枸杞与牛膝，
菟丝龟鹿二胶合，壮水之主方第一。

痫病发作日久，耗伤正气，肢体抽动徐缓无力，但往往发作频繁，治疗着眼补益正气，加强抗邪能力，归脾汤益气补血，酸甘养胃，而左归丸加入血肉有情之品，有更直接作用。正气充足，气化归常，邪气渐渐消磨，可期痊愈。

## 第六节　痴呆

痴呆临床表现为呆傻愚笨，智能低下，反应迟钝，善忘。

| | | |
|---|---|---|
| 虚证 | 七福饮 | 补肾益髓，健脾化痰，先后天同补 |
| | 河车大造丸 | 补肾益精 |
| | 还少丹 | 肝脾肾同补 |
| | 知柏地黄丸 | 滋阴坚阴清热 |
| | 转呆丹 | 养肝补心，疏肝而化痰 |
| | 洗心汤 | 温阳益气，温阳而化痰 |
| | 启心救胃汤 | 健脾益气，消食而化痰 |
| | 孔圣枕中丹 | 交通心肾，化痰镇心 |
| 实证 | 涤痰汤 | 化痰开窍 |
| | 半夏白术天麻汤 | 化痰息风，健脾祛湿 |

续表

| | | |
|---|---|---|
| 实证 | 通窍活血汤 | 活血化瘀，醒脑通窍 |
| | 桃核承气汤 | 逐瘀泻热，用于下焦蓄血证痴呆 |
| | 健脑散 | 养血益气，化瘀通络，用于外伤导致的痴呆 |

## 一、虚证

**虚证——神气不足　言行迟弱　面色失荣　形体消瘦**

**七福饮**（《景岳全书》）

补肾益髓，化痰宣窍。智能减退，记忆力、计算力、定向力、判断力明显减退，神情呆钝，词不达意，头晕耳鸣，懈惰思卧，齿枯发焦，腰酸骨软，步履艰难，舌瘦色淡，苔薄白，脉沉细弱。

人参　熟地　当归　白术　炙甘草　枣仁　远志

七福饮中人参熟，当归志草酸枣术，
气血双补安心神，补肾益髓时常服。

**河车大造丸**（《扶寿精方》）

补肾益精。真元虚弱，精血衰少所致的痴呆，头晕耳鸣，腰膝酸软，舌瘦色淡，苔薄白，脉沉细弱。

紫河车　牛膝　肉苁蓉　熟地　生地　麦冬　天冬　杜仲　黄柏　五味子　锁阳　当归　枸杞

河车大造苁蓉膝，二地二冬杜柏杞，
五味锁阳当归入，肾虚精亏此方递。

**还少丹**（《医方集解》）

健脾养肝，补肾益精。气血不足，肾精亏虚痴呆，表情呆滞，沉默寡言，记忆减退，失认失算，食少纳呆，气短懒言，舌红，苔少或无苔，脉沉细弱，双尺尤甚。

山药　牛膝　山茱萸　茯苓　五味子　肉苁蓉　石菖蒲　巴戟天　远志　杜仲　楮实　茴香　枸杞子　熟地黄　大枣

还少丹中熟地杞，苁蓉茴戟杜仲萸，
牛膝楮实茯苓药，大枣菖蒲味志随。

**知柏地黄丸**（《医方考》）

滋阴益肾。肾阴不足，心火妄亢，言行不经，心烦溲赤，舌红少苔，脉细而弦数。

知母　黄柏　熟地黄　山茱萸　山药　牡丹皮　茯苓　泽泻

六味地黄益肾肝，山药丹泽萸苓掺，
更加知柏成八味，阴虚火旺可煎餐。

**转呆丹**（《辨证录》）

养肝补心，化痰安神。肝郁化火，灼伤肝

血心液，心烦躁动，言语颠倒，歌笑不休，甚至反喜污秽，或喜食炭灰。

人参　当归　半夏　柴胡　附子　生枣仁　菖蒲　茯神　白芍　神曲　天花粉　柏子仁

转呆参归芍柴胡，茯曲柏枣仁菖蒲，
半夏花粉反附子，肝木焚心细细服。

**洗心汤**（《辨证录》）

化痰开窍，通阳扶正。肝郁气滞，痰浊壅积，致患呆病，终日不言不语，不思饮食，忽歌忽笑，洁秽不分，亲疏不辨。

人参　茯神　半夏　陈皮　神曲　甘草　附子　菖蒲　生枣仁

参草益气附阳扶，陈夏神曲菖蒲舒，
茯神枣仁心神养，扶正祛痰辨证录。

**启心救胃汤**（《辨证录》）

健脾益气，燥湿消痰。胃气伤而痰迷，喃喃自语或少言寡语，哭笑时作，舌淡红，苔白腻，脉细滑。

人参　茯苓　白芥子　菖蒲　神曲　半夏　南星　黄连　甘草　枳壳

启心救胃参草苓，芥子菖蒲曲夏星，
黄连枳壳消痰火，益心开窍胃气平。

**孔圣枕中丹**（《备急千金要方》）

交通心肾，镇心安神。心肾不交，痰浊阻

窍，善忘错语，夜寐多梦，舌红，苔薄白，脉细数。

远志　菖蒲　败龟板　龙骨

枕中丹出千金方，龟板龙骨远志菖，
或丸或散黄酒下，开心定志又潜阳。

河车大造丸补肾益精填髓，滋阴温阳同用，还少丹则温肾健脾，知柏地黄丸滋肾清火坚阴。七福饮系景岳五福饮加枣仁、远志而成，五福人参补心、熟地补肾、当归补肝、白术补肺、甘草补脾，加枣仁、远志安神。转呆丹养肝补心，安神定魂，化痰开窍。洗心汤化痰开窍、温阳益气，痰浊之生，必与正气不足有关，不祛痰则正气难补，补正气而因之祛邪，“邪见正气之旺，安得不消灭于无踪哉”。启心救胃汤补胃气以生心气，健脾益气、燥湿消痰，方中大剂量人参、茯苓以补脾胃之气，气足痰结之患渐消，邪去则脑窍通，神机复位。孔圣枕中丹以阴物之至灵者龟板、阳物之至灵者龙骨，阴阳双补，同时有重镇安神、收敛心神作用，避免精神外耗，治疗心不藏神，神不守舍。诸方在补益的同时兼顾化痰开窍、醒脑益智，古人云“百病皆由痰作祟”“怪病多痰”，痰饮易蒙蔽神明，故痴呆化痰治疗常有奇效。然而痰饮的生成有多种途径，有气郁化痰者，如转呆汤之证；有阳虚成痰者，如洗心汤之证；有食积而化痰者，如启心救胃汤之证，治疗也因而各异，并非二陈汤能贯其终也。

## 二、实证

### 实证——智力减退　反应呆钝　多动多言

**涤痰汤**（《奇效良方》）

化痰开窍。痰蒙心窍，表情呆钝，智力衰退，或哭笑无常，喃喃自语，或终日无语，呆若木鸡，伴不思饮食，脘腹胀痛，痞满不适，口多涎沫，头重如裹，舌质淡，苔白腻，脉滑。

茯苓　人参　甘草　橘红　胆星　半夏　竹茹　枳实　菖蒲

涤痰汤用半夏星，甘草橘红参茯苓，
竹茹菖蒲兼枳实，痰迷舌强服之醒。

**半夏白术天麻汤**（《医学心悟》）

化痰息风，健脾祛湿。风痰瘀阻，眩晕，头痛，失眠或嗜睡，或肢体麻木阵作，肢体无力或肢体僵直，脉弦滑。

半夏　天麻　茯苓　橘红　白术　甘草　生姜　大枣

半夏白术天麻汤，苓草橘红枣生姜，
眩晕头痛风痰盛，痰化风息复正常。

**通窍活血汤**（《医林改错》）

活血化瘀，醒脑通窍。瘀阻脑脉，表情迟钝，言语不利，善忘，易惊恐，或思维异常，行为古怪，伴肌肤甲错，口干不欲饮，双目晦暗，舌质暗或有瘀点瘀斑，脉细涩。

赤芍　川芎　桃仁　红花　老葱　鲜姜　红枣　麝香　黄酒

通窍全凭好麝香，桃红大枣与葱姜，
川芎黄酒赤芍药，表里通经第一方。

**桃核承气汤**（《伤寒论》）

逐瘀泻热。下焦蓄血证，少腹急结，小便自利，神志如狂，言语错乱，脉沉实而涩。

桃仁　大黄　桂枝　芒硝　炙甘草

桃核承气用硝黄，桂枝甘草合成方，
下焦蓄血急煎服，解除夜热烦如狂。

**健脑散**（《碥石集》）

养血益气，化瘀通络，疗伤定痛。脑震荡后遗症，头晕而痛，健忘神疲，面色黧黑，舌有瘀斑，脉多沉涩或细涩

红人参　土鳖虫　当归　枸杞子　制马钱子　川芎　地龙　制乳香　没药　炙全蝎　紫河车　鸡内金　血竭　甘草

健脑散为朱氏方，红参鳖龙没乳香，
归芎枸竭河蝎草，内金马钱制宜当。

痰瘀阻窍是痴呆常见病机，涤痰汤、半夏白术天麻汤均以化痰开窍为治法，通窍活血汤、桃核承气汤、健脑散以活血化瘀、醒脑开窍为治。健脑散为朱良春老先生经验方。据朱良春老先生介绍，马钱子有剧毒，其炮制正确与否，对疗效很有影响。一般以水浸去毛，晒干，放在麻油中炸，但若油炸时间太短，则呈白色，服后易引起呕吐等中毒反应；油炸时间过长，则发黑炭化，以致失效；因此在炮制中，可取一枚用刀切开，以里面呈紫红色，最为合度。

# 第六章

# 肾系病证

## 第一节 水肿

水肿系体内水液潴留，泛滥肌肤，表现为头面、眼睑、四肢、腹背，甚至全身浮肿。

| | | |
|---|---|---|
| 阳水 | 越婢加术汤 | 疏风泄热，发汗利水，健脾运化 |
| | 麻黄连翘赤小豆汤 | 宣肺利尿，适于湿热兼有表证 |
| | 五味消毒饮 | 清热解毒作用强，用于疮毒内陷，卫气同病水肿 |
| | 猪苓汤 | 利水，养阴，清热 |
| | 五皮饮 | 祛风除湿，利水消肿 |
| | 疏凿饮子 | 泻下逐水，疏风发表，上下内外分消 |
| | 己椒苈黄丸 | 泻热逐水，通利二便 |
| | 舟车丸 | 行气峻下逐水 |
| | 桂苓甘露饮 | 清热利水，温阳化气 |

续表

| | | |
|---|---|---|
| 阴水 | 鸡鸣散 | 行气降浊，温化寒湿 |
| | 胃苓汤 | 健脾燥湿散寒，行气利水 |
| | 夺郁汤 | 芳香化浊，健脾燥湿 |
| | 实脾饮 | 健运脾阳，利水化湿 |
| | 济生肾气丸 | 温肾化水，利水消肿 |
| | 真武汤 | 温阳利水，用于脾肾阳虚，水气内停 |
| | 五苓散 | 温阳健脾，化气行水，用于太阳经腑同病，气化不行 |
| | 桃红四物汤 | 治疗瘀血水肿 |
| | 防己黄芪汤 | 益气健脾利水、益气补虚固表效佳 |
| | 防己茯苓汤 | 重在健脾利水消肿 |

## 一、阳水

**阳水——多从眼睑开始波及肢体　烦渴小便赤涩　便秘**

**越婢加术汤**（《金匮要略》）

疏风泄热，发汗利水。水肿之皮水，一身面目悉肿，发热恶风，小便不利，苔白，脉沉。

麻黄　石膏　生姜　甘草　白术　大枣

越婢加术金匮方，麻黄石膏枣生姜，
甘草白术共相配，风水重肿急煎尝。

**麻黄连翘赤小豆汤**（《伤寒论》）

宣肺利尿。风水在表，颜面及眼睑浮肿，双下肢浮肿，微恶风寒，按之没指，小便短赤不利，色如茶，舌边尖红，苔黄而黏，脉浮弦。

麻黄　连翘　杏仁　赤小豆　大枣　桑白皮　生姜　甘草

麻黄连翘赤小豆，桑白杏草姜枣凑，
宣肺解毒消湿肿，湿热兼表黄疸瘳。

**五味消毒饮**（《医宗金鉴》）

清解热毒利湿。疮毒内归，发热恶寒，颜面及眼睑浮肿，小便短赤，舌红苔黄，脉浮数。

金银花　野菊花　蒲公英　紫花地丁　紫背天葵子

五味消毒治诸疔，银花野菊蒲公英，
紫花地丁天葵子，煎加酒服效非轻。

**猪苓汤**（《伤寒论》）

利水，养阴，清热。水热互结，肢体浮肿，小便不利，发热，口渴欲饮，舌红苔白或微黄，脉细数。

猪苓　茯苓　泽泻　阿胶　滑石

猪苓汤用猪茯苓，泽泻滑石阿胶并，
小便不利兼烦渴，利水养阴热亦平。

**五皮饮**（《三因极一病证方论》）

祛风除湿，利水消肿。水病肿满，全身水

肿，胸腹胀满，上气喘急，或腰以下肿。

大腹皮　桑白皮　茯苓皮　生姜皮　陈皮

五皮饮用五般皮，陈茯姜桑大腹奇，
或用五加易桑白，脾虚肤胀此方司。

**疏凿饮子**（《重订严氏济生方》）

泻下逐水，疏风发表。遍身浮肿，喘息，口渴，小便不利，大便秘结，脉滑。

泽泻　赤小豆　商陆　羌活　大腹皮　椒目　木通　秦艽　槟榔　茯苓皮　生姜

疏凿槟榔及商陆，苓皮大腹同椒目，
赤豆艽羌泻木通，煎加生姜阳水服。

**己椒苈黄丸**（《金匮要略》）

泻热逐水，通利二便。水饮积聚脘腹，肠间有声，腹满便秘，小便不利，口干舌燥，脉沉弦。

防己　椒目　葶苈　大黄

己椒苈黄药四味，通便泻水两般配，
腹水热结又便秘，蜜丸吞服病自退。

**舟车丸**（《景岳全书》）

行气峻下逐水。水肿水胀，形气俱实，口渴，气粗，腹坚，小便不利，大便秘结，脉沉数。

黑丑　甘遂　芫花　大戟　大黄　青皮　陈皮　木香　槟榔　轻粉

舟车丸为逐水方，大黄青陈木轻椰，
芫花甘遂大戟牛，舟运车载力量强。

**桂苓甘露饮**（《伤寒直格》）

清热利水，温阳化气。水热互结，烦渴，饮水不消，饮多则呕，水肿腹胀，泄泻不能止，舌苔黄腻，脉弦数。

肉桂　白茯苓　猪苓　白术　泽泻　甘草　生石膏　滑石　寒水石

桂苓甘露猪苓膏，术泽寒水滑石草，
祛暑清热又利湿，发热烦渴吐泻消。

麻黄连翘赤小豆汤全方寓宣散与清利于一炉，取其上开水源，下通水腑之功。疏凿饮子为治水肿之峻剂，适于表里俱实之证。方中既有宣降肺气，疏散表邪之药，又有温运脾阳，渗湿利水之药，使上下疏通，表里透达，内外照应，标本同治。本方分消上下内外之水势，发散水气，犹如夏禹治水，疏江凿河，开其闭塞，从而使水道通畅，江河顺流，不致横溢泛滥成灾矣，故称“疏凿饮子”。舟车丸用牵牛泻气分，大黄泻血分，协同大戟、甘遂、芫花三味大剂攻水者，水陆并行；再以青皮、陈皮、木香，通理诸气，为之先导；而以轻粉之无窍不入者助之，故无坚不破，无水不行，服之可使水湿之邪从大小便迅速排出，其峻猛之势，犹如顺流之舟，下坡之车，顺势而下，使水湿之邪荡然无阻，所以叫“舟车丸”。桂苓甘露饮即五苓散加甘草、寒水石、滑石、生石膏，以三石加强利湿作用，并有清热以救津液之功。

## 二、阴水

**阴水——浮肿　无烦渴　便溏溲清　多慢性**

**鸡鸣散**（《类编朱氏集验医方》）

行气降浊，温化寒湿。湿脚气，足腿肿重无力，行走不便，麻木冷痛；或挛急上冲，甚至胸闷泛恶，以及风湿流注，脚痛不可着地，筋脉肿大。

槟榔　陈皮　木瓜　吴茱萸　紫苏叶　桔梗　生姜

鸡鸣散治足肿麻，陈榔桔姜紫茱瓜，
行气化浊功独效，温化寒湿此方佳。

**胃苓汤**（《丹溪心法》）

祛湿和胃，利水消肿。脾湿过盛，浮肿泄泻，小便不利，脉迟缓。

苍术　陈皮　厚朴　炙甘草　泽泻　猪苓　赤茯苓　白术　肉桂　生姜　大枣

胃苓君药苍白术，厚朴陈草姜枣煮，
官桂泽泻猪茯苓，寒湿痢疾后重除。

**夺郁汤**（《杂病源流犀烛》）

芳香化浊，健脾燥湿。湿滞土郁，心腹胀满，呕吐泄泻，浮肿身重。

苍术　藿香　香附　陈皮　砂仁　苏梗　生姜　草蔻仁　佩兰

夺郁汤治湿郁脾，苍藿佩香陈蔻砂，
苏梗生姜共配伍，呕肿身重此方佳。

**实脾饮**（《济生方》）

健运脾阳，以利水湿。脾阳虚衰，肢体浮肿，色悴声短，口中不渴，身重纳呆，便溏溲清，四肢不温，舌苔厚腻而润，脉象沉细。

干姜　附子　白术　茯苓　炙甘草　厚朴　大腹皮　草果仁　木香　木瓜

实脾苓术与木瓜，甘草木香大腹加，
草果附姜兼厚朴，虚寒阴水效堪夸。

**济生肾气丸**（《济生方》）

温肾化水，利水消肿。肾阳不足，水湿内停，肢体浮肿，腰膝酸重，小便不利，痰饮咳喘，舌淡胖水滑，苔白，脉沉弱。

熟地黄　山茱萸　牡丹皮　山药　茯苓　泽泻　肉桂　附子　牛膝　车前子

肾气丸名别济生，车前牛膝合之成，
山地药萸泽苓丹，桂附气化氤氲腾。

**真武汤**（《伤寒论》）

温阳利水。脾肾阳虚，水气内停，小便不利，四肢沉重疼痛，腹痛下利，或肢体浮肿，苔白不渴，脉沉。

茯苓　芍药　生姜　附子　白术

温阳利水真武汤，茯苓术芍附生姜，
小便不利水湿停，阳虚水肿用之良。

**五苓散**（《伤寒论》）

温阳化气，利湿行水。阳不化气，水湿内停，水肿，泄泻，小便不利，头痛微热，烦渴欲饮，甚则水入即吐，舌苔白，脉浮或浮数。

猪苓　茯苓　泽泻　桂枝　白术

五苓散治太阳腑，白术泽泻猪苓茯，
桂枝化气兼解表，小便通利水饮逐。

**桃红四物汤**（《医宗金鉴》）

活血化瘀。水肿兼夹瘀血者或水肿久病，舌紫暗，有瘀斑瘀点。

当归　川芎　白芍　熟地黄　桃仁　红花

桃红四物寓归芎，瘀家经少此方通，
桃红活血地芍补，祛瘀生新效力雄。

**防己黄芪汤**（《金匮要略》）

益气祛风，健脾利水。表虚不固之风水，汗出恶风，身重微肿，或肢节疼痛，小便不利，舌淡苔白，脉浮。

防己　黄芪　甘草　白术　大枣　生姜

金匮防己黄芪汤，白术甘草枣生姜，
益气祛风又行水，表虚风水风湿康。

**防己茯苓汤**（《金匮要略》）

益气健脾，温阳利水。脾虚之皮水，四肢水肿而沉重，手足不温，体倦，四肢肌肉微微跳动，甚则面目水肿，舌淡，苔白滑，脉沉。

防己　黄芪　桂枝　茯苓　甘草

防己茯苓黄芪随，桂枝甘草治皮水，
益气通阳消水肿，小便通利阳乃回。

鸡鸣散，“鸡鸣”，是指服药时间。五更鸡鸣乃阳升之时，取阳升则阴降之意，空腹服则药力专行于下焦，服后天明时大便当下黑粪水，即使肾所受寒湿毒气从大便排出。方中重用槟榔，其性重坠下达，直达下焦，泄泻壅滞，配伍木瓜下行祛湿利痹，辅以吴茱萸散寒逐冷降气，佐以紫苏叶、陈皮、生姜皮、桔梗行气利水、宣通气机。患者服药后恰逢肺及大肠主时，肃降得令，顺势引邪气从晨便而出，冷服是为防止热药发散，削弱下行之功，冷服尚有促进泻下作用。胃苓汤是五苓散和平胃散的合方，集平胃散健脾燥湿散寒和五苓散行气利水于一方，使整方渗湿利水、抗水肿效果发挥到极致。夺郁汤治疗“土郁”之证，健脾除湿，“夺”，有祛湿而不滞留之意，正合“土郁夺之”的经旨，故名“夺郁汤”。实脾饮、济生肾气丸、真武汤、五苓散均有温阳化水之功，实脾饮、真武汤温脾肾之阳，实脾饮中木瓜酸温，有化湿和胃的作用，同时佐制方中辛温药物防止过度耗散阳气；真武汤中有酸甘之白芍一是佐制辛温药物发散，同时还可以治疗筋肉瞤动。济生肾气丸温肾中之阳气，配合化气利水等药物，以达通利水湿，温肾利水之效。五苓散温阳加强气化之功，利湿行水。桃红四物汤为著名的活血化瘀方，古代医书有“水能病血，血能病水”之说，水湿停聚，使气血循环不畅，气血瘀滞又可加重水液代谢障碍而形成水肿，造成恶性循环。去宛陈莝，治水当治血，故投以桃红四物汤治疗瘀血水肿。防己黄芪汤与防己茯苓汤均含防己、黄芪、甘草，有益气利水消肿之功，为治疗气虚水肿之常用方。防己黄芪汤以防己配黄芪为君，伍以白术益气健脾利水、益气补虚固表之效佳；防己茯苓汤以防己配茯苓为君，配入桂枝温阳化气，重在健脾利水消肿。

## 第二节　淋证

淋证是指以小便频数短涩，淋沥刺痛，小腹拘急引痛为主症的病证。

| 热淋 | 八正散 | 利湿通淋，长于清热解毒 |
|---|---|---|
| | 导赤散 | 利水通淋，长于清心养阴 |
| | 四妙丸 | 清下焦湿热 |
| 石淋 | 五淋散 | 清热祛湿，利水通淋 |
| | 六一散 | 清热利湿 |
| | 石韦散 | 清热利湿，排石通淋 |
| 血淋 | 小蓟饮子 | 清热通淋，长于凉血止血 |
| | 归脾汤 | 补气生血，健脾摄血 |
| 气淋 | 沉香散 | 理气通淋 |
| 膏淋 | 程氏萆薢分清饮 | 清利湿热，健脾化浊 |
| | 都气丸 | 补肾纳精 |
| 劳淋 | 无比山药丸 | 健脾益肾 |
| | 补阳还五汤 | 理气活血通淋 |

## 一、热淋

**热淋——小便频数短涩　灼热刺痛　溺色黄赤**

**八正散**（《太平惠民和剂局方》）

清热解毒，利湿通淋。湿热熏蒸下焦之热淋。尿频尿急，溺时涩痛，淋沥不畅，尿色浑赤，甚则癃闭不通，小腹急满，口燥咽干，舌苔黄腻，脉滑数。

车前子　瞿麦　扁蓄　滑石　山栀子仁　甘草　木通　大黄　灯心草

八正木通与车前，扁蓄大黄滑石研，
草梢瞿麦兼栀子，煎加灯草痛淋蠲。

**导赤散**（《小儿药证直诀》）

清心养阴，利水通淋。心经火热移于小肠，小便赤涩刺痛，心胸烦热，口渴面赤，意欲冷饮，口舌生疮，舌红，脉数。

木通　生地黄　生甘草梢　竹叶

导赤生地与木通，草梢竹叶四般功，
口糜淋痛小肠火，引热同归小便中。

**四妙丸**（《成方便读》）

清热利湿。湿热下注，小便不畅，淋漓涩痛，足膝红肿，筋骨疼痛痿软，肿痛，舌红，苔黄，脉濡数。

苍术　牛膝　黄柏　薏苡仁

二妙散中苍柏兼，若云三妙牛膝添，
四妙再加薏苡仁，湿热下注痿痹宣。

## 二、石淋

**石淋——尿中夹砂石　排尿涩痛　少腹拘急**

**五淋散**（《太平惠民和剂局方》）

清热祛湿，利水通淋。肾气不足，膀胱有热，水道不通，淋沥不尽，脐腹急痛，发作有时。

赤茯苓　当归　生甘草　赤芍　栀子仁

五淋散治五般淋，气血石劳热淋清，
赤苓归草赤栀仁，利水通淋效果好。

**六一散**（《伤寒直格》）

清热利湿。膀胱湿热所致的小便赤涩淋痛，以及砂淋，舌红苔黄腻，脉滑数。

滑石　甘草

六一散用滑石草，清暑利湿有功效，
益元碧玉与鸡苏，砂黛薄荷加之好。

**石韦散**（《外台秘要》）

清热利湿，排石通淋，适用于各种石淋，小便不利，淋沥频数，胞中满急，脐腹疼痛。

通草　石韦　王不留行　滑石　甘草　当归　白术　瞿麦　芍药　冬葵子

石韦散中滑石归，瞿麦术芍留冬葵，
热淋石淋一并治，通草甘草紧相随。

## 三、血淋

**血淋——小便热涩刺痛　血尿**

**小蓟饮子**（《重订严氏济生方》）

清热通淋，凉血止血。湿热炽盛，损伤血络，尿中带血，小便频数，赤涩热痛，舌红，脉数。

生地黄　小蓟　滑石　木通　蒲黄　藕节　淡竹叶　当归　山栀子　甘草

小蓟饮子藕蒲黄，木通滑石生地襄，
归草黑栀淡竹叶，血淋热结服之良。

**归脾汤**（《正体类要》）

补气生血，健脾摄血。气不摄血，尿血，神疲乏力，心悸气短，面色苍白，舌淡，脉细。

白术　人参　黄芪　当归　甘草　茯苓　远志　酸枣仁　木香　龙眼肉　生姜　大枣

归脾汤中参术芪，归草茯苓远志齐，
酸枣木香龙眼肉，煎加姜枣益心脾。

## 四、气淋

**气淋——郁怒之后　小便淋沥涩滞　少腹胀满疼痛**

**沉香散**（《三因极一病证方论》）

理气通淋。气淋，肝郁气滞，郁怒之后，小便涩滞，淋沥不宣，少腹胀满疼痛，苔薄白，脉弦。

沉香　石韦　滑石　王不留行　当归　冬葵子　白芍药　炙甘草　橘皮

沉香散中韦滑石，归橘白芍冬葵子，
王不留行加甘草，温补通淋功可知。

## 五、膏淋

### 膏淋——小便浑浊　上有浮油

**程氏萆薢分清饮**（《医学心悟》）

清利湿热，健脾化浊。湿热下注，膏淋小便混浊，乳白或如米泔水，上有浮油，置之沉淀，或伴有絮状凝块物，或混有血液、血块，尿道热涩疼痛，尿时阻塞不畅，口干，苔黄腻，舌质红，脉濡数。

川萆薢　石菖蒲　黄柏　车前子　茯苓　白术　丹参　莲子心

程氏萆薢分清饮，黄柏茯苓术丹参，
莲子菖蒲及车前，清热利湿淋浊分。

**都气丸**（《症因脉治》）

补肾纳精。肾虚不固，膏淋小便浑浊，乳白或如米泔水，上有浮油，大便时溏。脉两尺洪盛或弦细而数。

熟地黄　山萸肉　山药　泽泻　牡丹皮　茯苓　五味子

六味地黄益肝肾，山药丹泽萸苓掺，
六味再加五味子，丸名都气虚喘安。

## 六、劳淋

**劳淋——小便淋沥不已　遇劳即发　腰膝酸软　神疲乏力**

**无比山药丸**（《太平惠民和剂局方》）

健脾益肾。脾肾两虚，久淋劳淋，小便不甚赤涩，溺痛不甚，但淋沥不已，时作时止，遇劳即发，腰膝酸软，神疲乏力，病程缠绵，舌质淡，脉细弱。

熟地黄　山茱萸　山药　菟丝子　肉苁蓉　杜仲　巴戟天　五味子　牛膝　茯苓　泽泻　赤石脂

无比山药地苁蓉，苓菟巴戟牛杜仲，
五味茱萸石脂泻，健脾益肾无腰痛。

**补阳还五汤**（《医林改错》）

理气活血通淋。淋证日久，气短乏力，小便频数或遗尿失禁，舌暗淡，苔白，脉缓无力。

黄芪　当归尾　赤芍　地龙　川芎　红花　桃仁

补阳还五赤芍芎，归尾通经佐地龙，
四两黄芪为主药，血中瘀滞用桃红。

四妙丸不仅可清除湿热，还有健脾的功效，脾复其运化之功，则从源头上杜绝水湿之邪的产生，具有祛邪而不伤正，标本兼治的作用。导赤散甘寒、苦寒相合，以滋阴利水为主，滋阴不恋邪，利水不伤阴，泻火不伐胃。补阳还五汤，“此方治半身不遂，口眼歪斜，语言謇涩，口角流涎，大便干燥，小便频数，遗尿不禁”。方中重用生黄芪以大补元气，气旺则固摄有权，活血通络则尿道畅通。本方的配伍特点是重用补气，轻用活血，补气为主，化瘀为辅。气虚血瘀之淋证与中风虽病位、临床表现各有不同，但病机却基本相同，均为各种原因所导致的气血亏虚，气虚则行血无力，而瘀血从生，投以补阳还五汤均可收效。五淋散，“五淋”，是石淋、气淋、膏淋、劳淋、血淋的合称。由于本方能治疗多种淋证，故称“五淋散”。六一散，“六一”，指原方中药物用量：滑石六两、甘草一两，以数而名之，又名天水散，汪昂曰：“其数六一者，取天一生水、地六成之之义也。”亦名神白散，“因其色白而神之也”。

## 第三节　癃闭

癃闭是以排尿困难，甚则小便闭塞不通为主症的一种病证。

| | | |
|---|---|---|
| 实证 | 八正散 | 清热利湿，通利小便 |
| | 清肺饮 | 清肺泄热，通利水道，从肺论治 |
| | 沉香散 | 疏达肝气，活血行水，治疗气郁癃闭，从肝论治 |
| | 代抵当丸 | 活血化瘀散结，治疗瘀血阻塞尿道癃闭 |
| 虚证 | 补中益气汤 | 补中益气，升阳举陷，从脾论治 |
| | 春泽汤 | 益气化气利水，从脾、膀胱论治 |
| | 济生肾气丸 | 温肾通阳，化气行水，从肾论治 |

## 一、实证

**实证——小便急迫灼热　小腹胀满拘急数临圊而不缓解**

**八正散**（《太平惠民和剂局方》）

清热利湿，通利小便。湿热蕴结膀胱，排尿不畅，小便黄赤灼热，舌苔黄腻，脉滑数。

车前子　瞿麦　扁蓄　滑石　山栀子仁　甘草　木通　大黄　灯心草

八正木通与车前，扁蓄大黄滑石研，
草梢瞿麦兼栀子，煎加灯草痛淋蠲。

**清肺饮**（《证治汇补》）

清肺泄热利水。热壅肺气，气不布津，小

便不畅或点滴不通，咽干，烦渴欲饮，呼吸急促，或有咳嗽，舌红，苔薄黄，脉数。

茯苓　麦冬　黄芩　桑白皮　栀子　木通　车前子

清肺饮中用车前，桑皮芩苓麦栀通，
清肺泄热又利水，咳喘气促癃闭除。

**沉香散**（《三因极一病证方论》）

疏达肝气，活血行水。气机郁滞，小便癃闭不通或通而不爽，情志抑郁，或多烦善怒，胁腹胀满，舌红，苔薄黄，脉弦。

沉香　石韦　滑石　王不留行　当归　冬葵子　白芍药　炙甘草　橘皮

沉香散中韦滑石，归陈白芍冬葵子，
王不留行加甘草，温补通淋功可知。

**代抵当丸**（《证治准绳》）

活血化瘀散结。瘀血阻塞尿道，小便点滴而下，或尿如细线，甚则阻塞不通，小腹胀满疼痛，舌紫暗，或有瘀点，脉涩。

大黄　芒硝　桃仁　当归尾　生地黄　穿山甲　肉桂

代抵当丸用硝黄，桃桂当归地山甲，
活血化瘀通血脉，瘀血癃闭亦堪夸。

## 二、虚证

### 虚证——小便排出无力　小腹坠胀　遗尿

**补中益气汤**（《脾胃论》）

补中益气，升阳举陷。脾虚气陷，小腹坠胀，时欲小便而不得出，或量少而不畅，饮食减少，体倦肢软，少气懒言，面色萎黄，大便稀溏，舌淡，脉虚。

黄芪　炙甘草　人参　当归　陈皮　升麻　柴胡　白术

补中参草术归陈，芪得升柴用更神，
劳倦内伤功独擅，气虚下陷亦堪珍。

**春泽汤**（《医方集解》）

益气化气利水。气化无力，小便不利，疲乏，舌淡苔薄白而滑，脉细缓。

泽泻　猪苓　茯苓　白术　桂枝　人参

春泽汤治小便涩，参桂二苓白术泽，
气虚癃闭尿难出，开清降浊除疾厄。

**济生肾气丸**（《济生方》）

温肾通阳，化气行水。肾阳不足，气化无权，小便不通或点滴不爽，排出无力，神气怯弱，畏寒肢冷，腰膝冷而酸软无力，舌淡胖，苔薄白，脉沉细或弱。

熟地黄　山茱萸　牡丹皮　山药　茯苓

泽泻　肉桂　制附子　牛膝　车前子

肾气丸名别济生，车前牛膝合之成，
山地药萸泽苓丹，桂附气化氤氲腾。

癃闭主要责之膀胱与肾而涉及多脏，治疗方面，宜根据患者具体情况分证论治，如：清肺散从肺论治，沉香散从肝论治，代抵当丸从瘀血论治，补中益气汤从脾论治，春泽汤从脾、膀胱论治，济生肾气丸从肾论治，八正散从湿热论治。春泽之义，为除浊水，生新水，润泽四方。

## 第四节　阳痿

阳痿指成年男子性交时，阴茎痿软，无法进行正常性生活的病证。

| | | |
|---|---|---|
| 实证 | 逍遥散 | 理气开郁，养血健脾 |
| | 龙胆泻肝汤 | 清利肝经湿热 |
| | 封髓丹 | 降心火，益肾水，治疗相火妄动 |
| 虚证 | 赞育丹 | 滋阴壮阳，补肾益精 |
| | 寒谷春生丹 | 滋阴壮阳，补肾益精 |
| | 五子衍宗丸 | 补肾固精 |
| | 斑龙丸 | 补精壮阳 |
| | 毓麟珠 | 益气养血，温补肝脾肾 |

续表

| | | |
|---|---|---|
| 虚证 | 归脾汤 | 益气养血，温补心脾 |
| | 七福饮 | 温补五脏，安神 |
| | 启阳娱心丹 | 健脾养心，化痰宁神 |
| | 暖肝煎 | 补益肝肾，温经散寒 |

## 一、实证

### 实证——凌晨睡眠中有勃起　性欲正常或亢进

**逍遥散**（《太平惠民和剂局方》）

理气开郁，养血健脾。肝气郁结，气机阻滞，阳事不起，或起而不坚，心情抑郁，胸胁胀痛，脘闷不适，食少便溏，苔薄白，脉弦。

炙甘草　当归　茯苓　芍药　白术　柴胡　薄荷　煨姜

逍遥散用归芍柴，苓术甘草姜薄偕，
疏肝养血兼理脾，丹栀加入热能排。

**龙胆泻肝汤**（《医方集解》）

清热利湿，泻肝坚阴。湿热下注肝经，阴茎痿软，阴囊潮湿，瘙痒腥臭，睾丸坠胀作痛，小便赤涩灼痛，困倦，泛恶口苦，舌红苔黄腻，脉滑数。

龙胆草　栀子　黄芩　木通　泽泻　车前

子　柴胡　甘草　当归　生地

龙胆栀芩酒拌炒，木通泽泻车柴草，
当归生地益阴血，肝胆实火湿热消。

**封髓丹**（《御药院方》）

降心火，益肾水。心肾不足，相火妄动，易冲动，临事举而不坚，五心烦热，失眠，头晕耳鸣，腰背足跟酸痛，舌质红，少苔，脉细数。

黄柏　砂仁　甘草

失精梦遗封髓丹，砂仁黄柏草和丸，
大封大固春常在，巧夺先天服自安。

## 二、虚证

### 虚证——性欲低下　神疲倦怠　腰膝酸软

**赞育丹**（《景岳全书》）

温补肾阳，兼以滋养肾阴。真火不足，阳虚精衰，阳事不举，或举而不坚，精薄清冷，神疲倦怠，畏寒肢冷，头晕耳鸣，腰膝酸软，夜尿清长，舌淡胖，苔薄白，脉沉细。

熟地　白术　当归　枸杞　仙茅　杜仲　山茱萸　仙灵脾　巴戟肉　肉苁蓉　韭子　蛇床子　附子　肉桂

赞育苁蓉巴戟天，蛇床韭子归二仙，
白术枸杞山萸肉，熟地桂附杜仲炭。

**寒谷春生丹**（《大生要旨》）

补肾益精。肝肾虚寒，阳痿不举，精衰稀薄，神疲倦怠，舌淡，脉沉细。

熟地　冬白术　当归　枸杞　杜仲　仙茅　巴戟肉　山萸肉　淫羊藿　韭子　肉苁蓉　附子　肉桂

寒谷春生温肾阳，地术归杞仲茅羊，
戟萸韭肉苁附桂，春风寒谷吹暖阳。

**五子衍宗丸**（《摄生众妙方》）

补肾固精。肾虚遗精，阳痿早泄，小便后余沥不清，精少精冷，久不生育，须发早白。

菟丝子　五味子　枸杞子　覆盆子　车前子

五子衍宗补肾精，枸菟车覆五味灵，
酸甘化阴益阳气，补肾填精玉柱擎。

**斑龙丸**（《医学正传》）

补益元阳。真阳不足，腰膝疼痛，阳痿早泄，或小便增多，耳鸣，体倦心烦，或老年阳虚，时常畏寒，气力衰微。

鹿角胶　鹿角霜　茯苓　柏子仁　菟丝子　补骨脂　熟地黄

斑龙丸补肾中阳，角胶角霜熟地黄，
茯柏菟丝补骨脂，补益元阳用此方。

**毓麟珠**（《景岳全书》）

益气养血，温补肝肾。气血双虚，阳痿

不举，食少体瘦，腰酸，易疲劳，舌淡苔白，脉弱。

人参　白术　茯苓　芍药　鹿角霜　川椒　杜仲　川芎　炙甘草　当归　熟地　菟丝子

毓麟珠中八珍资，杜仲川椒与菟丝，
鹿角霜尤不可少，调经种子此方司。

**归脾汤**（《正体类要》）

益气健脾，养心补血。心脾不足，气血虚弱，阳痿不举，力不从心，失眠多梦，神疲乏力，面色萎黄，食少纳呆，腹胀便溏，舌淡，苔薄白，脉细弱。

白术　人参　黄芪　当归　甘草　茯苓　远志　酸枣仁　木香　龙眼肉　生姜　大枣

归脾汤中参术芪，归草茯苓远志齐，
酸枣木香龙眼肉，煎加姜枣益心脾。

**七福饮**（《景岳全书》）

补益气血，宁心安神。心脾两虚，阳痿不举，心悸时作，胆小易惊，失眠多梦，舌淡红，脉细弱。

人参　熟地　当归　白术　炙甘草　酸枣仁　远志

七福饮中人参熟，当归志草酸枣术，
气血双补安心神，补肾益髓时常服。

**启阳娱心丹**（《辨证录》）

健脾养心，化痰宁神。恐惧伤肾，阳痿不振，心悸易惊，胆怯多疑，夜多噩梦，常有被惊吓史，苔薄白，脉弦细。

人参　远志　茯神　菖蒲　甘草　橘红　砂仁　柴胡　菟丝子　白术　生枣仁　当归　白芍　山药　神曲

四君归芍远志蒲，砂仁神曲药橘红，
柴胡菟丝山药枣，启阳娱心平惊恐。

**暖肝煎**（《景岳全书》）

补益肝肾。肝肾不足，寒滞肝脉，阳痿，睾丸冷痛或小腹疼痛，疝气痛，畏寒喜暖，舌淡苔白，脉沉迟。

当归　枸杞子　小茴香　肉桂　乌药　沉香　茯苓　生姜

暖肝煎中杞茯归，茴沉乌药姜肉桂，
下焦虚寒疝气痛，温补肝肾此方推。

逍遥散从四逆散衍化而来，为调和肝脾的常用方，服后可使肝气畅达，郁结消解，气血冲和，神情悦怡，故名之。本方加丹皮、山栀名“丹栀逍遥散”或“八味逍遥散”，适于肝郁化火之证；加生地或熟地名“黑逍遥散”，适于肝郁血虚之证。封髓丹中黄柏味苦入心，苦能坚肾，甘草调和上下，又能伏火，真火伏藏，肾之所恶在燥，而润之者惟辛，砂仁味辛性温，善能入肾，达津液能纳五脏六腑之精，而归于肾。黄柏之苦和甘草之甘，苦甘能化阴，砂仁之辛合甘草之甘，辛甘能化阳，阴阳化合，交会中宫，则水火既济，心肾相交，则龙火不至于奋阳，水火交摄，肾中之髓自藏。五子衍宗丸方中菟丝子、枸杞子补肾阳，益精血；五味子、覆盆子补肾固涩；车前子亦有补肝肾之功，配伍补益剂补而不滞、通涩兼施，大具天然开阖之妙，全方不滋不腻、不燥不火。本方五药皆用“种子”，取“以子补子”之义，有添精补肾，助于繁衍宗嗣的作用，故称“五子衍宗丸”。鹿生异角故得称龙，有纹故称斑龙，为纯阳之兽，睡时以首向尾，善通督脉，是以多寿。头为六阳之会，茸角生于鹿首，霜能升阳，胶能补血，故斑龙丸中鹿角胶、鹿角霜通督脉，补命门，大补精髓，血肉有情之品最能补精生血而益元阳。“毓”有生养、孕育之意；“麟”，即麒麟，这里喻珍贵之子；“珠”，指珍珠，是谓该药丸形圆如珠。本方原为治妇女气血双虚，宫寒不孕之效方。方中四君子汤补气；四物汤养血；鹿角霜补肾收敛；杜仲温补肝肾；菟丝子补肾益精；川椒温暖下元，诸药合用，可治虚寒、疗经带，使妇女身强体壮，月经正常，从而能够生育子女，故称“毓麟珠”。本方亦可用于治疗气血亏虚，肝肾不足之阳痿。七福饮系景岳五福饮加枣仁、远志而成，五福人参补心、熟地补肾、当归补肝、白术补肺、甘草补脾，加枣仁、远志安神。

## 第五节　遗精

遗精是指不因性生活而精液遗泄的病证。多虚实夹杂，由五脏虚损，肾精不固，相火妄动而至。

| 方剂 | 功效 |
|---|---|
| 黄连清心饮 | 养血清热，涩精安神，安心神以固肾关 |
| 三才封髓丹 | 益气养阴，坚阴以固精 |
| 桂枝加龙骨牡蛎汤 | 调和阴阳，潜镇摄纳，收敛浮阳 |
| 清心莲子饮 | 清心利湿，益气养阴，补泻同施 |
| 程氏萆薢分清饮 | 清化湿热，健脾化浊 |
| 妙香散 | 益气摄精，养心安肾，交通心肾 |
| 金锁固精丸 | 固肾摄精，长于固涩 |
| 水陆二仙丹 | 益肾滋阴，收敛固摄 |
| 六味地黄丸 | 滋阴补肾，兼清热利湿 |
| 交泰丸 | 清心火，温肾阳，交通心肾 |
| 桑螵蛸散 | 调补心肾，涩精止遗，化痰安神 |

**黄连清心饮**（《古今医鉴》）

养血清热，涩精安神。心血不足，相火妄动，少寐多梦，梦则遗精，阳事易举，心中烦热，头晕目眩，口苦胁痛，小溲短赤，舌红，苔薄黄，脉弦数。

黄连　生地　归身　炙甘草　茯神　酸枣仁　远志　人参　石莲肉

黄连清心饮人参，茯神归地草枣仁，
远志再加石莲肉，清心养血又安神。

**三才封髓丹**（《卫生宝鉴》）

益气养阴，降火固精。气阴亏虚，相火妄动，扰动精室之梦遗滑精、早泄，失眠多梦，腰膝酸软，五心烦热，口舌干燥，口腔及咽喉溃疡，舌红，少苔，脉弦细数。

人参　天门冬　熟地黄　黄柏　砂仁　甘草

三才封髓参地冬，黄柏砂仁甘草从，
滋补肾阴又泻火，固精封髓有奇功。

**桂枝加龙骨牡蛎汤**（《金匮要略》）

调和阴阳，潜镇摄纳。虚劳少腹弦急，阴部寒冷，目眩发落，男子失精，女子梦交，或心悸，遗溺，脉虚大芤迟，或芤动微紧。

桂枝　芍药　生姜　甘草　大枣　龙骨　牡蛎

男子失精女梦交，坎离救治在中爻，
桂枝汤内加龙牡，三两相匀要细敲。

**清心莲子饮**（《太平惠民和剂局方》）

清心利湿，益气养阴。心火妄动，气阴两虚，湿热下注，遗精白浊，妇人带下赤白。

石莲肉　人参　黄芪　茯苓　柴胡　黄芩　地骨皮　甘草　麦冬　车前子

清心莲子石莲参，地骨柴胡赤茯苓，
芪草芩麦车前子，躁烦消渴及崩淋。

**程氏萆薢分清饮**（《医学心悟》）

清化湿热，健脾化浊。脾胃湿热下扰精室，遗精时作，小溲黄赤，热涩不畅，口苦而腻，舌质红，苔黄腻，脉濡数。

川萆薢　石菖蒲　黄柏　车前子　茯苓　白术　丹参　莲子心

程氏萆薢分清饮，黄柏茯苓术丹参，
莲子菖蒲及车前，清热利湿淋浊分。

**妙香散**（《太平惠民和剂局方》）

益气摄精，养心安肾。心脾气虚，气不摄精，劳则遗精，失眠健忘，心悸不宁，面色萎黄，神疲乏力，纳差便溏，舌淡苔薄，脉弱。

麝香　木香　山药　茯神　茯苓　黄芪　远志　人参　桔梗　甘草　辰砂

妙香散用木麝香，参芪苓草神山药，
远志辰砂加桔梗，益气生精安肾好。

**金锁固精丸**（《医方集解》）

固肾摄精。肾虚不固，甚则滑泄不禁，精液清稀而冷，形寒肢冷，面色㿠白，头昏目眩，腰膝酸软，阳痿早泄，夜尿清长，舌淡胖，苔白滑，脉沉细。

沙苑子　芡实　莲子　莲须　煅龙骨　煅牡蛎

金锁固精芡莲须，沙苑龙骨与牡蛎，
莲粉糊丸盐汤下，补肾涩精止滑遗。

**水陆二仙丹**（《洪氏集验方》）

益肾滋阴，收敛固摄。肾虚精关不固，遗精，滑精，腰酸乏力，带下，脉沉软无力。

芡实　金樱子

水陆二仙用二仙，芡实金樱组成丸，
服用需要盐汤下，益肾固涩是仙丹。

**六味地黄丸**（《小儿药证直诀》）

滋阴补肾。肾阴不足，虚火上炎，腰膝酸软，遗精盗汗，头晕目眩，耳鸣耳聋，手足心热，牙齿动摇，小便淋沥，舌红少苔，脉沉细数。

熟地黄　山茱萸　山药　泽泻　牡丹皮　茯苓

六味地黄益肾肝，茱熟丹泽地苓专，
更加知柏成八味，阴虚内热服之安。

**交泰丸**（《韩氏医通》）

清心火，温肾阳，交通心肾。心火偏亢，肾阴不足，心烦失眠，多梦怔忡，盗汗遗精，舌红少苔，脉沉细数。

黄连　肉桂

交泰丸将心肾交，引来心火命门烧，
黄连肉桂六一配，失眠怔忡此方保。

**桑螵蛸散**（《本草衍义》）

调补心肾，涩精止遗。心肾两虚，遗尿遗精，心神恍惚，健忘，小便频数，或尿如米泔色，舌淡苔白，脉细弱。

桑螵蛸　远志　菖蒲　龙骨　人参　茯神　当归　龟甲

桑螵蛸散治便数，参苓龙骨同龟壳，
菖蒲远志当归入，补肾宁心健忘却。

三才封髓丹用人参补气；天冬、熟地黄、黄柏滋阴降火；砂仁理气和胃；炙甘草补中益气，调和诸药。合而用之，俾气阴资而虚火降，共达益气养阴，降火涩精之效。遗精或早泄，心神动摇为根本，五脏六腑魂魄意志最终由影响心神而发病，桂枝加龙骨牡蛎汤温摄心阳而安神定志，实为捷径。金锁固精丸，“金锁”，形容其坚固如金制之锁；“固精”，谓固敛肾气，秘涩阴精之效。人之精藏于肾，肾气固则精自敛藏，肾气虚则精关不固而遗泄。本方专为治疗肾虚滑精之证而设。方中诸药合用，既可补肾，又能涩精，实为标本兼顾，偏于治标之效方，服之能像金锁一样把守住精关，使肾气秘固，遗精滑泄自止，故名“金锁固精丸”。水陆二仙丹用芡实味甘涩，金樱子酸涩收敛，甘能益肾，涩能固脱。芡实为水生植物种子，金樱子为陆生植物果实，“仙”，谓本方之功效神奇，故名水陆二仙丹。六味地黄丸由金匮肾气丸化裁而来。钱乙制此方时，谓小儿阳气甚盛，故去桂、附不用，原为主治小儿“五迟”证，后世推广为滋补肾阴之祖方。“天一生水，地六成之”，本方重用熟地黄以补肾，六种药物中酸苦甘辛咸淡六味俱备，故名“六味地黄丸”。正如王旭高说:“酸苦甘辛咸淡比，六味之名以此。曰‘地黄’者，重补肾也。”交泰丸，心属火，主藏神，位居于上；肾属水，主藏精，位居于下。在正常情况下，心火下交于肾，以温肾阳；肾水上承于心，以养心阴。心肾交通，水火既济，则百病不生。反之，心火亢于上，肾阳衰于下，则诸证丛生。本方药仅两味，黄连苦寒以清心火，肉桂辛热以温肾阳，有交通心肾的作用，服之可使水火既济，心肾交通，心火、肾水两者，泰然共处，相安无事，故名“交泰丸”。

# 第七章

# 气血津液病证

## 第一节　郁证

郁证为心情抑郁，情绪不宁，胸胁满闷胀痛，或易怒易哭，或咽中如有异物梗塞等诸多非特异主诉为临床表现的病证。

<table>
<tr><td rowspan="4">实证</td><td>越鞠丸</td><td>理气活血，清热和胃，治疗食、火、湿、痰、瘀血相因成郁</td></tr>
<tr><td>柴胡疏肝散</td><td>理气疏肝，治疗肝郁气滞</td></tr>
<tr><td>丹栀逍遥散</td><td>疏肝解郁，清热泻火，治疗肝郁血虚，内有郁热</td></tr>
<tr><td>半夏厚朴汤</td><td>理气化痰，宽胸解郁，治疗梅核气</td></tr>
<tr><td rowspan="5">虚证</td><td>萱草忘忧汤</td><td>疏肝解郁安神，治疗忧愁抑郁</td></tr>
<tr><td>甘麦大枣汤</td><td>养心安神，治疗妇人脏躁，悲伤欲哭</td></tr>
<tr><td>归脾汤</td><td>益气健脾，养心补血，治疗心脾两虚，多思善疑</td></tr>
<tr><td>天王补心丹</td><td>养阴生津，养心安神，治疗虚烦少寐多梦</td></tr>
<tr><td>六味地黄丸</td><td>补益肝肾，治疗肝肾阴虚头晕失眠</td></tr>
</table>

## 一、实证

### 实证——心烦易怒　脘腹胀满　口苦咽干　痰涎壅盛

**越鞠丸**（《丹溪心法》）

理气活血、清热和胃。肝脾气机郁滞，食、火、湿、痰、瘀血相因成郁，情绪不畅，善太息，胸脘痞闷，腹中胀满，饮食停滞，嗳气吞酸，舌红，苔腻，脉弦滑。

香附　川芎　栀子　苍术　神曲

行气解郁越鞠丸，香附苍芎栀曲研，
气血痰火湿食郁，随证易君并加减。

**柴胡疏肝散**（《医学统旨》）

理气疏肝。精神抑郁，情绪不宁，胸部满闷，胸胁胀痛，痛无定处，脘闷嗳气，不思饮食，大便不调，苔薄腻，脉弦。

柴胡　川芎　香附　枳壳　芍药　甘草

四逆散中加芎香，枳实易壳行气良，
方名柴胡疏肝散，气闷胁痛皆可畅。

**丹栀逍遥散**（《内科摘要》）

清热泻火，疏肝解郁。肝郁血虚，内有郁热，烦躁易怒，烘热汗出，少腹胀痛，或小便涩痛，舌红苔薄黄，脉弦虚数。

当归　芍药　茯苓　白术　柴胡　炙甘草

牡丹皮　炒山栀

丹栀逍遥归苓芍，柴胡白术加甘草，
养血清热和肝脾，八味调经疗效好。

**半夏厚朴汤**（《金匮要略》）

理气化痰，宽胸解郁。妇人咽中如有炙脔，或如梅核，在咽喉之间，咯不出，咽不下，或中脘痞满，或痰涎壅盛，上气喘急，或呕逆恶心，舌苔白润或白腻，脉弦缓或弦滑。

半夏　厚朴　茯苓　生姜　苏叶

半夏厚朴与紫苏，茯苓生姜共煎服，
痰凝气聚成梅核，降逆开郁气自疏。

## 二、虚证

**虚证——精神恍惚　悲伤喜哭　倦怠嗜卧**

**萱草忘忧汤**（《医醇賸义》）

疏肝解郁，安心安神。忧愁太过，抑郁不乐，悲伤喜哭，寒热阵作，食欲不振，夜寐不宁，脉细滑。

桂枝　甘草　白芍　陈皮　半夏　郁金　合欢花　贝母　茯神　柏子仁　金针菜

萱草忘忧合欢花，贝桂陈郁柏仁夏，
茯神草芍金针菜，解郁疏肝心情佳。

**甘麦大枣汤**（《金匮要略》）

养心安神。妇人脏躁，精神恍惚，常悲伤欲哭，不能自主，心中烦乱，睡眠不安，甚则言行失常，呵欠频作，舌淡红苔少，脉细微数。

甘草　小麦　大枣

金匮甘麦大枣汤，妇人脏躁喜悲伤，
精神恍惚常欲哭，养心安神效力彰。

**归脾汤**（《正体类要》）

益气健脾，养心补血。心脾不足，气血虚弱，多思善疑，头晕神疲，心悸胆怯，失眠，健忘，舌质淡，苔薄白，脉细。

白术　当归　白茯苓　黄芪　龙眼肉　远志　酸枣仁　木香　炙甘草　人参　生姜　大枣

归脾汤中参术芪，归草茯苓远志齐，
酸枣木香龙眼肉，煎加姜枣益心脾。

**天王补心丹**（《校注妇人良方》）

养阴生津，养心安神。阴亏血少，虚烦少寐，心悸神疲，心神不宁，梦遗健忘，大便干结，口舌生疮，舌红少苔，脉细而数。

人参　茯苓　玄参　丹参　桔梗　远志　当归　五味子　麦冬　天冬　柏子仁　酸枣仁　生地　朱砂

补心丹用柏枣仁，二冬生地当归身，
三参桔梗朱砂味，远志茯苓共养神。

**六味地黄丸**（《小儿药证直诀》）

补益肝肾。肾阴亏损，头晕耳鸣，失眠，心烦，心神不宁，腰膝酸软，骨蒸潮热，盗汗遗精，舌红，苔薄，脉沉细。

熟地黄　山茱萸　山药　泽泻　牡丹皮　茯苓

六味地黄益肾肝，茱熟丹泽地苓专，
更加知柏成八味，阴虚内热服之安。

在历代医家中，以论治郁证著称者首推朱丹溪。丹溪尝谓："气血冲和，万病不生，一有怫郁，诸病生焉。其因有六：曰气，曰湿，曰热，曰痰，曰血，曰食。气郁则生湿，湿郁则成热，热郁则成痰，痰郁则血不行，血郁则食不化，六者相因为病也。"认为气郁是"六郁"的关键，并立越鞠丸以总解诸郁。然"郁之既久，火邪耗血，岂苍术、香附辈能久服乎？是逍遥、归脾继而设也。"正如《折肱漫录》所言："归脾汤，治脾而开郁；逍遥散，治肝而疏郁，二方为治郁妙剂，他药恐消耗元气，宜慎用之。"由此可以更为清楚的得知，越鞠丸乃为"治实郁"之方，明确这一点，就有助于临证时对越鞠丸证与逍遥散证以及归脾汤证等方证进行鉴别。"萱草"又名忘忧草、金针菜，也就是我们餐桌上常吃的黄花菜。嵇康《养生论》曾云："合欢蠲忿，萱草忘忧，愚智所共知也。"《本草图经》谓其能"安五脏，利心志，令人好欢乐无忧”。《本草正义》云：“今人恒以治气火上升，夜少安寐，其效颇著。”以上均说明萱草有解郁安神作用，故而服用萱草忘忧汤可使肝郁得解，心神能宁，从而愁绪不生，乐而忘忧矣。

## 第二节　血证

血液不循常道，或上溢于口鼻诸窍，或下泄于前后二阴，或渗出于肌肤，所形成的一类出血性疾患，统称为血证。

| | | |
|---|---|---|
| 鼻衄 | 桑菊饮 | 疏散风热，宣肺止咳，疏散风热轻剂 |
| | 芎芷石膏汤 | 疏风清热，和络止血，疏散风热重剂 |
| | 玉女煎 | 滋阴清胃泻火 |
| | 龙胆泻肝汤 | 清肝泻火 |
| | 归脾汤 | 补气生血，健脾养心，用于气不摄血 |
| 齿衄 | 清胃散 | 清胃凉血泻火，散火解毒 |
| | 泻心汤 | 清热泻火解毒 |
| | 六味地黄丸 | 滋补肝肾 |
| | 茜根散 | 凉血止血，滋阴清热 |
| 咳血 | 桑杏汤 | 清宣肺热，辛凉甘润，润燥止咳 |
| | 泻白散 | 清泻肺热，滋阴 |

续表

| | | |
|---|---|---|
| 咳血 | 黛蛤散 | 清肝利肺，凉血化痰 |
| | 百合固金汤 | 养阴润肺止咳 |
| | 咯血方 | 清肝泻火，凉血化痰 |
| 吐血 | 泻心汤 | 清热泻火降逆 |
| | 十灰散 | 凉血止血 |
| | 龙胆泻肝汤 | 清肝泻热，用于肝火犯胃吐血 |
| | 归脾汤 | 补气生血，健脾摄血 |
| 便血 | 地榆散 | 清热化湿，凉血止血 |
| | 槐角丸 | 清肠疏风，凉血止血，润肠通便，升清降浊 |
| | 归脾汤 | 补气生血，健脾摄血 |
| | 黄土汤 | 温阳健脾，凉血养血，摄血止血 |
| 尿血 | 小蓟饮子 | 清热利水，凉血止血 |
| | 知柏地黄丸 | 滋阴降火 |
| | 归脾汤 | 补气生血，健脾摄血 |
| | 无比山药丸 | 健脾益肾，摄血止血 |
| 紫斑 | 十灰散 | 清热凉血，化瘀止血 |
| | 茜根散 | 养阴清热，凉血止血 |
| | 归脾汤 | 补气生血，健脾摄血 |

## 一、鼻衄

**桑菊饮**（《温病条辨》）

疏散风热，宣肺止咳。热邪犯肺，鼻燥衄血，口干咽燥，或兼有身热，恶风，头痛，咳嗽，痰少，舌质红，苔薄，脉数。

杏仁　连翘　薄荷　桑叶　菊花　桔梗

甘草　芦根

桑菊饮中桔杏翘，芦根甘草薄荷饶，
清疏肺卫轻宣剂，风温咳嗽服之消。

**芎芷石膏汤**（《医宗金鉴》）

疏风清热，和络止血。外感风寒，郁而化热，头痛，甚则头胀如裂，衄血不止，面红目赤，溲清，舌尖红，苔薄黄，脉浮弦。

川芎　白芷　石膏　藁本　羌活　菊花

芎芷石膏汤芎芷，石膏藁本菊羌使，
疏风散邪清里热，风热上犯头痛止。

**玉女煎**（《景岳全书》）

滋阴清胃泻火。肾阴不足，胃热炽盛，鼻衄，或兼齿衄，头痛，牙痛，烦热口渴，舌红，苔黄。

石膏　熟地黄　麦冬　知母　牛膝

玉女石膏熟地黄，知母麦冬牛膝襄，
肾虚胃火相为病，牙痛齿衄宜煎尝。

**龙胆泻肝汤**（《医方集解》）

清肝泻火。肝火上炎，鼻衄，头痛，目眩，耳鸣，烦躁易怒，两目红赤，口苦，舌红，脉弦数。

龙胆草　栀子　黄芩　木通　泽泻　车前子　柴胡　甘草　当归　生地

龙胆栀芩酒拌炒，木通泽泻车柴草，

当归生地益阴血，肝胆实火湿热消。

**归脾汤**（《正体类要》）

补气生血，健脾养心。气不摄血，吐血，衄血，神疲乏力，心悸气短，面色苍白，舌淡，脉细。

白术　人参　黄芪　当归　甘草　茯苓　远志　酸枣仁　木香　龙眼肉　生姜　大枣

归脾汤中参术芪，归草茯苓远志齐，
酸枣木香龙眼肉，煎加姜枣益心脾。

## 二、齿衄

**齿衄——又称为牙衄**

**清胃散**（《脾胃论》）

滋阴清胃，泻火解毒。胃火上攻，齿龈肿痛，或牵引头脑，或面发热，或牙宣出血，口气臭热，口干舌燥，舌红苔黄，脉滑大而数。

生地　当归　丹皮　黄连　升麻

清胃散中当归连，生地丹皮升麻全，
或加石膏泻胃火，能消牙痛与牙宣。

**泻心汤**（《金匮要略》）

清热泻火解毒。邪火内炽，迫血妄行，吐血，衄血，便秘溲赤，舌苔黄腻，脉数。

大黄　黄连　黄芩

泻心汤为金匮方，黄连黄芩和大黄，
清热泻火功独效，三焦热盛用此方。

**六味地黄丸**（《小儿药证直诀》）

滋补肝肾。肝肾阴虚，头目眩晕，骨蒸劳热，齿龈出血，羸瘦骨蒸。

熟地黄　山茱萸　山药　泽泻　牡丹皮　茯苓

六味地黄益肾肝，茱熟丹泽地苓专，
更加知柏成八味，阴虚内热服之安。

**茜根散**（《重订严氏济生方》）

凉血止血，滋阴清热。阴虚火旺，鼻衄不止，血色鲜红，心神烦闷，舌红苔黄脉数。

茜根　黄芩　阿胶（蛤粉炒）　侧柏叶　生地黄　炙甘草

茜根散方真好记，阿胶芩草干生地，
苔黄脉数血鲜红，侧柏颜色要翠绿。

## 三、咳血

### 咳血——亦称嗽血或咯血

**桑杏汤**（《温病条辨》）

清宣肺热，肃肺止咳。燥热伤肺，咳嗽，

口鼻干燥，痰黏带血，舌红少津，苔薄黄，脉数。

桑叶　杏仁　沙参　象贝　香豉　栀皮　梨皮

桑杏汤用象贝宜，沙参栀豉与梨皮，
干咳鼻燥右脉大，辛凉甘润燥能医。

**泻白散**（《小儿药证直诀》）

清泻肺热。肺热咳嗽，痰黏带血，舌质红，苔薄黄，脉弦数。

地骨皮　桑白皮　炙甘草　粳米

泻白桑皮地骨皮，甘草粳米四般齐，
泻肺清热平咳喘，又可和中与健脾。

**黛蛤散**（《医说》）

清肝利肺，凉血化痰。肝肺实热，头晕耳鸣，咳血吐衄，肺痿肺痈，咽膈不利，口渴心烦。

青黛　蛤壳

黛蛤散方治肝咳，一份青黛十蛤壳，
肝热犯肺咳吐衄，咸寒苦降化痰热。

**百合固金汤**（《慎斋遗书》）

养阴润肺止咳。阴虚肺热，咳嗽痰少，痰中带血，口燥咽干，潮热，颧红，舌质红，脉细数。

熟地　生地　当归　白芍　甘草　桔梗　玄参　贝母　麦冬　百合

百合固金二地黄，麦冬玄参桔甘藏，
贝母芍药当归配，喘咳痰血肺家伤。

**咳血方**（《丹溪心法》）

清肝泻火，止咳止血。肝火灼肺所致之咳嗽痰中带血，痰质浓稠，咯吐不爽，心烦口渴，颊赤便秘，舌苔黄，脉弦数。

青黛　瓜蒌仁　山栀　诃子　海蛤粉

咳血方中诃子收，瓜蒌海粉山栀投，
青黛蜜丸口噙化，咳嗽痰血服之瘳。

## 四、吐血

### 吐血——亦称为呕血

**泻心汤**（《金匮要略》）

清热泻火。邪火内炽，迫血妄行，吐血，衄血，便秘溲赤，舌苔黄腻，脉数实。

大黄　黄连　黄芩

泻心汤为金匮方，黄连黄芩和大黄，
清热泻火功独效，三焦热盛用此方。

**十灰散**（《十药神书》）

凉血止血。血热妄行之呕血、吐血、咯血、嗽血、衄血等，血色鲜红，来势急暴，舌红，脉数。

大蓟　小蓟　荷叶　侧柏叶　白茅根　茜草　栀子　大黄　牡丹皮　棕榈皮

十灰散用十般灰，柏茅茜荷丹榈煨，
二蓟栀黄各炒黑，上部出血势能摧。

**龙胆泻肝汤**（《医方集解》）

清肝泻热。肝火犯胃，吐血色红或紫暗，口苦胁痛，心烦易怒，寐少梦多，舌质红绛，脉弦数。

龙胆草　栀子　黄芩　木通　泽泻　车前子　柴胡　甘草　当归　生地

龙胆栀芩酒拌炒，木通泽泻车柴草，
当归生地益阴血，肝胆实火湿热消。

**归脾汤**（《正体类要》）

补气生血，健脾摄血。吐血，便血，神疲气短，心悸乏力，舌淡脉细。

白术　当归　白茯苓　黄芪　龙眼肉　远志　酸枣仁　木香　炙甘草　人参　生姜　大枣

归脾汤中参术芪，归草茯苓远志齐，
酸枣木香龙眼肉，煎加姜枣益心脾。

## 五、便血

**地榆散**（《仁斋直指方》）

清热化湿，凉血止血。肠道湿热，络脉受

损，便血鲜红，大便不畅或稀溏，或有腹痛，口苦，苔黄腻，脉滑数。

地榆　茜根　黄连　黄芩　山栀　茯神

地榆散方用多验，茜根黄芩与黄连，
山栀茯神六味配，清热化湿凉血专。

**槐角丸**（《太平惠民和剂局方》）

清肠疏风，凉血止血。肠风便血，痔疮肿痛，便血色红黏稠，大便不畅或稀溏，或有腹痛，口苦，舌质红，苔黄腻，脉濡数。

槐角　地榆炭　黄芩　枳壳　当归　防风

清肠疏风槐角丸，当归防风地榆炭，
黄芩枳壳妙为用，肠风便血此方攀。

**归脾汤**（《正体类要》）

补气生血，健脾摄血。气虚不摄，便血色红或紫暗，食少，体倦，面色萎黄，心悸，少寐，舌质淡，脉细。

白术　人参　黄芪　当归　甘草　茯苓　远志　酸枣仁　木香　龙眼肉　生姜　大枣

归脾汤中参术芪，归草茯苓远志齐，
酸枣木香龙眼肉，煎加姜枣益心脾。

**黄土汤**（《金匮要略》）

温阳健脾，凉血养血止血。脾阳不足，便血，吐血，四肢不温，面色萎黄，舌淡脉细。

甘草　干地黄　白术　炮附子　阿胶　黄

苓　灶心黄土

黄土汤将远血医，胶芩地术附甘齐，
温阳健脾能摄血，便血崩漏服之宜。

## 六、尿血

**小蓟饮子**（《重订严氏济生方》）

清热利水，凉血止血。下焦湿热，小便黄赤灼热，尿血鲜红，心烦口渴，面赤口疮，夜寐不安，舌质红，脉数。

生地黄　小蓟　滑石　木通　蒲黄　藕节　淡竹叶　当归　山栀子　甘草

小蓟饮子藕蒲黄，木通滑石生地襄，
归草黑栀淡竹叶，血淋热结服之良。

**知柏地黄丸**（《医方考》）

滋阴降火。肾虚火旺，尿血，骨蒸潮热，盗汗梦遗，腰膝酸软，舌质红，脉细数。

熟地黄　山药　山茱萸　茯苓　泽泻　牡丹皮　知母　黄柏

六味地黄益肾肝，山药丹泽萸苓掺，
更加知柏成八味，阴虚火旺可煎餐。

**归脾汤**（《正体类要》）

补气生血，健脾摄血。脾不统血，久病尿血，甚或兼见齿衄、肌衄，食少，体倦乏力，气短声低，面色不华，舌质淡，脉细弱。

白术　当归　白茯苓　黄芪　龙眼肉　远志　酸枣仁　木香　炙甘草　人参　生姜　大枣

归脾汤中参术芪，归草茯苓远志齐，
酸枣木香龙眼肉，煎加姜枣益心脾。

**无比山药丸**（《太平惠民和剂局方》）

健脾益肾，摄血止血。肾气不固，久病尿血，血色淡红，头晕耳鸣，精神困惫，腰脊酸痛，舌质淡，脉沉弱。

熟地黄　山茱萸　山药　菟丝子　肉苁蓉　杜仲　巴戟天　五味子　牛膝　茯苓　泽泻　赤石脂

无比山药地苁蓉，苓菟巴戟牛杜仲，
五味茱萸石脂泻，健脾益肾无腰痛。

## 七、紫斑

### 紫斑——亦称为肌衄

**十灰散**（《十药神书》）

清热凉血，化瘀止血。血热妄行，皮肤出现青紫斑点或斑块，或伴有鼻衄、齿衄、便血、尿血，或有发热，口渴，便秘，舌质红，苔黄，脉弦数。

大蓟　小蓟　荷叶　侧柏叶　白茅根　茜

草　栀子　大黄　牡丹皮　棕榈皮

十灰散用十般灰，柏茅茜荷丹榈煨，
二蓟栀黄各炒黑，上部出血势能摧。

**茜根散**（《重订严氏济生方》）

养阴清热，凉血止血。阴虚火旺，皮肤出现青紫斑点或斑块，时发时止，常伴鼻衄、齿衄或月经过多，颧红，心烦，口渴，手足心热，或有潮热，盗汗，舌质红，苔少，脉细数。

茜根　黄芩　阿胶（蛤粉炒）　侧柏叶　生地黄　炙甘草

茜根散方真好记，阿胶芩草干生地，
苔黄脉数血鲜红，侧柏颜色要翠绿。

**归脾汤**（《正体类要》）

补气生血，健脾摄血。气不摄血，反复发生肌衄，久病不愈，神疲乏力，头晕目眩，面色苍白或萎黄，食欲不振，舌质淡，脉细弱。

白术　人参　黄芪　当归　甘草　茯苓　远志　酸枣仁　木香　龙眼肉　生姜　大枣

归脾汤中参术芪，归草茯苓远志齐，
酸枣木香龙眼肉，煎加姜枣益心脾。

鼻衄一证多由于阳邪郁闭过重，使脉中营血极度充盈，实破经络而外溢，芎芷石膏汤和桑菊饮均有疏散风邪、清热止血之功。玉女煎，古代道家称肾为“玉女”，本方可滋补肾水，故以此为名，本方以状如“玉女”之石膏为主，既补肾水之不足，又泻胃火之有余，从而使阴虚火亢之证迅速得以平息。肺五行属金，其色应白，“泻白”，即泻肺也，泻白散方中桑白皮清泻肺热，止咳平喘；地骨皮泻肺中伏火，并退虚热；粳米、炙甘草养胃和中。诸药同用，泻肺平喘而不伤正，宜属清泻肺中伏热之良方，故名曰“泻白散”。十灰散中“十灰”指方中十味药物，均烧“灰”存性，研极细末，为散备用。《十药神书》云：“大抵血热则行，血冷则凝，见黑则止，此定理也。”本方需要用藕汁或萝卜汁磨京墨调服，其意亦在增强清热降气止血之效；其药烧炭存性用，可以加强收敛止血作用，故以其炮制方法而命名曰“十灰散”。茜根散方中茜草根为君药，侧柏叶、生地黄、黄芩为臣药可清热凉血止血、滋阴凉血；阿胶收敛固涩止血；甘草为佐使可缓急止痛，其中需要注意的是侧柏叶用鲜品，以增凉血止血之功，诸药相合，使血热得以平息，虚热得以消退，紫癜得以清除。槐角丸重用槐角苦寒阴柔，清热凉血，润肠通便，配伍地榆、黄芩加强清热凉血止血作用。肠风下血，风燥也是重要病机，风燥内盛则便干血热，故防风祛其风，当归活血润燥通便，血行风自灭，风燥除而痔消，此外枳壳下气，防风升举，一升一降，升清降浊也是本方配伍特点。

## 第三节 痰饮

痰饮是指体内水液输布，运化失常，停积于某些部位的一类病证。

| | | |
|---|---|---|
| 痰饮 | 苓桂术甘汤 | 健脾化湿，温阳化气 |
| | 小半夏加茯苓汤 | 健脾和中，温肺化饮 |
| | 甘遂半夏汤 | 浚痰逐饮，见心下坚满者 |
| | 己椒苈黄丸 | 清热利湿，治疗肠间水气 |
| | 二陈汤 | 健脾燥湿，理气化痰 |
| | 三仁汤 | 宣畅三焦气机，化痰利湿 |
| 悬饮 | 柴枳半夏汤 | 宽胸涤痰，和解少阳 |
| | 椒目瓜蒌汤 | 泻肺逐饮，下气化痰 |
| | 十枣汤 | 攻逐水饮 |
| | 控涎丹 | 攻涤痰涎，治疗痰涎内伏诸痛头晕 |
| | 香附旋覆花汤 | 蠲饮化痰，行气活血，用于悬饮胸胁疼痛 |
| | 神佑丸 | 攻逐水饮 |
| | 葶苈大枣泻肺汤 | 泻肺化痰，降气平喘，治疗饮停胸胁 |
| 溢饮 | 防己黄芪汤 | 益气祛风，健脾利水，用于表虚不固水肿 |
| | 胃苓汤 | 安胃利水止泻，治疗脾虚水谷不分 |
| | 实脾饮 | 健运脾阳，以利水湿 |
| | 越婢加术汤 | 疏风泄热，发汗利水 |
| | 导水丸 | 攻下逐水，用于水肿二便不通者 |

续表

| | | |
|---|---|---|
| 溢饮 | 五皮饮 | 祛风除湿，利水消肿 |
| | 五苓散 | 温阳化气，利湿行水 |
| 支饮 | 小青龙汤 | 温肺化饮，用于外寒里饮证 |
| | 金匮肾气丸 | 温肾化气利水 |
| | 苓桂术甘汤 | 健脾利水 |
| | 生姜泻心汤 | 和胃消痞，散结除水 |
| | 葶苈大枣泻肺汤 | 泻肺化痰，降气平喘 |
| | 木防己汤 | 益气清热利水 |

## 一、痰饮

### 痰饮——饮留胃肠

**苓桂术甘汤**（《金匮要略》）

健脾化湿。中阳不足，胸胁支满，目眩心悸，短气而咳，舌苔白滑，脉弦滑或沉紧。

茯苓　桂枝　白术　甘草

金匮苓桂术甘汤，温中化饮气化畅，
心悸气短胸胁满，咳逆喘唾用此方。

**小半夏加茯苓汤**（《金匮要略》）

健脾和中，温肺化饮。停饮咳唾呕吐，心下痞闷，头眩心悸。

半夏　生姜　茯苓

小半夏加茯苓汤，半夏茯苓和生姜，

温中和胃化痰饮，痞满头眩效可夸。

**甘遂半夏汤**（《金匮要略》）

浚痰逐饮。留饮，其人欲自利，利后虽自觉轻快，但心下仍然坚满，舌苔腻，色白或黄，脉伏弦。

甘遂　半夏　芍药　炙甘草

甘遂半夏汤芍草，加蜜煎煮效果好，
主治下利续坚满，药用相反效果高。

**己椒苈黄丸**（《金匮要略》）

清热利湿。水饮积聚脘腹，肠间有声，腹满便秘，小便不利，口干舌燥，脉沉弦。

防己　椒目　葶苈　大黄

己椒苈黄药四味，通便泻水两般配，
腹水热结又便秘，蜜丸吞服病自退。

**二陈汤**（《太平惠民和剂局方》）

健脾燥湿，理气化痰。咳嗽痰多，色白易咯，恶心呕吐，胸膈痞闷，肢体困重，或头眩心悸，舌苔白滑或腻，脉滑。

半夏　橘红　白茯苓　炙甘草　生姜　乌梅

二陈汤用陈半夏，茯苓甘草臣药加，
理气和中燥湿痰，生姜乌梅不能差。

**三仁汤**（《温病条辨》）

宣畅气机，化痰利湿。痰湿内盛，身重疼

痛，肢体倦怠，面色淡黄，胸闷不饥，午后身热，头痛恶寒，苔白不渴，脉弦细而濡。

杏仁　半夏　飞滑石　生薏苡仁　白通草　白蔻仁　竹叶　厚朴

三仁杏蔻薏苡仁，朴夏通草滑竹伦，
水用甘澜扬百遍，湿温初起法堪遵。

## 二、悬饮

### 悬饮——饮停胸胁

**柴枳半夏汤**（《医学入门》）

宽胸涤痰，和解少阳。悬饮初期，寒热往来，身热起伏，咳嗽，痰少，气急，胸胁刺痛，呼吸、转侧疼痛加重，心下痞硬，干呕，口苦，咽干，舌苔薄白或黄，脉弦数。

柴胡　半夏　黄芩　瓜蒌仁　枳壳　桔梗　杏仁　青皮　甘草

柴枳半夏蒌黄芩，青皮甘桔杏仁行，
和解清热利肺气，涤痰开结悬饮清。

**椒目瓜蒌汤**（《医醇賸义》）

泻肺逐饮，下气化痰。饮停胸胁，咳逆气喘，咳唾引痛，病侧胁肋胀痛，甚则胸廓隆起，苔薄白，脉沉弦。

川椒目　瓜蒌仁　生姜　葶苈子　橘红

茯苓　桑白皮　苏子　半夏　刺蒺藜

椒目瓜蒌汤生姜，葶苈橘红茯苓桑，
苏子半夏蒺藜子，饮停胸胁效昭彰。

**十枣汤**（《伤寒论》）

攻逐水饮。悬饮，咳唾胸胁引痛，心下痞硬，干呕短气，头痛目眩，胸背掣痛不得息。

芫花　甘遂　大戟　大枣

十枣汤水效堪夸，甘遂大戟与芫花，
悬饮潴留胸胁痛，大腹肿胀服之佳。

**控涎丹**（《三因极一病证方论》）

攻涤痰涎。痰涎内伏，胸背、手脚、颈项、腰胯突然痛不可忍，内连筋骨，牵引钓痛，坐卧不宁，走易不定，或头痛不可举，昏倦多睡，饮食无味，痰唾稠黏，夜间喉中多有锯声，及手脚沉重，腿冷痹麻，气脉不通。

甘遂　大戟　白芥子

控涎丹用芥戟遂，痰涎癥瘕此方推，
面垢攻邪气正化，麝香通窍亦可追。

**香附旋覆花汤**（《温病条辨》）

蠲饮化痰，行气活血。胸胁疼痛，如灼如刺，胸闷不舒，呼吸不畅，或有闷咳，甚则迁延，经久不已，阴雨更甚，可见病侧胸廓变形，舌苔薄，质暗，脉弦。

香附　旋覆花　苏子　半夏　茯苓　薏苡

仁　陈皮

香附旋覆出条辨，覆花香附苏夏添，

苡仁茯苓陈皮合，和络理气擅化痰。

**神佑丸**（《儒门事亲》）

攻逐水饮。停饮胸满，喘促气急，胸胁胀满，饮食不下，二便闭结不通，舌红苔燥，脉滑数。

甘遂　大戟　芫花　黑牵牛　大黄

神佑丸中牵牛黑，大黄芫花戟甘遂，

峻药为丸图力缓，攻逐水饮正气回。

**葶苈大枣泻肺汤**（《金匮要略》）

泻肺化痰，降气平喘。饮停胸胁，咳嗽喘息，一身面目浮肿，痰涎壅盛，痰多色白，量多清稀。

葶苈子　大枣

喘而不卧肺成痈，口燥胸痛数实呈，

葶苈一丸十二枣，雄军直入夺初萌。

## 三、溢饮

### 溢饮——水饮流溢四肢肌肉

**防己黄芪汤**（《金匮要略》）

益气祛风，健脾利水。表虚不固，汗出恶

风，身重浮肿，或肢节疼痛，小便不利，舌淡苔白，脉浮。

防己　黄芪　甘草　白术　大枣　生姜

金匮防己黄芪汤，白术甘草枣生姜，

益气祛风又行水，表虚风水风湿康。

**胃苓汤**（《丹溪心法》）

祛湿和胃。脾湿过盛或脾胃伤冷，水谷不分，周身浮肿，泄泻，呕吐黄疸，小便不利，舌胖大齿痕，苔水滑，脉濡。

苍术　陈皮　厚朴　炙甘草　泽泻　猪苓　赤茯苓　白术　肉桂　生姜　大枣

胃苓君药苍白术，厚朴陈草姜枣煮，

官桂泽泻猪茯苓，寒湿痢疾后重除。

**实脾饮**（《济生方》）

健运脾阳，以利水湿。肢体浮肿，色悴声短，口中不渴，身重纳呆，便溏溲清，四肢不温，舌苔厚腻而润，脉象沉细。

干姜　附子　白术　茯苓　炙甘草　厚朴　大腹皮　草果仁　木香　木瓜

实脾苓术与木瓜，甘草木香大腹加，

草果附姜兼厚朴，虚寒阴水效堪夸。

**越婢加术汤**（《金匮要略》）

疏风泄热，发汗利水。一身面目悉肿，发热恶风，小便不利，苔白，脉沉。

麻黄　石膏　生姜　甘草　白术　大枣

越婢加术金匮方，麻黄石膏枣生姜，
甘草白术共相配，风水重肿急煎尝。

**导水丸**（《儒门事亲》）

攻下逐水。水湿肿满，湿热腰痛，痰湿流注身痛，无名肿毒，关节肿痛，疝气，大小便闭。

大黄　黄芩　滑石　黑牵牛子

导水丸用黑牵牛，大黄黄芩滑石留，
攻逐水湿功效大，用时勿忘补兼攻。

**五皮饮**（《三因极一病证方论》）

祛风除湿，利水消肿。水病肿满，上气喘急，或腰以下肿。

大腹皮　桑白皮　茯苓皮　生姜皮　陈皮

五皮饮用五般皮，陈茯姜桑大腹奇，
或用五加易桑白，脾虚肤胀此方司。

**五苓散**（《伤寒论》）

温阳化气，利湿行水。阳不化气，水湿内停，肢体、面部浮肿，恶风，小便不利，口渴不欲饮，舌淡苔水滑。

猪苓　茯苓　泽泻　桂枝　白术

五苓散治太阳腑，白术泽泻猪苓茯，
桂枝化气兼解表，小便通利水饮逐。

## 四、支饮

### 支饮——饮邪留伏胸膈

**小青龙汤**（《伤寒论》）

温肺化饮。外寒里饮，咳逆喘满不得卧，痰吐白沫量多，经久不愈，天冷受寒加重，甚至引起面浮跗肿。或平素伏而不作，遇寒即发，发则寒热，背痛，腰痛，目泣自出，身体振动，舌苔白滑或白腻，脉弦紧。

麻黄　芍药　细辛　炙甘草　干姜　桂枝　五味子　半夏

小小青龙最有功，风寒束表饮停胸，
细辛半夏甘和味，姜桂麻黄芍药同。

**金匮肾气丸**（《金匮要略》）

温肾化气利水。肾虚水肿，腰膝酸软，小便不利，畏寒肢冷。

地黄　山药　山茱萸　茯苓　牡丹皮　泽泻　桂枝　制附子

金匮肾气治肾虚，熟地怀药及山茱，
丹皮苓泽加附桂，引火归原热下趋。

**苓桂术甘汤**（《金匮要略》）

健脾利水。胸胁支满，目眩心悸，短气而咳，舌苔白滑，脉弦滑或沉紧。

茯苓　桂枝　白术　甘草

金匮苓桂术甘汤，温中化饮气化畅，
心悸气短胸胁满，咳逆喘唾用此方。

**生姜泻心汤**（《伤寒论》）

和胃消痞，散结除水。伤寒汗出后，胃中不和，心下痞硬，噫气臭，胁下有水气，腹中雷鸣不利。

生姜　甘草　人参　干姜　黄芩　半夏　黄连　大枣

生姜泻心是良方，胃中不和痞为殃，
噫气下利芩连草，参枣半夏与二姜。

**葶苈大枣泻肺汤**（《金匮要略》）

泻肺化痰，降气平喘。肺痈，胸胁满胀，一身面目浮肿，鼻塞，清涕出，不闻香臭酸辛，咳逆上气，喘鸣迫塞，支饮胸满。

葶苈子　大枣

喘而不卧肺成痈，口燥胸痛数实呈，
葶苈一丸十二枣，雄军直入夺初萌。

**木防己汤**（《金匮要略》）

补虚散饮。膈间支饮，喘满，心下痞坚，面色黧黑，脉沉紧。

木防己　石膏　桂枝　人参

喘满痞坚面色黧，己三桂二四参施，
膏枚二个如鸡子，辛苦寒温各适宜。

苓桂术甘汤振奋脾阳而化水饮，桂枝通阳化气，茯苓健脾渗水，两药合用，振奋脾阳通调水道，使饮邪从小便而出。白术健脾燥湿，甘草补益中气，两药补土以制水。三仁汤中杏仁宣利上焦肺气，气行则湿化；白蔻仁芳香化湿，行气宽中，畅中焦之脾气；薏苡仁甘淡性寒，渗湿利水而健脾，使湿热从下焦而去。三仁合用，三焦分消，体现了宣上、畅中、渗下，三焦分消的配伍特点。十枣汤由芫花、甘遂、大枣三药为末，用大枣煎汤冲服。本方中所用的三味主药，分别具有逐水饮、除积聚、消肿满等作用，其性皆猛峻，故用大枣十枚以益气护胃，缓和峻药之毒，防止或减轻药后反应，达到寓攻于补、下不伤正之目的。《医方论》云："仲景以十枣命名，全赖大枣甘缓以救脾胃，方成节制之师也。"方名"十枣"者，一是说明方中药大枣十枚；二是强调大枣在该方中缓其峻毒顾护胃气的特殊作用。本方去芫花、大枣，加白芥子名"控涎丹"，有搜剔停痰伏饮之功，可使痰涎得以控制，故以此命名。古有"左青龙右白虎"之说。青龙，是神话中东方木神，色主青，主发育万物。《成方便读》张秉成曰："名小青龙者，以龙为水族，大则可兴云致雨，飞腾于宇宙之间；小则亦能治水驱邪，潜隐于波涛之内耳。"二方发汗逐饮之功，犹如青龙之兴云治水，但依其发汗力强弱而命名"大、小青龙汤"。肾气丸温肾化水，方中桂枝、附子微微补火以生肾气，用六味以阴中求阳，治以丸剂缓以图功，寓有“少火生气”之义，故名“肾气丸”。

## 第四节 消渴

消渴是以多饮，多食，多尿，乏力，消瘦，或尿有甜味为主要临床表现的疾病。

| | | |
|---|---|---|
| 上消 | 消渴方 | 滋阴润燥。肺热津伤 |
| | 二冬汤 | 养阴清热，生津止渴 |
| | 白虎加人参汤 | 清热、益气、生津 |
| | 玉泉丸 | 养阴生津，止渴除烦，益气和中 |
| 中消 | 玉女煎 | 滋阴清胃泻火 |
| | 七味白术散 | 健脾生津，行气消胀 |
| | 泻黄散 | 泻脾胃伏火 |
| 下消 | 六味地黄丸 | 补益肾阴 |
| | 济生肾气丸 | 温补肾阳，引火归原 |
| | 鹿茸丸 | 温阳滋肾 |
| | 麦味地黄丸 | 滋肾养肺 |
| | 清心莲子饮 | 清心利湿，益气养阴 |

## 一、上消

### 上消——肺燥为主　多饮症状较突

**消渴方**（《丹溪心法》）

滋阴润燥。肺热津伤，口渴多饮，口舌干燥，尿频量多，烦热多汗，舌边尖红，苔薄黄，脉洪数。

黄连末　天花粉末　人乳汁（或牛乳）藕汁　生地汁　姜汁　蜂蜜

消渴方可将阴补，藕汁姜蜜鲜牛乳，
花粉地黄鸡爪连，益血润燥把火侮。

**二冬汤**（《医学心悟》）

养阴清热，生津止渴。上消，渴而多饮，舌红，脉细数。

天冬　麦冬　花粉　黄芩　知母　荷叶甘草　人参

养阴清热二冬汤，渴而多饮用此方，
天冬麦冬芩花粉，荷叶甘草知母参。

**白虎加人参汤**（《伤寒论》）

清热，益气，生津。火热迫肺，上消多饮，身热而渴，汗出恶寒，脉虚大无力。

知母　石膏　甘草　粳米　人参

服桂渴烦大汗倾，液亡肌腠涸阳明，
膏斤知六参三两，二草六粳米熟成。

**玉泉丸**（《仁斋直指方》）

养阴益气，生津止渴。消渴病，肺热津亏，气阴两伤，舌干口燥，烦渴不止，乏力气短，小便频数，脉数无力。

葛根　天花粉　麦冬　人参　茯苓　黄芪　乌梅　甘草

玉泉花粉麦葛根，芪梅苓草与人参，
生津消渴清热力，益气收敛固阴分。

## 二、中消

### 中消——胃热为主　多食症状突出

**玉女煎**（《景岳全书》）

滋阴清胃泻火。胃热炽盛，多食易饥，口渴，尿多，形体消瘦，大便干燥，苔黄，脉滑实有力。

石膏　熟地黄　麦冬　知母　牛膝

玉女石膏熟地黄，知母麦冬牛膝襄，
肾虚胃火相为病，牙痛齿衄宜煎尝。

**七味白术散**（《小儿药证直诀》）

健脾生津，行气消胀。气阴亏虚，口渴引饮，能食与便溏并见，或饮食减少，精神不振，四肢乏力，体瘦，舌质淡红，苔白而干，脉弱。

人参　白茯苓　炒白术　藿香叶　木香　甘草　葛根

七味白术参苓草，木香藿香葛根饶，
发热食少兼口渴，气滞脾弱此方疗。

**泻黄散**（《小儿药证直诀》）

泻脾胃伏火。脾胃伏火，脾燥肠热，烦渴易饥，口燥唇干，大便干结，口疮口臭，舌红脉数。

藿香　栀子　石膏　甘草　防风

泻黄甘草与防风，石膏栀子藿香充，
炒香蜜酒调和服，胃热口疮并见功。

## 三、下消

### 下消——肾虚为主　多尿症状突出

**六味地黄丸**（《小儿药证直诀》）

补益肾阴。肝肾阴虚，尿频量多，混浊如脂膏，或尿甜，腰膝酸软，乏力，头晕耳鸣，口干唇燥，皮肤干燥，瘙痒，舌红苔少，脉细数。

熟地黄　山茱萸　山药　泽泻　牡丹皮　茯苓

六味地黄益肾肝，茱熟丹泽地苓专，
更加知柏成八味，阴虚内热服之安。

**济生肾气丸**（《济生方》）

温补肾阳，利水消肿。小便频数，混浊如膏，甚至饮一溲一，面容憔悴，耳轮干枯，腰膝酸软，四肢欠温，畏寒肢冷，阳痿或月经不调，舌苔淡白而干，脉沉细无力。

熟地黄　山茱萸　牡丹皮　山药　茯苓　泽泻　肉桂　附子　牛膝　车前子

肾气丸名别济生，车前牛膝合之成，
山地药萸泽苓丹，桂附气化氤氲腾。

**鹿茸丸**（《沈氏尊生书》）

温阳滋肾。阴阳两虚消渴，尿频尿浊，饮一溲一，面色黧黑，耳轮焦干，腰膝酸软，形寒肢冷，舌淡脉细。

鹿茸　黄芪　牛膝　熟地　麦冬　人参　茯苓　酸枣仁　玄参　五味子　补骨脂　肉苁蓉　鸡内金　地骨皮

鹿茸丸内地骨皮，地麦参苓酸枣膝，
玄味脂苁内金芪，阴阳两虚消渴息。

**麦味地黄丸**（《医级宝鉴》）

滋肾养肺。肺肾阴亏，消渴，潮热盗汗，咽干咳血，眩晕耳鸣，腰膝酸软。

麦冬　五味子　熟地黄　山茱萸　牡丹皮　山药　茯苓　泽泻

六味地黄益肝肾，山药丹泽萸苓掺，
地黄丸中加麦味，咳喘盗汗皆能挽。

**清心莲子饮**（《太平惠民和剂局方》）

清心利湿，益气养阴。酒食过度，渐成消渴，耗气伤阴，湿热下注，口苦咽干，四肢倦怠，五心烦热，遗精白浊，妇人带下赤白。

石莲肉　人参　黄芪　茯苓　柴胡　黄芩　地骨皮　甘草　麦冬　车前子

清心莲子石莲参，地骨柴胡赤茯苓，
芪草芩麦车前子，躁烦消渴及崩淋。

唐代孙思邈认为“食物消作小便”，还把饮食控制疗法放在治疗的第一位：“夫消渴者，凡积久饮酒，无有不成消渴病者，所慎者有三，一饮酒、二房室、三咸食及面，能慎此者，虽不服药，而自无可他，不知此者，纵有金丹，亦不可救，深思慎之。”“玉泉”，为泉水之美称，道家亦指口中舌下两脉之津液。玉泉丸用大量滋阴润燥、益气生津之品组方，服之可使阴精得充，津液自回，口中津津常润，犹如玉泉之水，源源不断。玉女煎既补肾水之不足，又泻胃火之有余，使阴虚火亢之证迅速得以平息。泻黄散清泻与升发并用，泻脾胃伏火，藿香、防风辛温，有散郁火而兼顾振复脾胃气机之用，温凉互佐则温不至于升火，寒不至于伤脾。伏火已伤津液，故选用风药中润剂之防风，石膏甘寒泻火又止渴。原方泻脾经之热，故名“泻黄散”。《金匮要略》指出消渴病的主要病机是肾气亏虚，创制肾气丸来治疗消渴病，示人以温阳补肾法，开创了治疗消渴病的先河，本方是温补肾阳之祖方，功能为“益火之源，以消阴翳”。方中仅用少量温肾药于滋肾药中，寓有“少火生气”之义，故名“肾气丸”。

## 第五节　自汗、盗汗

白昼时时汗出，动辄益甚者，称为自汗；寐中汗出，醒来自止者，称为盗汗。

| 桂枝加黄芪汤 | 益气通阳。气虚卫阳不固 |
|---|---|
| 玉屏风散 | 益气固表疏风 |
| 归脾汤 | 益气健脾，养心补血 |
| 当归六黄汤 | 滋阴泻火，益气养血 |
| 桂枝甘草龙骨牡蛎汤 | 温补心阳，安神敛汗 |
| 补中益气汤 | 补中益气，升阳举陷 |
| 牡蛎散 | 敛阴止汗，益气固表 |
| 黄芪建中汤 | 益气补脾敛汗 |
| 桂枝汤 | 辛温解表，强营护卫 |
| 龙胆泻肝汤 | 清热利湿，泻肝坚阴 |
| 生脉散 | 益气生津，敛阴止汗 |
| 清骨散 | 清阴分内热，退虚劳骨蒸 |
| 知柏地黄丸 | 滋阴清热 |

**桂枝加黄芪汤**（《金匮要略》）

益气通阳。气虚卫阳不固，汗出恶风，稍劳汗出尤甚，或表现半身、某一局部出汗，易于感冒，体倦乏力，周身酸楚，面色少华，苔薄白，脉细弱。

桂枝　芍药　甘草　生姜　大枣　黄芪

黄汗桂枝加黄芪，生姜大枣与芍草，
表虚重证亦可治，通阳益气效果好。

**玉屏风散**（《究原方》）

益气固表。表虚自汗，汗出恶风，面色㿠白，舌淡苔薄白，脉浮虚。

炙黄芪　白术　防风

玉屏风散最有灵，芪术防风鼎足形，
表虚汗多易感冒，药虽相畏效相成。

**归脾汤**（《正体类要》）

益气健脾，养心补血。心脾不足，自汗或盗汗，心悸少寐，神疲气短，面色不华，舌质淡，脉细。

白术　当归　茯苓　黄芪　龙眼肉　远志　酸枣仁　木香　甘草　人参　生姜　大枣

归脾汤中参术芪，归草茯苓远志齐，
酸枣木香龙眼肉，煎加姜枣益心脾。

**当归六黄汤**（《兰室秘藏》）

滋阴泻火，益气养血。阴虚火旺，发热盗

汗，面赤心烦，口干唇燥，大便干结，小便黄赤，舌红苔黄，脉数。

当归　黄芩　黄连　黄柏　熟地黄　生地黄　黄芪

当归六黄二地黄，芩连芪柏共煎尝，
滋阴泻火兼固表，阴虚火旺盗汗良。

**桂枝甘草龙骨牡蛎汤**（《伤寒论》）

温补心阳，安神敛汗。心阳不足，气短自汗，心悸，或失眠，心胸憋闷，畏寒肢冷，面色苍白或黧黑，舌淡苔白，脉迟无力。

桂枝　炙甘草　牡蛎　龙骨

桂枝甘草龙牡汤，心阳不振补心方，
心悸不安动忧甚，形寒面白保安康。

**补中益气汤**（《脾胃论》）

补中益气，升阳举陷。气虚自汗，倦怠乏力，气短懒言，易于感冒，食少便溏，舌质淡，苔白薄，脉细弱。

黄芪　炙甘草　人参　当归　陈皮　升麻　柴胡　白术

补中益气芪术陈，升柴参草当归身，
升阳举陷功独善，气虚发热亦勘斟。

**牡蛎散**（《太平惠民和剂局方》）

敛阴止汗，益气固表。体虚心阳不潜，自汗、盗汗，夜卧更甚，心悸惊惕，短气烦倦，舌淡红，脉细弱。

黄芪　麻黄根　牡蛎　浮小麦

牡蛎散内用黄芪，浮麦麻黄根最易，
自汗盗汗心液损，固表敛汗见效奇。

**黄芪建中汤**（《金匮要略》）

益气补脾敛汗。气虚自汗，腹中拘急疼痛，喜温慰，脉虚。

黄芪　桂枝　白芍　生姜　炙甘草　大枣　饴糖

黄芪建中治虚劳，桂姜草枣倍芍药，
饴糖温中并缓急，虚寒里急用之好。

**桂枝汤**（《伤寒论》）

辛温解表，调和营卫。头痛发热，汗出恶风，鼻鸣干呕，苔白不渴，脉浮缓或浮弱。

桂枝　芍药　甘草　大枣　生姜

太阳中风桂枝汤，芍药甘草枣生姜，
解肌发表调营卫，啜粥温服汗易酿。

**龙胆泻肝汤**（《医方集解》）

清热利湿，泻肝坚阴。肝经湿热，蒸蒸汗出，汗黏，汗液易使衣服黄染，面赤烘热，烦躁，口苦，小便色黄，舌苔薄黄，脉弦数。

龙胆草　栀子　黄芩　木通　泽泻　车前子　柴胡　甘草　当归　生地

龙胆栀芩酒拌炒，木通泽泻车柴草，

当归生地益阴血，肝胆实火湿热消。

**生脉散**（《医学启源》）

益气生津，敛阴止汗。口渴多汗，咽干舌燥，或久咳伤肺，脉虚弱。

人参　麦冬　五味子

生脉麦冬五味参，保肺清心治暑淫，
气少汗多兼口渴，病危脉绝急煎斟。

**清骨散**（《证治准绳》）

清阴分内热，退虚劳骨蒸。骨蒸潮热，形瘦盗汗，心烦，两颊潮红，手足心热，舌红少苔，脉细数。

银柴胡　胡黄连　秦艽　鳖甲　地骨皮　青蒿　知母　甘草

清骨散君银柴胡，胡连秦艽鳖甲辅，
地骨青蒿知母草，骨蒸劳热一并除。

**知柏地黄丸**（《医方考》）

滋阴清热。阴虚火旺，潮热盗汗，口干咽痛，耳鸣遗精，小便短赤，舌红少苔，脉弦细数。

熟地黄　山药　山茱萸　茯苓　泽泻　牡丹皮　知母　黄柏

六味地黄益肾肝，山药丹泽萸苓掺，
更加知柏成八味，阴虚火旺可煎餐。

桂枝加黄芪汤中，黄芪甘温益气固表；桂枝辛温通阳化气，两药相伍，益气温阳以实表，助卫气运行而和营阴。汗为心之液，无论自汗、盗汗，最终都责之于心。桂枝、黄芪温通心阳，心气行之于外；白芍、大枣、甘草滋阴血行之于内，适用于各种虚证自汗、盗汗。玉屏风散通过黄芪补益肺气，使表固而自汗愈，犹如挡风的屏障，故名“玉屏风散”。本方用防风以遍行周身，白术补三焦而实卫，寓散于补之中，散邪而不伤正，不祛风则风邪开泄，气随汗泄而愈虚；不补气则风邪稽留，表无以固。是故正虚为主重用黄芪为君；风邪甚，重用防风为君。牡蛎散方中煅牡蛎咸涩微寒，敛阴潜阳，固涩止汗；生黄芪味甘微温，益气实卫，固表止汗；麻黄根甘平，功专收敛止汗；小麦甘凉，专入心经，养气阴，退虚热。全方补敛并用，兼潜心阳，固表敛阴止汗。生脉散中人参善补气，麦冬能清气，五味子可敛气，三药相伍，一补、一清、一敛，具有益气安阴，止津止渴，敛阴止汗的作用，气复而津回，汗止而阴存，气阴充于脉道，则血流畅通。脉得气则充，失气则弱，本方能补气阴，使脉复而生。《医方集解》汪昂云：“人有将死脉绝者，服此能复生之，其功甚大。”故名“生脉散”。李东垣以本方加黄芪、甘草，名“生脉保元汤”，补气之力更佳；更加当归、白芍，名“人参饮子”，治气虚喘咳，吐血衄血。

# 第六节　内伤发热

内伤发热是指以内伤为病因，以发热为主要临床表现的病证。

| | | |
|---|---|---|
| 虚证 | 清骨散 | 清阴分内热，退虚劳骨蒸 |
| | 归脾汤 | 益气健脾，养心补血 |
| | 补中益气汤 | 补中益气，升阳举陷，气虚发热经典方 |
| | 当归补血汤 | 补气生血，治疗血虚发热，芪归用量五比一 |
| | 升阳散火汤 | 升阳散火 |
| | 金匮肾气丸 | 益肾温阳，引火归原 |
| | 大补阴丸 | 滋阴降火 |
| | 青蒿鳖甲汤 | 养阴透热 |
| 实证 | 丹栀逍遥散 | 清热泻火，疏肝解郁 |
| | 黄连温胆汤 | 清热化痰 |
| | 血府逐瘀汤 | 理气活血，瘀血发热，入暮潮热，自觉发热 |
| | 蒿芩清胆汤 | 和解少阳，清胆利湿，和胃化痰，常见寒热往来 |
| | 小柴胡汤 | 和解少阳，治疗往来寒热 |
| | 清营汤 | 清营解毒，透热养阴，多见身热夜甚 |
| | 犀角地黄汤 | 清热解毒，凉血散瘀 |
| | 凉膈散 | 清热解毒，泻火解毒，清上泄下 |
| | 龙胆泻肝汤 | 清热利湿退热 |

## 一、虚证

### 虚证——低热　肌表热腹中寒

**清骨散**（《证治准绳》）

清阴分内热，退虚劳骨蒸。骨蒸潮热，午后或夜间潮热，骨蒸心烦，形瘦盗汗，两颊潮红，手足心热，舌红少苔，脉细数。

银柴胡　胡黄连　秦艽　鳖甲　地骨皮　青蒿　知母　甘草

清骨散君银柴胡，胡连秦艽鳖甲辅，
地骨青蒿知母草，骨蒸劳热一并除。

**归脾汤**（《正体类要》）

益气健脾，养心补血。心脾不足，发热，热势多为低热，头晕眼花，身倦乏力，心悸不宁，面白少华，唇甲色淡，舌质淡，脉细弱。

白术　人参　黄芪　当归　甘草　茯苓　远志　酸枣仁　木香　龙眼肉　生姜　大枣

归脾汤中参术芪，归草茯苓远志齐，
酸枣木香龙眼肉，煎加姜枣益心脾。

**补中益气汤**（《脾胃论》）

补中益气，升阳举陷。气虚发热，热势或低或高，常在劳累后发作或加剧，倦怠乏力，气短懒言，自汗，易于感冒，食少便溏，舌质淡，苔白薄，脉细弱。

黄芪　炙甘草　人参　当归　陈皮　升麻　柴胡　白术

补中益气芪术陈，升柴参草当归身，
升阳举陷功独善，气虚发热亦勘斟。

**当归补血汤**（《内外伤辨惑论》）

补气生血。血虚阳浮，肌热面红，烦渴欲饮，发热，脉洪大而虚，重按无力。

黄芪　当归

当归补血君黄芪，芪归用量五比一，
补气生血代表剂，血虚发热此方宜。

**升阳散火汤**（《脾胃论》）

升阳散火。脾胃气虚，寒邪郁遏阳气，肌热表热，四肢发热，骨髓中热，热如火燎，扪之烙手。

柴胡　升麻　葛根　羌活　防风　独活　炙甘草　生甘草　人参　白芍

升阳散火羌独活，柴葛人防芍升麻，
生炙二草补中焦，阳经火郁发之佳。

**金匮肾气丸**（《金匮要略》）

益肾温阳。发热而欲近衣，形寒怯冷，四肢不温，少气懒言，头晕嗜卧，腰膝酸软，纳少便溏，面色㿠白，舌质淡胖，或有齿痕，苔白润，脉沉细无力。

地黄　山药　山茱萸　茯苓　牡丹皮　泽

泻　桂枝　制附子

金匮肾气治肾虚，熟地怀药及山茱，
丹皮苓泽加附桂，引火归原热下趋。

**大补阴丸**（《丹溪心法》）

滋阴降火。阴虚火旺，潮热盗汗，咳嗽，耳鸣。

熟地黄　知母　黄柏　龟甲　猪脊髓

大补阴丸知柏黄，龟甲脊髓蜜成方，
咳嗽咯血骨蒸热，阴虚火旺制亢阳。

**青蒿鳖甲汤**（《温病条辨》）

养阴透热。阴虚发热，夜热早凉，热退无汗，舌红少苔，脉细数。

青蒿　鳖甲　知母　细生地　丹皮

青蒿鳖甲知地丹，热自阴来仔细看，
夜热早凉无汗出，养阴透热服之安。

## 二、实证

### 实证——气郁　血瘀　痰湿

**丹栀逍遥散**（《内科摘要》）

清热泻火，疏肝解郁。肝郁血虚，内有郁热，潮热晡热，烦躁易怒，或自汗盗汗，或头痛目涩，或颊赤口干，或月经不调，少腹胀痛，或小便涩痛，舌红苔薄黄，脉弦虚数。

当归　芍药　白术　柴胡　茯苓　牡丹皮　炒山栀　炙甘草

丹栀逍遥归苓芍，柴胡白术加甘草，
养血清热和肝脾，八味调经疗效好。

**黄连温胆汤**（《六因条辨》）

清热化痰。痰热阻滞三焦，低热，午后热甚，心内烦热，胸闷脘痞，不思饮食，渴不欲饮，呕恶，大便稀薄或黏滞不爽，舌苔白腻或黄腻，脉濡数。

黄连　竹茹　枳实　半夏　陈皮　炙甘草　生姜　茯苓

黄连温胆夏枳茹，橘红甘草生姜茯，
辛开苦降运中焦，胆郁痰扰诸证除。

**血府逐瘀汤**（《医林改错》）

理气活血。瘀血发热，入暮潮热，热有定时，心悸怔忡，失眠多梦，急躁易怒，唇暗或两目暗黑，舌质暗红，或舌有瘀斑、瘀点，脉涩或弦紧。

当归　生地　桃仁　红花　枳壳　赤芍　柴胡　甘草　桔梗　川芎　牛膝

血府当归生地桃，红花甘草壳赤芍，
柴胡芎桔牛膝等，血化下行不作劳。

**蒿芩清胆汤**（《通俗伤寒论》）

和解少阳，清胆利湿，和胃化痰。少阳湿热，寒热如疟，寒轻热重，口苦膈闷，吐酸苦水，或呕黄涎而黏，甚则干呕呃逆，胸胁胀疼，小便黄少，舌红苔白腻，间见杂色，脉数而右滑左弦。

青蒿　竹茹　半夏　茯苓　黄芩　枳壳　陈皮　碧玉散（滑石、甘草、青黛）

蒿芩清胆枳竹茹，陈夏茯苓碧玉入，
热重寒轻痰湿重，胸痞呕恶总能除。

**小柴胡汤**（《伤寒论》）

和解少阳。往来寒热，胸胁苦满，默默不欲饮食，心烦喜呕，口苦，咽干，目眩，舌苔薄白，脉弦。

柴胡　半夏　人参　炙甘草　黄芩　生姜　大枣

小柴胡汤和解功，半夏人参甘草从，
更加黄芩生姜枣，少阳百病此方宗。

**清营汤**（《温病条辨》）

清营解毒，透热养阴。身热夜甚，神烦少寐，时有谵语，目常喜开或喜闭，口渴或不渴，斑疹隐隐，脉细数，舌绛而干。

犀角（水牛角代替）生地黄　银花　连翘　元参　黄连　竹叶心　丹参　麦冬

清营汤治热传营，身热夜甚神不宁，

角地银翘玄连竹，丹麦清热更护阴。

**犀角地黄汤**（《外台秘要》）

清热解毒，凉血散瘀。热扰心神，身热谵语，舌绛起刺，脉细数；热伤血络，斑色紫黑、吐血、衄血、便血、尿血等，舌绛红，脉数。

犀角（水牛角代替） 生地 芍药 丹皮

犀角地黄芍药丹，血热妄行吐衄斑，

蓄血发狂舌质绛，凉血散瘀病可痊。

**凉膈散**（《太平惠民和剂局方》）

清热泻火解毒，清上泄下。上中焦邪郁生热，面赤唇焦，胸膈烦躁，口舌生疮，谵语狂妄，或咽痛吐衄，便秘溲赤，或大便不畅，舌红苔黄，脉滑数。

芒硝 大黄 栀子 连翘 黄芩 甘草 薄荷 竹叶

凉膈硝黄栀子翘，黄芩甘草薄荷饶，

竹叶蜜煎疗膈热，中焦燥实服之消。

**龙胆泻肝汤**（《医方集解》）

清热利湿退热。发热，蒸蒸汗出，汗黏，汗液易使衣服黄染，面赤烘热，烦躁，口苦，小便色黄，舌苔薄黄，脉弦数。

龙胆草 栀子 黄芩 木通 泽泻 车前子 柴胡 甘草 当归 生地

龙胆栀芩酒拌炒，木通泽泻车柴草，
当归生地益阴血，肝胆实火湿热消。

清骨散为治疗劳热骨蒸的常用方，对肝肾阴亏，虚火内扰所致之骨蒸潮热有效。肾藏精而主骨，精乃阴之属，精不足则阴虚，阴虚则生内热，故发潮热骨蒸；阴虚不能制阳，故虚火上炎。方中银柴胡清虚热，退骨蒸；地骨皮、胡黄连、知母内清阴分之热；青蒿、秦艽除肝胆之热；鳖甲滋阴清热，退骨蒸；甘草调和诸药。全方共奏补肾而滋阴液之效，使骨蒸潮热得以清退，故名“清骨散”。阴火是正气不足、虚阳亢奋产生的虚火，以脾胃气虚和火热亢盛两大症候群互见为特征。升阳散火汤中柴胡、升麻、葛根升引脾胃阳气；羌活、防风、独活等风药发越热邪，散阳于九窍；人参、甘草益脾土而伏火；芍药泻脾火而敛阴，且酸敛甘缓，散中有收，不致有损阴气。血府逐瘀汤原为治瘀血内阻胸部，气机失畅以致胸痛胸闷之剂。王清任认为隔膜的低处，且如池，满腔存血，名曰“血府”。于是根据“血府”可以产生“血瘀”的理论，创立此方。本方从桃红四物汤化裁而来，不仅可行血分之瘀滞，还可解气分之郁结，活血而不耗血，祛瘀又能生新，使“血府”之瘀逐去而气机畅通，从而诸证悉除，故名“血府逐瘀汤”。青蒿鳖甲汤中鳖甲咸寒，直入阴分，滋阴退热，青蒿苦辛而寒，其气芳香，清热透络，引邪外出。两药相配，滋阴清热，内清外透，使阴分伏热宣泄而解。

## 第七节　虚劳

虚劳以五脏虚证为主要临床表现的多种慢性虚弱证候的总称。

<table>
<tr><td rowspan="5">气虚</td><td>补肺汤</td><td>补肺益气，纳气收敛，止咳平喘</td></tr>
<tr><td>七福饮</td><td>益气养血，宁心安神</td></tr>
<tr><td>加味四君子汤</td><td>益气健脾除湿</td></tr>
<tr><td>大补元煎</td><td>益肾填精</td></tr>
<tr><td>拯阳理劳汤</td><td>温补脾肺</td></tr>
<tr><td rowspan="2">血虚</td><td>养心汤</td><td>益气养血，养心安神</td></tr>
<tr><td>四物汤</td><td>补血养血</td></tr>
<tr><td rowspan="5">阴虚</td><td>沙参麦冬汤</td><td>养阴，生津，润燥（治肺）</td></tr>
<tr><td>天王补心丹</td><td>益心养阴安神（治心）</td></tr>
<tr><td>益胃汤</td><td>益胃生津（治脾胃）</td></tr>
<tr><td>补肝汤</td><td>补肝养筋明目（治肝）</td></tr>
<tr><td>左归丸</td><td>补肾阴肾精（治肾）</td></tr>
<tr><td rowspan="5">阳虚</td><td>保元汤</td><td>补气温阳</td></tr>
<tr><td>附子理中汤</td><td>温阳健脾和中</td></tr>
<tr><td>右归丸</td><td>温补肾阳肾精</td></tr>
<tr><td>葆真丸</td><td>补养肝肾，益精壮阳</td></tr>
<tr><td>薯蓣丸</td><td>补气养血，疏风升阳</td></tr>
</table>

## 一、气虚

**气虚——气短声低　头昏神疲　肢体无力　舌苔淡白　脉细软弱**

**补肺汤**（《永类钤方》）

补肺益气，纳气收敛，止咳平喘。肺虚咳喘，痰液清稀，短气自汗，声音低怯，时寒时热，平素易于感冒，舌淡，脉象虚弱。

人参　黄芪　熟地　五味子　紫菀　桑白皮

补肺汤用地参芪，紫菀五味桑白皮，
久咳无力脉虚弱，金水相生病自离。

**七福饮**（《景岳全书》）

益气养血，宁心安神。气血虚亏，心神不安，心悸气短，劳则尤甚，神疲体倦，自汗，饮食减少。

人参　熟地　当归　白术　炙甘草　枣仁　远志

七福饮中人参熟，当归志草酸枣术，
气血双补安心神，补肾益髓时常服。

**加味四君子汤**（《三因极一病证方论》）

益气健脾除湿。脾胃气虚，面色萎黄，心悸耳鸣，下肢无力，口淡，食不知味。

人参　茯苓　白术　炙甘草　黄芪　白扁豆

四君子汤和中义，参苓术草四般施，

黄芪扁豆名加味，脾胃气虚治相宜。

**大补元煎**（《景岳全书》）

益肾填精。年老体虚久病，中气不足，神疲乏力，腰膝酸软，小便频数而清，白带清稀，舌质淡，脉弱。

人参　山药　熟地　杜仲　当归　山萸肉　枸杞　炙甘草

大补元煎景岳方，怀山杜仲熟地黄，
人参当归枸杞子，萸肉甘草共煎尝。

**拯阳理劳汤**（《医宗必读》）

温补脾肺。脾肺气虚，精神倦怠，少气懒言，不思饮食，自汗，舌质淡嫩，脉细弱。

人参　黄芪　白术　当归　陈皮　五味子　肉桂　炙甘草　生姜　大枣

拯阳理劳人参芪，当归肉桂姜陈皮，
白术大枣五味草，温通心理补肺脾。

## 二、血虚

**血虚——面色淡黄或淡白无华　头晕目花　舌质淡红　脉细**

**养心汤**（《仁斋直指方》）

益气养血，养心安神。气血不足，心神不

宁，神思恍惚，心悸易惊，失眠健忘，舌淡脉细。

炙黄芪　白茯苓　茯神　半夏曲　当归川芎　远志　肉桂　柏子仁　酸枣仁　五味子人参　炙甘草

养心汤用芪远参，二茯味归柏枣仁，
甘芎夏曲合肉桂，经行情志异常人。

**四物汤**（《太平惠民和剂局方》）

养血。血虚心悸失眠，头晕目眩，面色无华，肢体麻木，筋脉拘急，妇人月经不调，经量少或闭经，舌淡，脉细弦或细涩。

熟地　当归　白芍　川芎

四物补血基本方，营血虚滞急煎尝，
熟地当归白芍芎，补血调经功效强。

## 三、阴虚

**阴虚——面颧红赤　低烧潮热　手足心热盗汗　舌质光红少津　脉细数无力**

**沙参麦冬汤**（《温病条辨》）

养阴，生津，润燥。用于燥伤肺胃，津液亏损而见的口渴咽干，或干咳少痰，甚或失音，咯血，潮热，盗汗，面色潮红，舌红少苔，脉细数。

沙参　玉竹　生甘草　冬桑叶　麦冬　生扁豆　天花粉

沙参麦冬饮豆桑，玉竹甘花共此方，
秋燥耗津伤肺胃，苔光干咳此堪尝。

**天王补心丹**（《校注妇人良方》）

益心养阴安神。阴亏血少，心肾之阴不足所致虚烦少寐，心悸神疲，梦遗健忘，大便干结，口舌生疮，舌红少苔，脉细而数。

人参　茯苓　玄参　丹参　桔梗　远志　当归　五味子　麦门冬　天门冬　柏子仁　酸枣仁　生地黄　朱砂

补心丹用柏枣仁，二冬生地当归身，
三参桔梗朱砂味，远志茯苓共养神。

**益胃汤**（《温病条辨》）

益胃生津。胃阴损伤，食欲不振，口干咽燥，大便燥结，甚则干呕，呃逆，面色潮红，舌红少苔，脉细数。

沙参　麦冬　冰糖　生地　玉竹

温病条辨益胃汤，沙参麦地合成方，
玉竹冰糖同煎服，温病需虑把津伤。

**补肝汤**（《医学六要》）

补肝养筋明目。肝阴血不足，筋缓手足不能收持，目暗视物不清，舌质淡，脉弦细。

生地　当归　白芍　枣仁　川芎　木瓜

炙甘草

补肝汤中光木瓜，四物枣仁甘草抓，
血虚肢麻爪甲枯，益血养肝疗效夸。

**左归丸**（《景岳全书》）

补肾阴。肾阴亏虚，腰酸，遗精，两足痿弱，眩晕，耳鸣，甚则耳聋，口干，咽痛，颧红，舌红，少津，脉沉细。

熟地　山萸肉　山药　枸杞子　牛膝　菟丝子　龟板胶　鹿角胶

左归丸内山药地，萸肉枸杞与牛膝，
菟丝龟鹿二胶合，壮水之主方第一。

## 四、阳虚

**阳虚——手足不温　疲倦嗜卧　脉细微沉迟或虚大**

**保元汤**（《博爱心鉴》）

补气温阳。心悸，自汗，神倦嗜卧，心胸憋闷疼痛，形寒肢冷，面色苍白。

人参　黄芪　甘草　肉桂

保元补益总偏温，桂草参芪四味存，
男妇虚劳幼科痘，持纲三气妙难云。

**附子理中汤**（《三因极一病证方论》）

温阳健脾和中。面色萎黄，食少，形寒，神倦乏力，少气懒言，大便溏薄，肠鸣腹痛，每因受寒或饮食不慎而加剧。

人参　白术　炮姜　炮附子　炙甘草

理中汤主理中乡，甘草人参术干姜，
呕利腹痛阴寒盛，或加附子总扶阳。

**右归丸**（《景岳全书》）

温补肾阳。腰背酸痛，遗精，阳痿，多尿或不禁，面色苍白，畏寒肢冷，下利清谷或五更泻泄，舌质淡胖，有齿痕。

熟地黄　附子　肉桂　山药　山茱萸　菟丝子　鹿角胶　枸杞子　当归　杜仲

右归丸中地附桂，山药茱萸菟丝归，
杜仲鹿胶枸杞子，益火之源此方魁。

**葆真丸**（《证治准绳》）

补养肝肾，益精壮阳。用于肾虚、五劳七伤、妇女不孕症等。

鹿角胶　杜仲　山药　茯苓　熟地黄　菟丝子　山茱萸　五味子　川牛膝　益智仁　远志　小茴香　川楝子　巴戟天　补骨脂　葫芦巴　柏子仁　穿山甲　沉香　全蝎

葆真角胶萸熟地，苓菟杜药甲牛膝，
茴楝智远沉蝎柏，芦巴五味补巴戟。

**薯蓣丸**（《金匮要略》）

补气养血，疏风升阳。虚劳气血俱虚，阴阳失调，外兼风邪，头晕目花，消瘦乏力，心悸气短，不思饮食，骨节酸痛，微有寒热。

薯蓣　当归　桂枝　神曲　干地黄　豆黄卷　甘草　人参　川芎　芍药　白术　麦冬　杏仁　柴胡　桔梗　茯苓　阿胶　干姜　白蔹　防风　大枣

虚劳不足风气伤，薯蓣丸用八珍汤，
豆卷神曲柴桂姜，麦杏桔梗胶蔹防，
大枣百枚蜜丸服，益气和营补脾良。

七福饮系景岳五福饮加枣仁、远志而成，五福人参补心、熟地补肾、当归补肝、白术补肺、甘草补脾，加枣仁、远志安神。拯阳理劳汤补肺健脾，益气养血，佐陈皮、肉桂辛温助阳运化，补中有敛，补中寓通，令补而不滞，共奏脾肺双补之效。“天王”，指邓天王。相传唐终南道宣律师讲经劳瘁，梦邓天王授此方。实则是他患病后所创制出来的验方，而托名于邓天王。“补心”，即补养心血作用。本方滋中寓清，标本兼治，有补心血、清心火、敛心气、养心神之功，可使心气和而神自归，心血足而神自藏，从而虚烦、失眠、惊悸诸症得以痊愈，故称“天王补心丹”。保元汤，元气，即人身真元之气，本藏于肾，为脾胃水谷之气与肺吸入之清气化合而成。元气足则精充神旺，元气虚则精衰神疲。本方乃魏桂岩从李东垣黄芪汤借治痘证发展而来。诸药同用，合奏保守真元之气的功效，故称“保元汤”。《难经》云：“肾两者，非皆肾也，其左者为肾，右者为命门。”“左”指肾之元阴（真水）；“右”指肾之元阳（命火）；“归”有属于、趋向之意。二方是从肾气丸衍化而来，左归饮壮水之主，以补左肾真水，故名“左归”；右归饮益火之源，以补右肾命火，故名“右归”。如左归饮去茯苓、炙甘草，加川牛膝、菟丝子、鹿胶、龟胶，蜜丸，则称“左归丸”。右归饮去炙甘草，加菟丝子、鹿胶、当归，蜜丸则称“右归丸”。葆真丸由二十味药物组成，蜜丸，温酒送下。“葆真”，有保全天真之意。《庄子》有“人貌而天虚，缘而葆真，清而容物”。《淮南子》有“全性葆真，不以物累形”。以上均说明葆全元真之气的重要性。本方峻补肾阴、肾阳，培固先天之本，故而服之可使元真得保，身体健康，因以此命名。

## 第八节　肥胖

由于多种原因导致体内膏脂堆积过多，体重异常增加，并伴有头晕乏力，神疲懒言，少动气短等症状的一类病证。病机总属阳气虚衰、痰湿偏盛，可先攻邪后扶正，或攻补兼施。

| | |
|---|---|
| 小承气汤 | 清腑泻热，痞满便秘 |
| 保和丸 | 健脾消积 |
| 导痰汤 | 健脾燥湿化痰 |
| 参苓白术散 | 补脾益气 |
| 防己黄芪汤 | 益气固表利水 |
| 真武汤 | 健脾温阳利水 |
| 苓桂术甘汤 | 健脾温阳和中 |
| 半夏白术天麻汤 | 祛风化痰 |

**小承气汤**（《伤寒论》）

清腑泻热。大便秘结，胸腹痞满，形体肥胖，谵语潮热，舌苔黄，脉滑数。

大黄　厚朴　枳实

小承气汤朴枳黄，便硬谵语腹胀详，
识得燥结分轻重，脉滑不紧用此方。

**保和丸**（《丹溪心法》）

健脾消积。形体肥胖，食积停滞，脘腹胀满，嗳腐吞酸，不欲饮食，苔腻，脉弦滑。

山楂　六神曲　半夏　茯苓　陈皮　连翘　莱菔子

保和神曲与山楂，陈翘莱菔苓半夏，
消食化滞和胃气，煎服亦可加麦芽。

**导痰汤**（《重订严氏济生方》）

健脾燥湿化痰。脾虚痰盛，形盛体胖，身体重着，肢体困倦，胸膈痞满，痰涎壅盛，头晕目眩，口干而不欲饮，嗜食肥甘醇酒，神疲嗜卧，苔白腻或白滑，脉滑。

半夏　橘红　茯苓　枳实　制南星　甘草　生姜

导痰陈夏苓草姜，南星枳实七味襄，
痰结成痞脘腹胀，豁痰散结济生方。

**参苓白术散**（《太平惠民和剂局方》）

补脾益气。形体肥胖，脾胃虚弱，食少便溏，气短咳嗽，肢倦乏力，舌苔白腻，脉虚缓。

莲子　薏苡仁　砂仁　桔梗　白扁豆　茯苓　人参　甘草　白术　山药

参苓白术四君底，山药扁豆加薏苡，
桔梗砂仁莲子肉，脾虚湿盛此方理。

**防己黄芪汤**（《金匮要略》）

益气固表利水。形体肥胖，汗出恶风，身重微肿，或肢节疼痛，小便不利，舌淡苔白，脉浮。

防己　黄芪　甘草　白术　大枣　生姜

金匮防己黄芪汤，白术甘草枣生姜，
益气祛风又行水，表虚风水风湿康。

**真武汤**（《伤寒论》）

健脾温阳利水。脾肾阳虚，水气内停，形体肥胖，颜面虚浮，神疲嗜卧，气短乏力，小便不利，四肢沉重疼痛，腹痛下利，或肢体浮肿，苔白不渴，脉沉。

茯苓　芍药　生姜　附子　白术

温阳利水真武汤，茯苓术芍附生姜，

小便不利水湿停，阳虚水肿用之良。

**苓桂术甘汤**（《金匮要略》）

健脾温阳和中。中阳不足，形体肥胖，胸胁支满，目眩心悸，短气而咳，舌苔白滑，脉弦滑或沉紧。

茯苓　桂枝　白术　甘草

金匮苓桂术甘汤，温中化饮气化畅，

心悸气短胸胁满，咳逆喘唾用此方。

**半夏白术天麻汤**（《医学心悟》）

祛风化痰。形体肥胖，风痰上扰，眩晕，打鼾，头痛，胸膈痞闷，恶心呕吐，舌苔白腻，脉弦滑。

半夏　天麻　茯苓　橘红　白术　甘草　大枣　生姜

半夏白术天麻汤，苓草橘红枣生姜，

眩晕头痛风痰证，热盛阴亏切莫尝。

承者，受也、顺也、制也，承气汤峻下热结，皆能承顺胃气，使腑气得降，热结得通，故名“承气汤”。保和丸为消食化积之轻剂，宜于食积不甚者。方中山楂善于消肉食之积；神曲尤长消酒食之积；莱菔子又能消面食之积，辅以行气化滞、健脾和中、清热散结之品，配伍恰当，功效平和，服之可使食滞得消，胃气得降，而能保脾胃安和无虞。本方加白术名“大安丸”，消食兼健脾益气，尤适于小儿食积脾虚者。真武，又名玄武，为四方宿名之一，是北方七宿的合称，因其虚危两宿形似龟（玄）、蛇（武），故称玄武。《医宗金鉴》云：“真武者，北方司水之神也，以之名汤者，赖以镇水之义也。”《汉方精义》亦云：“名真武者，全在镇定坎水，以潜其龙也。”本方温肾行水之功，犹如真武之神，能以降龙治水，威慑水患，故名“真武汤”。

## 第九节　癌病

癌病是多种恶性肿瘤的总称，以脏腑组织发生异常增生，肿块坚硬，日渐消瘦为其基本特征。

| | | |
|---|---|---|
| 脑瘤 | 通窍活血汤 | 活血通窍止痛 |
| | 天麻钩藤饮 | 平肝潜阳，息风止痛 |
| | 黄连解毒汤 | 清热解毒 |
| | 镇肝熄风汤 | 平肝息风 |
| | 大定风珠 | 滋阴息风 |
| 肺癌 | 血府逐瘀汤 | 活血化瘀止痛 |
| | 二陈汤 | 健脾理气化痰 |
| | 瓜蒌薤白半夏汤 | 宽胸化痰 |
| | 沙参麦冬汤 | 养阴润肺 |
| | 生脉散 | 益气养阴 |
| | 百合固金汤 | 润肺清热止咳 |
| | 咳血方 | 清热化痰，止咳止血 |
| 肝癌 | 柴胡疏肝散 | 理气疏肝 |
| | 复元活血汤 | 理气活血 |
| | 茵陈蒿汤 | 清利湿热 |
| | 一贯煎 | 补益肝肾 |
| 大肠癌 | 槐角丸 | 清肠疏风，凉血止血 |
| | 膈下逐瘀汤 | 理气活血 |
| | 大补元煎 | 健脾益肾 |
| | 知柏地黄丸 | 补益肝肾 |
| 肾癌、膀胱癌 | 八正散 | 清热解毒，利湿通淋 |
| | 龙胆泻肝汤 | 清热利湿，泻肝坚阴 |
| | 桃红四物汤 | 活血养血 |
| | 大补元煎 | 健脾益肾 |
| | 知柏地黄丸 | 补益肝肾 |
| 诸癌 | 五积散 | 解表温里，散寒祛湿，理气活血，化痰消积 |
| | 控涎丹 | 攻涤痰涎 |
| | 消瘰丸 | 清热化痰，散结软坚 |
| | 海藻玉壶汤 | 清热消瘿，软坚散结 |

## 一、脑瘤

**通窍活血汤**（《医林改错》）

活血通窍止痛。痰瘀阻窍，头晕头痛，项强，目眩，视物不清，呕吐，失眠健忘，肢体麻木，面唇暗红或紫暗，舌质紫暗或瘀点或有瘀斑，脉涩。

赤芍　川芎　桃仁　红花　老葱　鲜姜　红枣　麝香　黄酒

通窍全凭好麝香，桃红大枣老葱姜，
川芎黄酒赤芍药，表里通经第一方。

**天麻钩藤饮**（《中医内科杂病证治新义》）

平肝潜阳，息风止痛。风毒上扰，头痛头晕，耳鸣目眩，视物不清，呕吐，面红目赤，失眠健忘，肢体麻木，项强，舌质红或红绛，苔黄，脉弦。

天麻　钩藤　石决明　山栀　黄芩　川牛膝　杜仲　益母草　桑寄生　夜交藤　茯神

天麻钩藤石决明，栀芩杜膝桑寄生，
夜藤茯神益母草，主治眩晕与耳鸣。

**黄连解毒汤**（《肘后备急方》）

清热解毒。三焦火毒，大热烦躁，口燥咽干，错语不眠，小便黄赤，舌红苔黄，脉数有力。

黄连　黄芩　黄柏　栀子

黄连解毒汤四味，黄芩黄柏栀子备，
躁狂大热呕不眠，吐衄发斑均可为。

**镇肝熄风汤**（《医学衷中参西录》）

平肝息风。肝风内动，头目眩晕，目胀耳鸣，脑部热痛，面色如醉，心中烦热，或时常噫气，或肢体渐觉不利，口眼渐形歪斜，甚或眩晕颠仆，昏不知人，移时始醒，或醒后不能复元，脉弦长有力。

牛膝　生赭石　生龙骨　生牡蛎　龟板　白芍　玄参　天冬　川楝子　生麦芽　茵陈　甘草

张氏镇肝熄风汤，龙牡龟牛治亢阳，
代赭天冬元芍草，茵陈川楝麦芽襄。

**大定风珠**（《温病条辨》）

滋阴息风。阴虚风动，头痛头晕，神疲乏力，虚烦不宁，肢体麻木，语言謇涩，颈项强直，手足蠕动或震颤，口眼歪斜，偏瘫，口干，小便短赤，大便干，舌质红，苔薄，脉弦细或细数。

生白芍　干地黄　麦冬　麻仁　五味子　生龟板　生牡蛎　炙甘草　鳖甲　阿胶　鸡子黄

大定风珠鸡子黄，麦地麻芍牡草方，
龟板鳖甲胶五味，滋阴息风最相当。

## 二、肺癌

**血府逐瘀汤**（《医林改错》）

活血化瘀止痛。瘀阻肺络，咳嗽不畅，胸闷气憋，胸痛有定处，如锥如刺，或痰血暗红，口唇紫暗，舌质暗或有瘀点、瘀斑，苔薄，脉细弦或细涩。

当归　生地　桃仁　红花　枳壳　赤芍　柴胡　甘草　桔梗　川芎　牛膝

血府当归生地桃，红花甘草壳赤芍，
柴胡芎桔牛膝等，血化下行不作劳。

**二陈汤**（《太平惠民和剂局方》）

健脾理气化痰。痰湿蕴肺，咳嗽痰多，色白易咯，恶心呕吐，胸膈痞闷，肢体困重，或头眩心悸，舌苔白滑或腻，脉滑。

半夏　橘红　白茯苓　甘草　生姜　乌梅

二陈汤用陈半夏，茯苓甘草臣药加，
理气和中燥湿痰，生姜乌梅不能差。

**瓜蒌薤白半夏汤**（《金匮要略》）

宽胸化痰。痰湿蕴肺，胸中满痛彻背，背痛彻胸，不能安卧者，短气，或痰多黏而白，舌质紫暗或有暗点，苔白或腻，脉迟。

瓜蒌实　薤白　半夏　白酒[①]

瓜蒌薤白半夏汤，祛痰宽胸效显彰，
三味再加酒同煎，宽胸散结又通阳。

**沙参麦冬汤**（《温病条辨》）

养阴润肺。阴虚毒热，燥伤肺胃，津液亏损而见口渴咽干，或干咳少痰，舌红少苔，脉细数。

沙参　玉竹　生甘草　冬桑叶　麦冬　生扁豆　天花粉

沙参麦冬饮豆桑，玉竹甘花共此方，
秋燥耗津伤肺胃，苔光干咳此堪尝。

**生脉散**（《医学启源》）

益气养阴。气阴两虚，咳嗽痰少，或痰稀，咳声低弱，气短喘促，神疲乏力，形瘦恶风，自汗或盗汗，口干少饮，舌质红或淡，脉细弱。

人参　麦门冬　五味子

生脉麦冬五味参，保肺清心治暑淫，
气少汗多兼口渴，病危脉绝急煎斟。

**百合固金汤**（《慎斋遗书》）

润肺止咳。阴虚肺热，咳嗽，少痰，痰中

① 白酒：非现代之白酒，实为黄酒，或用醪糟代之亦可。

带血，口燥咽干，潮热，颧红，舌红，少苔或苔干，脉细。

熟地　生地　当归　白芍　甘草　桔梗　玄参　贝母　麦冬　百合

百合固金二地黄，麦冬玄参桔甘藏，
贝母芍药当归配，喘咳痰血肺家伤。

**咳血方**（《丹溪心法》）

清热化痰，止咳止血。肝火灼肺，咳嗽痰中带血，痰质浓稠，咯吐不爽，心烦口渴，颊赤便秘，舌苔黄，脉弦数。

青黛　瓜蒌仁　山栀　诃子　海蛤粉

咳血方中诃子收，瓜蒌海粉山栀投，
青黛蜜丸口噙化，咳嗽痰血服之瘳。

## 三、肝癌

**柴胡疏肝散**（《医学统旨》）

理气疏肝。肝气郁结，胁肋疼痛，右胁下肿块，胸闷不舒，善太息，纳呆食少，时有腹泻，月经不调，舌苔薄腻，脉弦。

柴胡　川芎　香附　枳壳　芍药　甘草

四逆散中加芎香，枳实易壳行气良，
方名柴胡疏肝散，气闷胁痛皆可畅。

**复元活血汤**（《医学发明》）

理气活血。气滞血瘀，右胁疼痛较剧，如锥如刺，入夜更甚，甚至痛引肩背，右胁下结块较大，质硬拒按，或同时见左胁下肿块，面色萎黄而暗，倦怠乏力，脘腹胀满，甚至腹胀大，皮色苍黄，脉络暴露，食欲不振，大便溏结不调，月经不调，舌质紫暗，有瘀点瘀斑，脉弦涩。

柴胡　瓜蒌根　当归　红花　甘草　穿山甲　大黄　桃仁

复元活血汤柴胡，花粉当归山甲惧，
桃仁红花大黄草，损伤瘀血酒煎去。

**茵陈蒿汤**（《伤寒论》）

清利湿热。湿热聚毒，一身面目俱黄，黄色鲜明，发热，无汗或但头汗出，口渴欲饮，恶心呕吐，腹微满，小便短赤，大便不爽或秘结，舌红苔黄腻，脉沉数或滑数有力。

茵陈　栀子　大黄

茵陈蒿汤治阳黄，栀子大黄组成方，
栀子柏皮加甘草，茵陈四逆治阴黄。

**一贯煎**（《续名医类案》）

补益肝肾。肝阴亏虚，胸脘胁痛，吞酸吐苦，咽干口燥，舌红少津，脉细弱或虚弦。

北沙参　麦冬　生地黄　当归　枸杞子　川楝子

一贯煎中生地黄，沙参归杞麦冬藏，
少佐川楝泄肝气，阴虚胁痛此方良。

## 四、大肠癌

**槐角丸**（《太平惠民和剂局方》）

清肠疏风，凉血止血。湿热内阻，腹部阵痛，便中带血或黏液脓血便，里急后重，或大便干稀不调，肛门灼热，或有发热，恶心，胸闷，口干，小便黄，舌质红，苔黄腻，脉滑数。

槐角　地榆炭　黄芩　枳壳　当归　防风

清肠疏风槐角丸，当归防风地榆炭，
黄芩枳壳妙为用，肠风便血此方攀。

**膈下逐瘀汤**（《医林改错》）

理气活血。癌瘀毒内阻，腹部拒按，或腹内结块，里急后重，大便脓血，色紫暗，量多，烦热口渴，面色晦暗，或有肌肤甲错，舌质紫暗或有瘀点、瘀斑，脉涩。

灵脂　当归　川芎　桃仁　丹皮　赤芍　乌药　元胡　甘草　香附　红花　枳壳

膈下逐瘀桃牡丹，赤芍乌药元胡甘，
归芎灵脂红花壳，香附开郁血亦安。

**大补元煎**（《景岳全书》）

健脾益肾。脾肾两虚，腹痛喜温喜按，或

腹内结块，下利清谷或五更泄泻，或见大便带血，面色苍白，少气无力，畏寒肢冷，腰酸膝冷，苔薄白，舌质淡胖，有齿痕，脉沉细弱。

人参　山药　熟地　杜仲　当归　山萸肉　枸杞　甘草

大补元煎景岳方，怀山杜仲熟地黄，
人参当归枸杞子，萸肉甘草共煎尝。

**知柏地黄丸**（《医方考》）

补益肝肾。肝肾阴虚，腹痛隐隐，或腹内结块，便秘，大便带血，腰膝酸软，头晕耳鸣，视物昏花，五心烦热，口咽干燥，盗汗，遗精，月经不调，形瘦纳差，舌红少苔，脉弦细数。

熟地黄　山药　山茱萸　茯苓　泽泻　牡丹皮　知母　黄柏

六味地黄益肾肝，山药丹泽萸苓掺，
更加知柏成八味，阴虚火旺可煎餐。

## 五、肾癌、膀胱癌

**八正散**（《太平惠民和剂局方》）

清热解毒，利湿通淋。湿热熏蒸下焦，腰痛，腰腹坠胀不适，尿血，尿急，尿频，尿痛，发热，消瘦，纳差，舌红苔黄腻，脉濡数。

车前子　瞿麦　扁蓄　滑石　山栀子仁

甘草　木通　大黄　灯心草

八正木通与车前，扁蓄大黄滑石研，
草梢瞿麦兼栀子，煎加灯草痛淋蠲。

**龙胆泻肝汤**（《医方集解》）

清热利湿，泻肝坚阴。湿热下注，尿频色黄，口苦口干，舌红苔黄腻，脉滑数。

龙胆草　栀子　黄芩　木通　泽泻　车前子　柴胡　甘草　当归　生地

龙胆栀芩酒拌炒，木通泽泻车柴草，
当归生地益阴血，肝胆实火湿热消。

**桃红四物汤**（《医宗金鉴》）

活血养血。瘀血内阻，面色晦暗，腰腹疼痛，甚则腰腹部肿块，尿血，发热，舌质紫暗或有瘀点、瘀斑，苔薄白，脉涩。

当归　川芎　白芍　熟地黄　桃仁　红花

桃红四物寓归芎，瘀家经少此方通，
桃红活血地芍补，祛瘀生新效力雄。

**大补元煎**（《景岳全书》）

健脾益肾。脾肾两虚，腰痛，腹胀，尿血，腰腹部肿块，纳差，呕恶，消瘦，气短乏力，便溏，畏寒肢冷，舌质淡，苔薄白，脉沉细。

人参　山药　熟地　杜仲　当归　山萸肉　枸杞　甘草

大补元煎景岳方，怀山杜仲熟地黄，
人参当归枸杞子，萸肉甘草共煎尝。

**知柏地黄丸**（《医方考》）

补益肝肾。肝肾阴虚，腰痛，腰腹部肿块，五心烦热，口干，小便短赤，大便秘结，消瘦乏力，舌质红，苔薄黄少津，脉细数。

熟地黄　山药　山茱萸　茯苓　泽泻　牡丹皮　知母　黄柏

六味地黄益肾肝，山药丹泽萸苓掺，
更加知柏成八味，阴虚火旺可煎餐。

## 六、诸癌

**五积散**（《仙授理伤续断秘方》）

解表温里，散寒祛湿，理气活血，化痰消积。癌肿生长缓慢，无明显红肿热痛，口不渴，二便如常，舌淡苔白腻，脉细滑。

白芷　枳壳　麻黄　苍术　干姜　桔梗　厚朴　甘草　茯苓　当归　肉桂　川芎　芍药　半夏　陈皮　生姜

五积散治五般积，麻黄苍芷归芍齐，
枳桔桂苓甘草朴，川芎两姜半陈皮，
发表温里活血淤，祛湿化痰兼顺气。

**控涎丹**（《三因极一病证方论》）

攻涤痰涎。痰涎内伏，肿块漫肿麻木，无明显疼痛，皮色不变，无发热及口干口渴，舌淡紫，脉滑。

甘遂　紫大戟　白芥子

控涎丹用芥戟遂，痰涎癥瘕此方推，
面垢攻邪气正化，麝香通窍亦可追。

**消瘰丸**（《医学心悟》）

清热化痰，散结软坚。瘰疬、痰核，咽干，舌红，脉弦滑。

玄参　牡蛎　贝母

消瘰牡蛎贝玄参，散结消痰并滋阴，
肝肾素亏痰火盛，临证加减细酌斟。

**海藻玉壶汤**（《外科正宗》）

清热消瘿，软坚散结。瘿瘤初起，或癌肿漫肿质坚，疼痛不著，饮食如故，二便如常，舌红，脉弦滑。

海藻　贝母　陈皮　昆布　青皮　川芎　当归　半夏　连翘　甘草　独活　海带

海藻玉壶独归芎，半夏青陈象贝宗，
藻带昆布连翘草，消瘿散结此方攻。

癌病属疑难杂症，目前疗效不理想。一贯煎，“一贯”，“即以一理贯串于事物之中”。本方用一味疏肝药川楝子以调肝木之横逆，配入大队养阴药之中，寓疏于补，肝肾同治，是滋阴养肝，疏肝开郁的常用方。本方既符合肝肾同源的医理，又暗含滋水涵木的契机。魏玉璜认为："可统治吞酸疝瘕一切肝病"。本方贯串滋水疏肝一法治疗多种肝病，故名"一贯煎"。五积散为解表温中除湿之剂，可祛痰消痞调经，能散寒积、食积、气积、血积、痰积，故名五积，可用于内伤外感诸症之偏阴证者。瘰疬多因肝肾阴虚，肝气久郁，虚火内灼，炼液为痰；或受风火邪毒，结核于颈、项、腋、胯之间，重则溃烂流水，日久不敛。消瘰丸中玄参苦咸寒，滋阴降火，能散瘰疬，痰核、瘿瘤；牡蛎咸平微寒，化痰、软坚、散结；贝母苦寒，清热、化痰、散结。三药均属寒凉之品，既可清热消痰，软坚散结，又兼顾肝肾之阴，清降虚火，从而能使热清痰化，瘰疬自消，故名"消瘰丸"。海藻玉壶汤，"玉壶"，即玉制之壶。本方以海藻为主药，配合诸药可使瘿瘤得消，功效之高，犹如玉制之壶可贵，故名"海藻玉壶汤"。

# 第八章

# 肢体经络病证

## 第一节　痹证

痹证是由于风、寒、湿、热等邪气闭阻经络，导致肢体筋骨、关节、肌肉等处发生疼痛、重着、酸楚、麻木，或关节屈伸不利、僵硬、肿大、变形等症状的一种疾病。

| | | |
|---|---|---|
| 实证 | 防风汤 | 祛风散寒除湿，行痹 |
| | 乌头汤 | 散寒祛风除湿，痛痹 |
| | 薏苡仁汤 | 除湿祛风散寒，着痹 |
| | 当归拈痛汤 | 利湿清热，疏风止痛，湿邪偏重的风湿热痹 |
| | 白虎加桂枝汤 | 清热通络，祛风除湿，风湿热痹 |
| | 宣痹汤 | 清化湿热，宣痹通络，湿热痹证 |
| | 三仁汤 | 宣畅气机，清利湿热，湿重于热的湿热痹证 |
| | 指迷茯苓丸 | 燥湿和中，化痰通络，痰痹 |
| | 四妙丸 | 清热利湿，舒筋活血，湿热痹 |
| | 双合汤 | 化痰行瘀，蠲痹通络，痰痹 |

| | | |
|---|---|---|
| 虚证 | 独活寄生汤 | 祛风湿，益肝肾，补气血，长于止痛 |
| | 补血荣筋丸 | 舒筋止痛，长于温补肝肾 |
| | 桂枝芍药知母汤 | 通阳行痹，祛风逐湿，和营止痛。寒热错杂风湿痹痛 |
| | 黄芪桂枝五物汤 | 益气温经，和血通痹，用于气血俱虚血痹 |
| | 阳和汤 | 温阳补血，长于散寒化痰，用于气血亏虚，寒痰凝滞痹证 |

## 一、实证

### 实证——关节肿胀　疼痛剧烈

**防风汤**（《宣明方论》）

祛风通络，散寒除湿。行痹，肢体关节、肌肉疼痛酸楚，屈伸不利，可涉及肢体多个关节，疼痛呈游走性，初起可见有恶风、发热等表证，舌苔薄白，脉浮或浮缓。

防风　麻黄　肉桂　杏仁　葛根　当归　茯苓　秦艽　黄芩　甘草

防风汤用甘草归，杏仁官桂与赤苓，
秦芩葛根麻黄配，风湿痹痛此方良。

**乌头汤**（《金匮要略》）

散寒通络，祛风除湿。痛痹，肢体关节疼痛，痛势较剧，部位固定，遇寒则痛甚，得热则痛缓，关节屈伸不利，局部皮肤或有寒冷感，舌质淡，舌苔薄白，脉弦紧。

麻黄　芍药　黄芪　炙甘草　川乌

乌头汤通利关节，麻黄芍药草黄芪，
乌头煎煮最讲究，气虚骨节痹证宜。

**薏苡仁汤**（《类证治裁》）

除湿通络，祛风散寒。着痹，肢体关节、肌肉酸楚、重着、疼痛，肿胀散漫，关节活动不利，肌肤麻木不仁，舌质淡，舌苔白腻，脉濡缓。

薏苡仁　当归　川芎　生姜　桂枝　羌活　独活　防风　麻黄　白术　制川乌　炙甘草

薏苡仁汤用当归，独活羌活与桂枝，
川芎防风白术配，川乌甘草麻黄姜。

**当归拈痛汤**（《医学启源》）

利湿清热，疏风止痛。风湿热痹，湿热相搏，外受风邪，遍身肢节烦痛，或肩背沉重，或脚气肿痛，脚膝生疮，舌苔白腻微黄，脉弦数。

羌活　炙甘草　茵陈　防风　苍术　当归身　知母　猪苓　泽泻　升麻　白术　黄芩　葛根　人参　苦参

当归拈痛羌防升，猪泽茵陈芩葛人，
二术苦参知母草，疮疡湿热服皆应。

**白虎加桂枝汤**（《金匮要略》）

清热通络，祛风除湿。风湿热痹，游走性关节疼痛，局部灼热红肿，痛不可触，得冷则舒，可有皮下结节或红斑，常伴有发热，恶风，汗出，口渴，舌质红，舌苔黄或黄腻，脉滑数或浮数。

知母　石膏　炙甘草　粳米　桂枝

白虎加桂金匮方，膏知草米白虎汤，
温疟骨节疼烦热，表里痛热皆能彰。

**宣痹汤**（《温病条辨》）

清化湿热，宣痹通络。湿热痹证，症见寒战发热，骨节烦疼，面色萎黄，小便短赤，舌苔黄腻或灰滞。

防己　杏仁　滑石　连翘　山栀　薏苡仁　半夏　晚蚕沙　赤小豆皮

宣痹汤治湿热痹，滑杏苡仁夏防己，
蚕沙栀子加连翘，利湿清热有豆皮。

**三仁汤**（《温病条辨》）

宣畅气机，清利湿热。湿热痹湿重于热证，关节疼痛，身重肢倦，面色淡黄，胸闷不饥，午后身热，苔白不渴，脉弦细而濡。

杏仁　半夏　飞滑石　生薏苡仁　白通草　白蔻仁　竹叶　厚朴

三仁杏蔻薏苡仁，朴夏通草滑竹伦，
水用甘澜扬百遍，湿温初起法堪遵。

**指迷茯苓丸**（《是斋百一选方》）

燥湿和中，化痰通络。痰饮留伏，筋络挛急，两臂疼痛难举，或左右时复转移，或两手疲软，或四肢浮肿，舌苔白腻，脉沉细或弦滑。

枳壳　风化硝　茯苓　半夏　生姜

指迷茯苓丸半夏，风硝枳壳姜汤下，
中脘停痰肩臂痛，气行痰消痛自罢。

**四妙丸**（《成方便读》）

清热利湿，舒筋活血。湿热痹痛，下肢筋骨麻木疼痛，身体困重，小便短赤，苔黄腻，脉濡数或弦数。

苍术　牛膝　黄柏　薏苡仁

二妙散中苍柏兼，若云三妙牛膝添，
四妙再加薏苡仁，湿热下注痿痹宣。

**双合汤**（《万病回春》）

化痰行瘀，蠲痹通络。痰瘀痹阻，痹证日久，肌肉关节刺痛，固定不移，或关节肌肤紫暗、肿胀，按之较硬，肢体顽麻或重着，或关节僵硬变形，屈伸不利，有硬结、瘀斑，面色暗黧，眼睑浮肿，或胸闷痰多，舌质紫暗或有瘀斑，舌苔白腻，脉弦涩。

当归　川芎　白芍　生地黄　桃仁　红花　白芥子　茯苓　半夏　陈皮　甘草　鲜竹沥　生姜汁

双合白芥竹沥姜，桃红四物二陈汤，
行瘀通络化痰积，顽麻痹痛宜煎尝。

## 二、虚证

### 虚证——关节顽麻或重着　僵硬变形　肌肉萎缩

**独活寄生汤**（《备急千金要方》）

祛风湿，止痹痛，益肝肾，补气血。肝肾两虚，气血不足，关节屈伸不利，肌肉瘦削，腰膝酸软，或畏寒肢冷，或麻木不仁，或骨蒸劳热，心烦口干，舌质淡红，舌苔薄白或少津，脉沉细弱或细数。

独活　桑寄生　杜仲　牛膝　细辛　秦艽　茯苓　肉桂心　防风　川芎　人参　甘草　当归　芍药　干地黄

独活寄生艽防辛，芎归地芍桂苓均，
杜仲牛膝人参草，冷风顽痹屈能伸。

**补血荣筋丸**（《杏苑生春》）

培补肝肾，舒筋止痛。肝肾两虚，关节屈伸不利，畏寒肢冷，腰膝酸软，筋惕肉瞤，舌质淡红，舌苔薄白或少津，脉沉细弱或细数。

肉苁蓉　牛膝　天麻　木瓜　鹿茸　熟地黄　菟丝子　五味子

补血荣筋肉苁蓉，牛膝天麻与鹿茸，
木瓜熟地菟丝子，五味培补筋骨舒。

**桂枝芍药知母汤**（《金匮要略》）

通阳行痹，祛风逐湿，和营止痛。寒热错杂风湿痹痛，肢节疼痛，关节变形，肌肉消瘦，头眩气短，恶心，舌淡苔白，脉沉弱。

桂枝　芍药　炙甘草　麻黄　生姜　白术　知母　防风　炮附子

桂枝芍药知母汤，甘草生姜与麻黄，
白术防风炮附子，寒热错杂此法良。

**黄芪桂枝五物汤**（《金匮要略》）

益气温经，和血通痹。阴阳俱微血痹，肢体麻木疼痛，肌肤麻木不仁，寸口关上微，尺中小紧，脉微涩而紧。

黄芪　芍药　桂枝　生姜　大枣

黄芪桂枝五物汤，芍药大枣与生姜，
益气温经和营卫，血痹风痹功效良。

**阳和汤**（《外科证治全生集》）

温阳补血，散寒化痰。气血亏虚，寒痰凝滞，关节僵硬屈伸不利，汗出肢冷，肢体浮肿，口不渴或渴喜热饮，舌淡苔白，脉沉细或迟细。

熟地　肉桂　麻黄　鹿角胶　白芥子　姜炭　生甘草

阳和汤法解寒凝，贴骨流注鹤膝风，
熟地鹿胶姜炭桂，麻黄白芥甘草从。

防风汤以麻黄汤为基础，加入祛风清热、养血活血之品，长于祛风除湿。乌头汤以乌头蜜煎解毒，去乌头留蜜，与另四味水煎去渣溶液混合，再次煎煮浓缩，其中乌头大辛大热，大力温散，陈寒痼冷、结聚痞块，非乌头悍烈不足以去其坚。在剂量上也是逐渐试探加量，若未达到治疗目的，当继续服用，以达到治疗目的为止。薏苡仁汤中薏苡仁配合辛温之品温通阳气，散寒止痛，除湿通络。当归拈痛汤发散风湿与利湿清热相配，表里同治，苦燥渗利佐以补气养血，邪正兼顾，适用于湿邪偏重的风湿热痹。白虎汤加桂枝汤石膏、知母大清气血，知母、粳米黏腻滋阴，桂枝甘草辛甘化阳、祛风除湿。运用白虎加桂枝汤主治病证，应注意石膏与桂枝用量调配关系，若石膏用量偏大则会寒凝气机，如桂枝用量偏大则会辛温助热。宣痹汤宣上、畅中、渗下，宣通清理三焦，气机畅通，湿热易消。马兜铃科木防己（广防己）有肾毒性，注意选用防己科汉防己，赤小豆味酸利水通经，凉水浸取皮用防止补中壅滞。三仁汤中杏仁宣利上焦、白蔻仁芳化中焦、薏苡仁淡渗利下焦，三焦分消，体现了宣上、畅中、渗下，三焦分消的配伍特点，气畅湿行，三焦通畅，诸症自除。双合汤以桃红四物汤和二陈汤合方而制，故名双合，又加入白芥子、竹沥和姜汁则搜痰通络、软坚消散之效尤殊。独活寄生汤重用独活为三两，不但有疏风散湿之功，尚有显著镇痛之效，配合桑寄生、牛膝、杜仲、熟地黄补益肝肾、强壮筋骨，以及益气补血活血之品，有助于扶正祛邪，又佐以细辛搜风通络、肉桂祛寒止痛，使药力透达络脉，而独活、细辛深入肾经，善搜伏风，故对久病入络、寒入筋骨有较好疗效。桂枝芍药知母汤主治风湿历节，其病程较长，病位较深，邪实正虚，阴阳俱损，表里同湿，除予麻附大力温阳散寒外，配以桂芍草益营和卫，方中白芍柔肝养血以缓急止痛，知母滋肾坚阴，消肿止痛，并引阳药入于阴分，以除阴分之风寒湿邪。《指迷》茯苓丸内茯苓淡渗利湿健脾，半夏辛温祛痰，生姜温散湿邪，枳壳通利，配合小量风化硝消痰消肿、软坚散结，对于顽痰或湿痰结聚所致病证效专力强。痰湿积聚除可致肩臂疼痛，肿瘤、痰核、瘰疬、积聚病证亦常有顽痰结聚情况，其脉沉细而滑者是也。古人云此治痰第一方也不为过。四妙丸组方立意独特，苍术苦温燥湿健脾，黄柏苦寒、清热燥湿，同时有坚阴补肾，两味合用，一辛一苦、一温一寒，自有妙义；川牛膝补肝肾、强筋骨、活血、祛风湿，兼引药下行；薏苡仁利湿舒筋，诸药相合，可用于治疗湿热流注之证。黄芪桂枝五物汤调以甘药，温养卫气营血，加入大量生姜外散风寒、通血脉，祛除邪气。阳和汤重用熟地黄、鹿角胶，二药相伍，是阳中求阴，阴中求阳。肉桂擅长温肾助阳，通利血脉，化气行水，血得此而温和流畅，津得此而气化蒸腾；姜炭温运脾阳即所以温煦肌肉；白芥子祛皮里膜外之痰即所以宣通腠理；麻黄宣通阳气亦即宣通毛窍，如此配伍，从筋骨到血脉，从血脉到肌肉，从肌肉到腠理，从腠理到皮毛，均有温药层层温煦，层层宣通，以化阴凝而布阳和。方中鹿角胶、熟地黄得姜、桂、芥、麻之宣通，则补而不滞；麻、芥、姜、桂得熟地、鹿胶之滋补，则宣发而不伤正，温阳而不偏亢，相辅相成，相得益彰。

## 第二节 痉证

痉证是以项背强直，四肢抽搐，甚至口噤、角弓反张为主要临床表现的一种病证。

| | | |
|---|---|---|
| 实证 | 羌活胜湿汤 | 祛风胜湿止痉。邪气在表，项背强痛 |
| | 葛根汤 | 发汗解表，生津舒筋。邪气在表，项背强痛 |
| | 羚角钩藤汤 | 凉肝息风，增液舒筋。邪气在经 |
| | 白虎汤 | 清热生津。邪气在经 |

续表

| 实证 | 增液承气汤 | 滋阴增液，泻热通便。邪气入里 |
|---|---|---|
| | 大承气汤 | 峻下热结 |
| | 清营汤 | 清营解毒，透热养阴 |
| | 导痰汤 | 燥湿豁痰，行气开郁 |
| 虚证 | 大定风珠 | 滋阴养液，柔肝息风，治疗阴血亏虚，筋脉拘挛 |
| | 小续命汤 | 辛散温通，扶正祛风。治疗风寒凝滞，筋脉拘挛 |

## 一、实证

### 实证——颈项强直　牙关紧闭　角弓反张　四肢抽搐频繁有力

**羌活胜湿汤**（《脾胃论》）

祛风胜湿止痉。邪壅经络，项背强直不可回顾，头痛身重，恶寒发热，无汗或汗出，肢体酸重，甚至口噤不能语，四肢抽搐，舌苔薄白或白腻，脉浮紧。

羌活　独活　炙甘草　藁本　防风　蔓荆子　川芎

羌活胜湿草独芎，蔓荆藁本加防风，
湿气在表头腰痛，发汗升阳经络通。

**葛根汤**（《伤寒论》）

发汗解表，生津舒筋。风寒表实，项背强

痛，气上冲胸，口噤不语，无汗恶寒，口渴，舌淡苔白，脉浮紧。

葛根　麻黄　桂枝　芍药　甘草　生姜　大枣

四两葛根三两麻，枣枚十二效堪嘉，
桂甘芍二姜三两，无汗憎风下利夸。

**羚角钩藤汤**（《通俗伤寒论》）

凉肝息风，增液舒筋。肝经热盛，高热头痛，手足躁动，甚则项背强急，四肢抽搐，角弓反张，舌质红绛，舌苔薄黄或少苔，脉弦细而数。

羚角片　桑叶　川贝母　鲜生地　钩藤　菊花　茯神　生白芍　竹茹　生甘草

羚角钩藤茯菊桑，竹茹贝草芍地黄，
阳邪亢盛成痉厥，肝风内动急煎尝。

**白虎汤**（《伤寒论》）

清热生津。阳明热盛，壮热汗出，项背强急，手足挛急，甚则角弓反张，口渴喜冷饮，舌质红，苔黄，脉洪大有力。

石膏　知母　粳米　甘草

白虎膏知甘草粳，气分大热此方清，
热渴汗出脉洪大，加入人参气津生。

**增液承气汤**（《温病条辨》）

滋阴增液，泻热通便。热结阴亏，燥屎不

行，脘腹胀满，项背强急，口干唇燥，口渴喜冷饮，舌质红，苔黄燥，脉细数。

玄参　麦冬　生地　大黄　芒硝

增液承气玄地冬，更加硝黄力量雄，
温病阴亏实热结，养阴泻热肠道通。

**大承气汤**（《伤寒论》）

峻下热结。阳明腑实，热厥痉病，腹部痞满，大便燥坚。

大黄　芒硝　厚朴　枳实

大承气汤用硝黄，配伍枳朴泻力强，
痞满燥实四症见，峻下热结第一方。

**清营汤**（《温病条辨》）

清营解毒，透热养阴。心营热盛，高热烦躁，神昏谵语，项背强急，四肢抽搐，甚则角弓反张，舌质红绛，苔黄少津，脉细数。

犀角（水牛角代替）　生地黄　银花　连翘　元参　黄连　竹叶心　丹参　麦冬

清营汤治热传营，身热夜甚神不宁，
角地银翘玄连竹，丹麦清热更护阴。

**导痰汤**（《重订严氏济生方》）

燥湿豁痰，行气开郁。痰浊阻滞，头痛昏蒙，神识呆滞，项背强急，四肢抽搐，胸脘满闷，呕吐痰涎，舌苔白腻，脉滑或弦滑。

半夏　橘红　茯苓　枳实　制南星　甘草

生姜

导痰陈夏苓草姜，南星枳实七味襄，
痰结成痞脘腹胀，豁痰散结济生方。

## 二、虚证

**虚证——手足蠕动　或抽搐时休时止　神疲倦怠**

**大定风珠**（《温病条辨》）

滋阴养液，柔肝息风。阴血亏虚，项背强急，四肢麻木，抽搦或筋惕肉瞤，直视口噤，头目昏眩，自汗，神疲气短，或低热，舌质淡或舌红无苔，脉细数。

生白芍　干地黄　麦冬　麻仁　五味子　生龟板　生牡蛎　炙甘草　鳖甲　阿胶　鸡子黄

大定风珠鸡子黄，麦地麻芍牡草方，
龟板鳖甲胶五味，滋阴息风最相当。

**小续命汤**（《备急千金要方》）

辛散温通，扶正祛风。风寒凝滞津液，筋脉失于濡润，筋急拘挛，语言謇涩。

麻黄　防己　人参　黄芩　桂心　甘草　川芎　芍药　杏仁　附子　防风　生姜

小续命中麻黄汤，防风防己草生姜，
芎芍参附黄芩佐，内虚外风挛急康。

羌活胜湿汤中羌活辛温燥烈，通阳散寒，祛风止痉，配伍独活及其他祛风药物通行全身上下。羚角钩藤汤以凉肝息风解痉为主，配伍滋阴、化痰、安神之品，标本兼治，集咸寒、苦寒、甘寒、酸寒、辛寒于一方。白虎汤治疗气分热极生风痉证，“白虎”者，是古代西方七个星宿的合称，其形如虎，服药之后，其清热解暑之力，犹如白虎金神般的疾猛迅速，使热势骤降，重证告愈，故名曰“白虎汤”。大承气汤峻下热结，急救存阴，下后停服，防止伤阴耗气。剂量按照“四黄、八朴、五枳、三芒”的比例，先煮枳实、厚朴，后下大黄，最后下芒硝。清营汤治疗热入营分痉证。导痰汤用生半夏，配合南星燥湿化痰、枳实下气行痰、橘红下气消痰，豁痰顺气之力峻，降之即所谓导之，故名导痰。大定风珠用血肉有情之品鸡子黄、阿胶、生龟板、生鳖甲滋阴补血，潜阳息风，配合滋阴生津清热之品，峻补真阴，使阴液得复，筋脉得养。小续命汤方中麻黄、防风、生姜开表泄闭、疏通经络而驱风邪外出；人参、甘草、附子、桂心益气温阳以扶正；川芎、芍药、杏仁调气血；并取苦寒之黄芩清泄郁热，佐制温燥。麻黄、桂心、附子合用尚能宣发阳气，配伍川芎、芍药、杏仁有活血通络之功。本方所治证属正气内虚，风寒凝滞津液，筋脉拘急。

# 第三节 痿证

痿证是指肢体筋脉弛缓，软弱无力，不能随意运动，或伴有肌肉萎缩的一种病证。

| | |
|---|---|
| 清燥救肺汤 | 清燥润肺，养阴益气，用于热病痿证，从肺论治 |
| 二妙散 | 清热燥湿，健脾补肾，从湿热论治 |
| 补中益气汤 | 补中益气升阳，从脾论治 |
| 虎潜丸 | 滋阴降火，强壮筋骨，从肝肾论治 |
| 补阳还五汤 | 益气活血通络，从瘀论治 |
| 续命汤 | 解表祛邪，调和营卫，从风论治 |

**清燥救肺汤**（《医门法律》）

清燥润肺，养阴益气。肺热津伤，发病急，病起发热，或热后突然出现肢体软弱无力，可较快发生肌肉瘦削，皮肤干燥，心烦口渴，咳呛少痰，咽干不利，小便黄赤或热痛，大便干燥，舌质红，苔黄，脉细数。

桑叶　石膏　甘草　人参　胡麻仁　阿胶　麦门冬　杏仁　枇杷叶

清燥救肺参草杷，石膏胶杏麦胡麻，
经霜收下冬桑叶，清燥润肺效可夸。

**二妙散**（《丹溪心法》）

清热燥湿。湿热浸淫，起病较缓，逐渐出现肢体困重，痿软无力，尤以下肢或两足痿弱为甚，兼见微肿，手足麻木，扪及微热，喜凉恶热，或有发热，胸脘痞闷，小便赤涩热痛，舌质红，舌苔黄腻，脉濡数或滑数。

黄柏　苍术

二妙散中苍柏煎，若云三妙牛膝添，
再加苡仁名四妙，湿热下注痿痹痊。

**补中益气汤**（《脾胃论》）

补中益气，升阳举陷。脾胃虚弱，起病缓慢，肢体软弱无力逐渐加重，神疲肢倦，肌肉萎缩，少气懒言，纳呆便溏，舌淡苔薄白，脉细弱。

黄芪　炙甘草　人参　当归　陈皮　升麻　柴胡　白术

补中参草术归陈，芪得升柴用更神，
劳倦内伤功独擅，气虚下陷亦堪珍。

**虎潜丸**（《丹溪心法》）

滋阴降火，强壮筋骨。肝肾亏损，渐见肢体痿软无力，尤以下肢明显，腰膝酸软，不能久立，甚至步履全废，腿胫大肉渐脱，或伴有眩晕耳鸣，舌咽干燥，遗精或遗尿，或妇女月经不调，舌红少苔，脉细数。

黄柏　龟板　知母　熟地黄　陈皮　白芍　锁阳　虎骨　干姜

虎潜丸中知柏黄，龟板芍药陈皮方，
更加干姜与锁阳，滋阴降火筋骨强。

**补阳还五汤**（《医林改错》）

益气活血通络。脉络瘀阻，四肢痿弱，肌肉瘦削，手足麻木不仁，四肢青筋显露，可伴有肌肉活动时隐痛不适，舌痿不能伸缩，舌质暗淡或有瘀点、瘀斑，脉细涩。

黄芪　当归尾　赤芍　地龙　川芎　红花　桃仁

补阳还五赤芍芎，归尾通经佐地龙，
四两黄芪为主药，血中瘀滞用桃红。

**《古今录验》续命汤**（《金匮要略》）

解表祛邪，调和营卫。中风痱，肢体软瘫，麻木不仁，口不能言，或拘急不得转侧。

麻黄　桂枝　杏仁　甘草　石膏　人参　干姜　当归　川芎

续命汤乃风痱方，四十杏仁芎一两，
麻黄桂枝膏干姜，当归参甘各三两。

清燥救肺汤重用桑叶质轻性寒，轻宣肺燥，透邪外出，经霜之桑叶秉金秋之气，虽云宣散，其实亦有润肺降气之功，气降火亦降。石膏辛甘沉寒，用量轻于桑叶，则既具轻宣之力亦有清降之功；麦冬虽甘寒滋润，但用量不及桑叶之半，自不妨桑叶、石膏之外散，全方宣、清、润、降、补五法并用，气阴双补，且宣散不耗气，清热不伤中，滋润不腻膈。二妙散中黄柏苦以燥湿，寒以清热，其性沉降，长于清下焦湿热，但同时有坚阴补肾之功；苍术辛温苦燥，长于燥湿，又有健脾补益之力，一辛一苦、一温一寒，两药而具四功，实为妙用。补中益气汤健脾益气升阳，全方甘补辛散，阳气得伸，气化乃行，精气归巢。本方先加工成散剂然后煎煮，去渣服用，故剂量轻，服用较为方便，量轻效宏。虎潜丸重用黄柏泻火清热坚阴，更有干姜温阳守而不走，一寒一热；配伍熟地、龟板、白芍等滋腻沉重之品，滋阴养血，潜火归阳；虎骨强壮筋骨，故名虎潜丸。续命汤方中以麻黄、桂枝、干姜、杏仁、石膏、甘草发其肌表之风邪，兼清其内蕴之热；又以人参、当归、川芎补血调气，调和营卫。麻黄、桂枝、干姜辛温刚燥，守而能散，大具温升宣通之力；石膏辛寒柔润，质重而具沉降之性。此方从内达外，升清降浊，则心肾相交，水火既济，血脉周流，外风解散，内风平息。

## 第四节　颤证

颤证是以头部或肢体摇动颤抖，不能自制为主要临床表现的一种病证。

| | | |
|---|---|---|
| 实证 | 天麻钩藤饮 | 平肝息风，清热活血，补益肝肾 |
| | 镇肝熄风汤 | 育阴潜阳，镇肝息风 |
| | 导痰汤 | 燥湿豁痰，行气搜风 |
| | 羚角钩藤汤 | 凉肝息风，增液舒筋 |
| 虚证 | 人参养荣汤 | 大补气血，养营柔筋 |
| | 大定风珠 | 滋阴养液，柔肝息风 |
| | 龟鹿二仙膏 | 滋阴填精，益气壮阳 |
| | 地黄饮子 | 滋阴补阳，开窍化痰 |

## 一、实证

**实证——震颤振幅较剧　肢体僵硬　烦躁不宁**

**天麻钩藤饮**（《中医内科杂病证治新义》）

平肝息风，清热活血，补益肝肾。风阳内动，肢体颤动粗大，程度较重，不能自制，眩晕耳鸣，面赤烦躁，易激动，心情紧张时颤动加重，伴有肢体麻木，口苦而干，语言迟缓不清，流涎，尿赤，大便干，舌质红，苔黄，脉弦。

天麻　钩藤　石决明　山栀　黄芩　川牛膝　杜仲　益母草　桑寄生　夜交藤　茯神

天麻钩藤石决明，栀芩杜膝桑寄生，
夜藤茯神益母草，主治眩晕与耳鸣。

**镇肝熄风汤**（《医学衷中参西录》）

育阴潜阳，镇肝息风。肝肾阴虚，肝阳上亢，肢体颤动粗大，心情紧张时颤动加重，眩晕耳鸣，急躁易怒，面色红赤，舌红，苔薄黄，脉弦有力。

牛膝　生赭石　生龙骨　生牡蛎　龟板　白芍　玄参　天冬　川楝子　生麦芽　茵陈　甘草

镇肝熄风芍天冬，玄参龟板赭茵从，
龙牡麦芽膝草楝，肝阳上亢能奏功。

**导痰汤**（《重订严氏济生方》）

燥湿豁痰，行气搜风。痰热风动，头摇不止，肢麻震颤，重则手不能持物，头晕目眩，胸脘痞闷，口苦口黏，甚则口吐痰涎，舌体胖大，有齿痕，舌质红，舌苔黄腻，脉弦滑数。

半夏　橘红　茯苓　枳实　制南星　甘草　生姜

导痰陈夏苓草姜，南星枳实七味襄，
痰结成痞脘腹胀，豁痰散结济生方。

**羚角钩藤汤**（《通俗伤寒论》）

凉肝息风，增液舒筋。肝热生风，头摇肢颤，头晕目眩，口干苦，烦闷躁扰，舌绛而干，或舌焦起刺，脉弦而数。

羚角片　桑叶　川贝母　鲜生地　钩藤　菊花　茯神　生白芍　生甘草　竹茹

羚角钩藤茯菊桑，竹茹贝草芍地黄，
阳邪亢盛成痉厥，肝风内动急煎尝。

## 二、虚证

**虚证——颤抖无力　振幅较小　体瘦眩晕**

**人参养荣汤**（《太平惠民和剂局方》）

气血双补。气血亏虚，头摇肢颤，面色㿠白，表情淡漠，神疲乏力，动则气短，心悸健忘，眩晕，纳呆，舌体胖大，舌质淡红，舌苔薄白滑，脉沉濡无力或沉细弱。

白芍药　当归　陈皮　黄芪　桂心　人参　白术　炙甘草　熟地黄　五味子　茯苓　远志　生姜　大枣

人参养荣八珍芪，去芎五味志陈皮，
姜枣肉桂振肾阳，补血养营益心脾。

**大定风珠**（《温病条辨》）

滋阴养液，柔肝息风。髓海不足，头摇肢颤，持物不稳，腰膝酸软，失眠心烦，头晕，耳鸣，善忘，老年患者常兼有神呆、痴傻，舌红绛无苔，脉象细数。

生白芍　干地黄　麦冬　麻仁　五味子　生龟板　生牡蛎　炙甘草　鳖甲　阿胶　鸡子黄

大定风珠鸡子黄，麦地麻芍牡草方，

龟板鳖甲胶五味，滋阴息风最相当。

**龟鹿二仙膏**（《医便》）

滋阴填精，益气壮阳。真元虚损，髓海不足，头摇肢颤，持物不稳，腰膝酸软，形体消瘦，两目昏花，发脱齿摇，舌质红，舌苔薄白，脉细。

鹿角　龟甲　人参　枸杞子

《医便》龟鹿二仙胶，人参枸杞熬成膏，
滋阴益肾填精髓，"精极"用此疗效高。

**地黄饮子**（《宣明方论》）

滋阴补阳，开窍化痰。阳气虚衰，头摇肢颤，筋脉拘挛，畏寒肢冷，四肢麻木，心悸懒言，动则气短，自汗，小便清长或自遗，大便溏，舌质淡，舌苔薄白，脉沉迟无力。

熟地黄　巴戟天　山茱萸　石斛　肉苁蓉　附子　五味子　官桂　白茯苓　麦门冬　菖蒲　远志　生姜　大枣　薄荷

地黄饮子山茱斛，麦味菖蒲远志茯，
苁蓉桂附巴戟天，少入薄荷姜枣服。

镇肝熄风汤重用牛膝、生赭石，平冲降逆，平肝潜阳，配合滋阴重镇行气之品，集镇肝、平肝、清肝、柔肝、养肝、疏肝、泄肝于一炉。导痰汤方中用半夏四两，配合南星燥湿化痰、枳实下气行痰、橘红下气消痰，豁痰顺气之力峻，降之即所谓导之，故名导痰。羚角钩藤汤以凉肝息风为主，配伍滋阴、化痰、安神之品，标本兼治，集咸寒、苦寒、甘寒、酸寒、辛寒于一方。人参养荣汤大补五脏气血，用于治疗多种虚损劳伤之重证，而且侧重于养血补虚，故以“养荣汤”名之。本方作者与十全大补汤的作者处于同一时代而略早，更早于八珍汤的作者，故其制方渊源既非八珍汤，亦非十全大补汤。大定风珠用血肉有情之品鸡子黄、阿胶、生龟板、生鳖甲滋阴补血，潜阳息风，配合滋阴生津清热之品，峻补真阴，使阴液得复，筋脉得养，则虚风自息，震颤可缓。龟鹿二仙膏中鹿角胶、龟板胶为方中主药，鹿得天地之阳气最全，善通督脉，龟得天地之阴气最厚，善通任脉。鹿角胶补肾阳、生精血，龟板胶滋阴潜阳、补血，两者一阴一阳互生互补，俱为血肉有情之品，用于精血不足之证，填精补髓。人参大补元气，枸杞益精生血，诸药为膏剂，尤宜久服。地黄饮子大补肝肾，阴阳互补，滋生元气，方用熟地黄、山茱萸滋补肾阴，肉苁蓉、巴戟天温壮肾阳，四味共为君药；配伍附子、肉桂之辛热，以助温养下元，摄纳浮阳，引火归原；石斛、麦冬、五味子滋养肺肾，金水相生，壮水以济火，均为臣药；石菖蒲与远志、茯苓合用开窍化痰、交通心肾。地黄饮子之妙，在于补肾填精，温下焦而降肺气，恢复气机，肾纳气封藏，水谷精微归于正化，痰浊自去，与景岳熟地之用有相同之处。

# 第五节　腰痛

| | | |
|---|---|---|
| 实证 | 甘姜苓术汤 | 散寒除湿，用于寒湿腰痛 |
| | 四妙丸 | 清热利湿，用于湿热腰痛 |
| | 身痛逐瘀汤 | 活血祛瘀，通痹止痛，用于瘀血腰痛 |
| | 葛根汤 | 升阳解表，舒筋止痛，用于风寒腰痛 |
| 虚证 | 左归丸 | 填精补肾益髓，长于滋阴 |
| | 右归丸 | 填精补肾益髓，长于温阳 |
| | 独活寄生汤 | 祛风湿，散寒止痛，益肝肾，补气血 |
| | 加味四斤丸 | 补肝肾，养精血，壮筋骨 |
| | 青娥丸 | 补肝肾，壮筋骨 |

## 一、实证

### 实证——外感或跌仆闪挫　疼痛较剧而不解

**甘姜苓术汤**（《金匮要略》）

散寒除湿。寒湿腰痛，腰部冷痛重着，转侧不利，逐渐加重，静卧病痛不减，寒冷和阴雨天则加重，舌质淡，苔白腻，脉沉而迟缓。

甘草　白术　干姜　茯苓

干姜苓术入甘草，寒湿为患痛在腰，
温阳散寒祛脾湿，苔润脉细皆可疗。

**四妙丸**（《成方便读》）

清热利湿。湿热腰痛，腰部疼痛，重着而热，暑湿阴雨天气症状加重，活动后或可减轻，身体困重，小便短赤，苔黄腻，脉濡数或弦数。

苍术　牛膝　黄柏　薏苡仁

二妙散中苍柏兼，若云三妙牛膝添，
四妙再加薏苡仁，湿热下注痿痹宣。

**身痛逐瘀汤**（《医林改错》）

活血祛瘀，祛风除湿，通痹止痛。瘀血腰痛，腰痛如刺，痛有定处，痛处拒按，日轻夜重，舌质暗紫，或有瘀斑，脉涩。部分患者有跌仆闪挫病史。

秦艽　川芎　桃仁　红花　甘草　羌活　没药　当归　灵脂　香附　牛膝　地龙

身痛逐瘀膝地龙，香附羌秦草归芎，
黄芪苍柏量加减，要紧五灵没桃红。

**葛根汤**（《伤寒论》）

升阳解表，舒筋止痛。外感风寒表实，腰部或项背强痛，不能转侧，无汗恶寒，口渴。

舌淡苔白，脉浮紧。或腰部肌肉疼痛，无表证亦可。

葛根　麻黄　桂枝　芍药　甘草　生姜　大枣

四两葛根三两麻，枣枚十二效堪嘉，
桂甘芍二姜三两，无汗憎风下利夸。

## 二、虚证

### 虚证——内伤者　腰部酸痛　病程缠绵

**左归丸**（《景岳全书》）

滋肾补阴。肾阴虚腰痛，腰部隐隐作痛，酸软无力，缠绵不愈，心烦少寐，口燥咽干，面色潮红，手足心热，舌红少苔，脉弦细数。

熟地　山萸肉　山药　枸杞子　牛膝　菟丝子　龟板胶　鹿角胶

左归丸内山药地，萸肉枸杞与牛膝，
菟丝龟鹿二胶合，壮水之主方第一。

**右归丸**（《景岳全书》）

温补肾阳。肾阳虚腰痛，腰部隐隐作痛，酸软无力，缠绵不愈，局部发凉，喜温喜按，遇劳更甚，卧则减轻，常反复发作，少腹拘急，肢冷畏寒，舌质淡，脉沉细无力。

熟地黄　附子　肉桂　山药　山茱萸　菟

丝子　鹿角胶　枸杞子　当归　杜仲

右归丸中地附桂，山药茱萸菟丝归，
杜仲鹿胶枸杞子，益火之源此方魁。

**独活寄生汤**（《备急千金要方》）

祛风湿，止痹痛，益肝肾，补气血。肝肾两虚，气血不足，腰膝酸软，或畏寒肢冷，或麻木不仁，或骨蒸劳热，心烦口干，舌质淡红，舌苔薄白或少津，脉沉细弱或细数。

独活　桑寄生　杜仲　牛膝　细辛　秦艽　茯苓　肉桂心　防风　川芎　人参　甘草　当归　芍药　干地黄

独活寄生艽防辛，芎归地芍桂苓均，
杜仲牛膝人参草，冷风顽痹屈能伸。

**加味四斤丸**（《三因极一病证方论》）

补肝肾，养精血，壮筋骨。肝肾不足，筋骨痿弱，不自胜持，神疲乏力，舌质淡，苔薄白，脉沉细。

苁蓉　牛膝　天麻　木瓜　鹿茸　熟地黄　菟丝子　五味子

加味四斤腿无力，苁蓉鹿茸大熟地，
菟丝天麻怀牛膝，木瓜五味入蜂蜜。

**青娥丸**（《太平惠民和剂局方》）

补肝肾，壮筋骨，止腰痛。肾虚腰痛如折，俯仰不利，转侧艰难。

补骨脂　胡桃仁　杜仲　大蒜

青娥丸将肾虚疗，杜仲骨脂好胡桃，
配用大蒜四药妙，腰痛膝软不能劳。

甘姜苓术汤又名肾着汤，古人以腰属肾，湿痹在腰而名为肾着。口不渴，小便自利，饮食如故，提示气化摄纳如常，《金匮要略》提到身重、腹重，故邪在肌肉及中焦，未涉及筋骨。方中重用干姜，配伍甘草，温中散寒，通达阳气；茯苓、白术健脾渗湿，行走肌腠，使寒湿之邪温化，腰肌沉重疼痛即可解除。四妙丸由二妙散加味而成。二妙散原名苍术散，由苍术、黄柏各等份组成，最早见于元代危亦林所著《世医得效方》，《丹溪心法》中将其改名为二妙散，仅炮制不同。三妙丸出自《医学正传》，为二妙散加牛膝而成。四妙丸出自《成方便读》，为三妙丸加薏苡仁而成。四妙丸组方立意独特，苍术苦温、燥湿健脾，黄柏苦寒、清热燥湿，同时有坚阴补肾，两味合用，一辛一苦、一温一寒，自有妙义；川牛膝补肝肾、强筋骨、活血、祛风湿，兼引药下行；薏苡仁利湿舒筋，诸药相合，可用于治疗湿热流注之证。身痛逐瘀汤活血逐瘀为主，配合祛风除湿药，“治风先治血，血行风自灭”，对瘀血身痛确有疗效。左归丸和右归丸中均以填精补肾益髓为治，左归丸中龟板胶、川牛膝重在滋养潜镇，右归丸中肉桂、附子、杜仲、当归重在辛温通阳。独活寄生汤重用独活疏风散湿，同时有显著镇痛之效，细辛搜风通络、肉桂祛寒止痛，使药力透达络脉，而独活、细辛深入肾经，善搜伏风，故对久病入络、寒入筋骨有较好疗效，配合桑寄生、牛膝、杜仲、熟地黄补益肝肾、强壮筋骨，以及益气补血活血之品，有助于扶正祛邪。青娥乃年轻女子之别称。由于本方有温补肝肾之功，服后可使肝肾充足，腰痛若失，须发乌黑，筋骨强壮，从而体健年轻，可与青年女子相匹配，故名“青娥丸”，方中杜仲甘温补肝肾、强筋骨，补骨脂苦辛温，补肾壮阳，固精缩尿，胡桃仁甘而微辛涩，补肾固精，而大蒜之强壮补益常被忽视，《随息居饮食谱》谓之“生者辛热，熟者甘温，除寒湿，辟阴邪，下气暖中，消谷化肉，破恶血，攻冷积。治暴泻腹痛，通关格便秘，辟秽解毒，消痞杀虫。外炙痈疽，行水止衄”。

# 第九章

# 疮疡病证

## 第一节　疖

疖是一种生于皮肤浅表的急性化脓性疾患，相当于西医的单个毛囊及其皮脂腺或汗腺的急性化脓性炎症。

| | | |
|---|---|---|
| 实证 | 五味消毒饮 | 清热解毒，用于热毒较重者，煎加酒服 |
| | 清暑汤 | 清暑化湿解毒，用于湿毒较重者 |
| | 仙方活命饮 | 清热解毒，和营活血，用于疖肿不消 |
| 虚证 | 四妙散 | 扶正解毒，用于疖肿散发，此愈彼起 |

## 一、实证

### 实证——焮红肿痛　舌红脉滑有力

**五味消毒饮**（《医宗金鉴》）

清热解毒。热毒内蕴疖肿，伴发热，口渴，溲赤，便秘，舌红，苔黄，脉数。

金银花　野菊花　蒲公英　紫花地丁　紫背天葵子

五味消毒疗诸疔，银花野菊蒲公英，
紫花地丁天葵子，煎加酒服勿看轻。

**清暑汤**（《外科全生集》）

清暑化湿解毒。暑湿蕴结，发于夏秋季节，好发于头面、颈、背、臀部，单个或多个成片，疖肿红、热、胀、痛，抓破流脓水；伴心烦，胸闷，口苦咽干，便秘，溲赤等；舌红，苔黄而腻，脉滑数。

连翘　花粉　赤芍　甘草　车前子　滑石　银花　泽泻　淡竹叶

外科全生清暑汤，银花滑石甘草翘，
车前泽泻利湿毒，淡竹花粉与赤芍。

**仙方活命饮**（《医宗金鉴》）

清热解毒，和营活血。毒邪内蕴，气滞血瘀，疖肿疼痛，舌红，苔黄，脉滑。

白芷　贝母　防风　赤芍　当归尾　甘草

皂角刺　穿山甲　天花粉　乳香　没药　金银花　陈皮

仙方活命君银花，归芍乳没陈皂甲，
防芷贝粉甘酒煎，阳证疮疡内消法。

## 二、虚证

**虚证——疖肿散发　漫肿微红　迁延不愈　脉无力**

**四妙汤**（《医宗说约》）

扶正解毒。正虚毒恋，疖肿散发，此愈彼起，颜色暗红，脓水稀少，常伴低热，乏力肢软，舌质红，苔薄黄，脉细数。

黄芪　当归　银花　甘草

四妙汤异四妙丸，神效托里排脓畅，
黄芪当归补气血，银花甘草解毒疡。

五味消毒饮治疗热毒壅滞于肌肤的疔疮，有很强的清热解毒作用。方中五味主药味苦性寒，故煎后加入黄酒或白酒，热服并覆被取汗，使热毒从肌肤而解，气血同清，利湿消肿；倘若不加酒服，则不仅苦寒伤及脾阳，又有引邪深入可能。疔疮发病，未有不从营气之郁滞，因而血结痰滞蕴崇热毒为患。仙方活命饮通经理气、破血散结、豁痰散毒，加酒煎服，也有通经发散作用。酒虽然是佐使药，但是疗效不可小觑。四妙汤中黄芪补气又托里排脓，当归养血又通经散瘀，生甘草补中又解毒，金银花解毒去脓泻中有补，故谓四妙。

## 第二节 疔

疔是指发病迅速而且危险性较大的急性感染性疾病，多发生在颜面和手足等处。

| 五味消毒饮 | 清热解毒，化湿凉血 |
|---|---|
| 黄连解毒汤 | 泻火解毒，燥湿 |
| 透脓散 | 益气养血，托毒溃脓 |
| 萆薢渗湿汤 | 清热利湿 |
| 犀角地黄汤 | 清营凉血解毒 |
| 人参清神汤 | 益气养阴清热，健脾化湿 |

**五味消毒饮**（《医宗金鉴》）

清热解毒。热毒蕴结，疮形如粟粒，红肿热痛，顶高根深坚硬，伴恶寒发热，舌红，苔黄，脉数。

金银花　野菊花　蒲公英　紫花地丁　紫背天葵子

五味消毒疗诸疔，银花野菊蒲公英，
紫花地丁天葵子，煎加酒服勿看轻。

**黄连解毒汤**（《肘后备急方》）

泻火解毒。火毒炽盛疔肿增大，四周浸润明显，疼痛加剧，出现脓头，伴发热口渴，便秘溲赤，舌红，苔黄，脉数。

黄连　黄芩　黄柏　栀子

黄连解毒汤四味，黄芩黄柏栀子备，
躁狂大热呕不眠，吐衄斑黄均可为。

**透脓散**（《外科正宗》）

托毒溃脓。正虚不能托毒，疔疮内已成脓，外不易溃，漫肿无头，疼痛，口不渴，舌淡苔白，脉细数。

黄芪　山甲　川芎　当归　皂角刺

透脓散治毒成脓，芪归山甲皂刺芎，
程氏又加银蒡芷，更能速奏溃破功。

**萆薢渗湿汤**（《疡科心得集》）

清热利湿。湿热浸淫，皮损渗液流滋，尿短赤，脉滑。

萆薢　薏苡仁　黄柏　赤茯苓　丹皮　泽泻　滑石　通草

萆薢渗湿湿作怪，赤苓薏米水汽败，
丹皮滑石川黄柏，泽泻通草渗透快。

**犀角地黄汤**（《外台秘要》）

清营凉血解毒。毒入营血，寒战高热，气促呃逆，烦躁不安，疔局部高度水肿发亮，迅速成暗紫色，间有血疱，肌肉腐烂，气味恶臭，舌红绛，苔黄而干，脉弦滑数。

犀角（水牛角代替）生地　芍药　丹皮

犀角地黄芍药丹，血热妄行吐衄斑，
蓄血发狂舌质绛，凉血散瘀病可痊。

**人参清神汤**（《外科正宗》）

降火清心，保扶元气。疔疮溃脓后，余毒未尽，五心烦躁，精神恍惚不宁，言语不清。

人参　黄芪　当归　白术　麦门冬　陈皮　茯苓　地骨皮　远志　甘草　柴胡　黄连

人参清神汤术芪，归苓甘草麦冬宜，
柴陈远志黄连等，功效还同地骨皮。

疔疮病位较深，易入营血，治疗以泻火解毒，清营凉血为主，除非有表证不宜外解，同时避免食用辛热及富于营养的发物。五味消毒饮有很强的清热解毒作用，同时有凉血作用。黄连解毒汤中黄芩清上焦热毒，黄连清中焦热毒，黄柏清下焦热毒，栀子清三焦热毒，本方大苦大寒，至刚至直，火毒内盛的患者往往不觉其苦，反觉其快。透脓散中皂角刺辛温散结，拔毒搜风，祛痰排脓；山甲咸寒走窜，活血通络，消肿散结，两者相须为用，黄芪、当归扶正以为后援，托毒溃脓。犀角地黄汤清营凉血解毒，应用于有入营血趋势的患者，本方以大剂咸寒凉血为主，并用清热、散瘀之品，以使热清血宁，同时生地兼有滋阴养血的作用，避免热毒耗伤营血。人参清神汤益气养阴、健脾化痰，适用于疔疮恢复期。

## 第三节 痈

痈是指发生在皮肉之间的急性化脓性疾病。相当于西医的体表浅表脓肿、急性化脓性淋巴结炎。根据部位不同，常见的有颈痈、腋痈、胯腹痈、委中毒。

| | | | |
|---|---|---|---|
| 急性期 | 颈痈 | 牛蒡解肌汤 | 疏风清热解毒，软坚消肿 |
| | | 普济消毒饮 | 清热解毒，化痰消肿 |
| | | 五味消毒饮 | 清热解毒，和营消肿 |
| | 腋痈 | 柴胡清肝汤 | 清肝养血活血，解毒消肿 |
| | 胯腹痈 | 五神汤 | 清热利湿，解毒消肿 |
| | | 萆薢渗湿汤 | 清热利湿，活血消肿 |
| | 委中毒 | 活血散瘀汤 | 活血散瘀消肿 |
| | | 黄连解毒汤 | 泻火解毒 |
| 痈病后期 | | 四君子汤 | 健脾益气化湿 |
| | | 益胃汤 | 益胃养阴，清解余毒 |
| | | 仙方活命饮 | 和营活血，利湿化痰 |
| | | 八珍汤 | 补气养血 |
| | | 阳和汤 | 温阳补血，散寒通凝 |

## 一、急性期

**颈痈——发生在颈部两侧的急性化脓性疾病，相当于西医的颈部急性化脓性淋巴结炎。**

**牛蒡解肌汤**（《疡科心得集》）

疏风清热，解毒消肿。风热痰毒，颈侧或耳下、缺盆处白肿、热、痛，疼痛牵引肩部及上臂，肿块形如鸡卵，活动度差；伴恶寒发热，头痛，咳嗽；舌质淡红，苔黄，脉浮数。

牛蒡子　薄荷　荆芥　连翘　栀子　丹皮　石斛　玄参　夏枯草

牛蒡解肌丹栀翘，荆薄玄斛夏枯草，
疏风清热又散肿，牙痛颈毒俱可消。

**普济消毒饮**（《医方集解》）

清热解毒，化痰消肿。肝胃火毒，颈部白肿（或红肿）、热、痛，肿势散漫，连及前颈、后项或耳下，硬结疼痛；伴高热，口渴欲饮，大便秘结，小便黄赤；舌质红，苔黄腻，脉弦滑数。

黄芩　黄连　陈皮　甘草　玄参　柴胡　桔梗　连翘　板蓝根　马勃　牛蒡子　薄荷　僵蚕　升麻

普济消毒蒡芩连，甘桔蓝根翘勃玄，
升柴陈薄僵蚕入，大头瘟毒服之痊。

**五味消毒饮**（《医宗金鉴》）

清热解毒，和营消肿。热毒蕴积痈证，红肿热痛，皮肤湿烂；伴发热、恶寒、口渴、便秘，尿赤；舌红，苔黄，脉数。

金银花　野菊花　蒲公英　紫花地丁　紫背天葵子

五味消毒疗诸疔，银花野菊蒲公英，
紫花地丁天葵子，煎加酒服勿看轻。

**腋痈——生在腋部的急性化脓性疾病，相当于西医的腋下急性化脓性淋巴结炎。**

**柴胡清肝汤**（《医宗金鉴》）

清肝解郁，解毒消肿。肝郁痰火腋痈，腋窝肿胀、疼痛，上肢活动不利；伴发热，心烦，头痛，口苦咽干，大便秘结，小便黄赤；舌红，苔黄，脉弦滑数。

川芎　当归　白芍　生地黄　柴胡　黄芩　山栀　天花粉　防风　牛蒡子　连翘　甘草

柴胡清肝芎芍归，黄芩栀子连翘随，
防风牛子天花粉，生地甘草功独魁。

**胯腹痈——生在胯腹部的急性化脓性疾病，相当于西医的腹股沟急性淋巴结炎。**

**五神汤**（《洞天奥旨》）

清热利湿，解毒消肿。湿热蕴结，胯腹部结块肿痛，患肢拘急；伴恶寒发热，口干，小便黄赤；舌红，苔黄腻，脉数。

茯苓　车前子　银花　牛膝　紫花地丁

五神汤治疖疮疔，车前牛膝云茯苓，
银花地丁相为配，红肿疼痛湿热病。

**萆薢渗湿汤**（《疡科心得集》）

清热利湿，活血消肿。湿热浸淫，皮损渗液流滋，尿短赤，脉滑。

萆薢　薏苡仁　黄柏　赤茯苓　丹皮　泽泻　滑石　通草

萆薢渗湿湿作怪，赤苓薏米水汽败，
丹皮滑石川黄柏，泽泻通草渗透快。

**委中毒——发生在腘窝部的急性化脓性疾病，相当于西医的腘窝部急性化脓性淋巴结炎。**

**活血散瘀汤**（《外科正宗》）

活血散瘀消肿。委中毒，局部肿痛微硬，屈曲艰难；或男子跌打损伤后瘀血流注肠胃作痛，渐成内痈；舌质淡红，苔黄腻，脉数。

川芎　当归　赤芍　苏木　丹皮　枳壳　瓜蒌仁　桃仁　槟榔　大黄

活血散瘀委中毒，芎芍桃仁积血除，
瓜蒌丹皮归苏木，枳壳槟榔大黄逐。

**黄连解毒汤**（《肘后备急方》）

泻火解毒。湿热火毒，委中毒或脐中肿胀，皮色红，疼痛；伴发热，口干口苦，大便秘结，小便黄赤；舌质红，苔薄黄，脉弦数。

黄连　黄芩　黄柏　栀子

黄连解毒汤四味，黄芩黄柏栀子备，
躁狂大热呕不眠，吐衄斑黄均可为。

颈痈初起风热未解，表证犹存，可予牛蒡解肌汤祛风清热，消肿散结；如热毒较重，可予普济消毒饮；如毒热入里，予五味消毒饮。《本草求真》中有云：“牛蒡味辛且苦，既能降气下行，复能散风除热，是以感受风邪热毒而见面目浮肿，咳嗽痰壅，咽间肿痛，疮疡斑疹，及一切臭毒、痧闭、痘疮紫黑、便闭等症，无不借此表解里清。但性冷滑利，多服则中气有损，且更令表益虚矣。至于脾虚泄泻为尤忌焉。”五神汤重用金银花达三两，以其甘寒芳香，故能消火热之毒，而又不耗气血；紫花地丁助其清热解毒，凉血消肿；茯苓、车前子健脾利湿；牛膝补肝肾、逐瘀通经，五药合用，使湿热清，毒邪祛，经络通，痈肿退，清利下焦湿热而不伤耗气血。萆薢渗湿汤中萆薢性味淡薄，治湿最长，配伍其他利水渗湿药物，适用于下焦水湿病变。活血散瘀汤攻逐瘀结毒火，破气消积，通调血脉，可配合清热解毒药物用于下焦痈病。黄连解毒汤苦寒燥湿，清热解毒，下焦痈证常常热毒夹湿，用本方尤为适宜，但是过于苦寒，不宜久服。

## 二、痈病后期

### 痈病后期——漫肿不溃　或创口经久不敛

**四君子汤**（《鸡峰普济方》）

健脾益气。气虚夹湿，创口经久不敛，脓出臭秽；伴面色萎黄，肢软乏力，纳差，大便溏，舌质淡红，苔薄白，脉细弱。

人参　白术　茯苓　甘草

人参白术茯苓草，益气健脾功效强，
除却半夏名异功，或加香砂气滞使。

**益胃汤**（《温病条辨》）

益胃养阴，清解余毒。热伤胃阴，痈溃后脓出稀薄，疮口有空壳，或内溃脓从咽喉部流出，疮口暗红，疮口难敛；伴低热不退，口干少津，纳谷不香；舌光红，脉细数。

沙参　麦冬　冰糖　生地　玉竹

温病条辨益胃汤，沙参麦地合成方，
玉竹冰糖同煎服，温病需虑把津伤。

**仙方活命饮**（《医宗金鉴》）

和营活血，利湿化痰。湿痰凝滞，漫肿不红，结块坚实，进展缓慢；一般无全身症状；舌质淡红，苔薄白，脉弦缓。

白芷　贝母　防风　赤芍　当归尾　甘草　皂角刺　穿山甲　天花粉　乳香　没药　金银花　陈皮

仙方活命君银花，归芍乳没陈皂甲，
防芷贝粉甘酒煎，阳证疮疡内消法。

**八珍汤**（《瑞竹堂经验方》）

调补气血。气血两虚，溃后腐肉大块脱落，疮口较深，形成空腔，收口缓慢；面色萎黄，神疲乏力，纳谷不香；舌质淡红，苔薄白，脉细弱。

人参　白术　茯苓　当归　川芎　白芍药　熟地黄　甘草

气血双补八珍汤，四君四物合成方，
煎加姜枣调营卫，气血亏虚服之康。

**阳和汤**（《外科证治全生集》）

温阳补血，散寒通滞。痈证漫肿无头，皮色不变，酸痛无热，口中不渴，舌淡苔白，脉沉细或迟细。

熟地　肉桂　麻黄　鹿角胶　白芥子　姜炭　生甘草

阳和汤法解寒凝，贴骨流注鹤膝风，
熟地鹿胶姜炭桂，麻黄白芥甘草从。

仙方活命饮重用金银花清热解毒，当归尾、赤芍、乳香、没药、陈皮行气活血通络、消肿止痛，贝母、花粉清热化痰散结，山甲、皂角刺通行经络，与白芷、防风相配走表外托，透脓溃坚，可使脓成即溃，加酒煎服，有通经发散作用。诸药合用，共奏清热解毒，消肿溃坚，活血止痛之功。阳和汤为治疗阴疽、流注以及诸阴证癥瘕积聚的主方，《外科证治全生集》中有云："夫色之不明而散漫者，乃气血两虚也；患之不痛而平塌者，毒痰凝结也。治之之法，非麻黄不能开其腠理，非肉桂、炮姜不能解其寒凝，此三味虽酷暑不可缺一也。腠理一开，寒凝一解，气血乃行，毒亦随之消矣。"本方重用熟地黄以滋阴补血，填精补髓；鹿角胶补血益精，温肾助阳。熟地黄补阴力强，鹿角胶温阳力宏，二药相伍，是阳中求阴，阴中求阳。肉桂擅长温肾助阳，通利血脉，化气行水，血得此而温和流畅，津得此而气化蒸腾；姜炭温运脾阳即所以温煦肌肉；白芥子祛皮里膜外之痰即所以宣通腠理；麻黄宣通阳气亦即宣通毛窍，如此配伍，从筋骨到血脉，从血脉到肌肉，从肌肉到腠理，从腠理到皮毛，均有温药层层温煦，层层宣通，以化阴凝而布阳和。方中鹿角胶、熟地黄得姜、桂、芥、麻之宣通，则补而不滞；麻、芥、姜、桂得熟地、鹿胶之滋补，则宣发而不伤正，温阳而不偏亢，相辅相成，相得益彰。

## 第四节　有头疽

有头疽是发生在皮肤肌肉间的急性化脓性疾病，其特点是局部初起皮肤上即有粟粒样脓头，焮热红肿疼痛，易向深部及周围发生扩散，脓头亦相继增多，溃烂之后状如蜂窝。本病相当于西医的痈。

| | | |
|---|---|---|
| 实证 | 仙方活命饮 | 清热解毒，化痰消肿，和营托毒 |
| 虚证 | 竹叶黄芪汤 | 清热解毒，兼有滋阴生津作用 |
| | 托里消毒散 | 益气养血，扶正托毒 |

### 一、实证

**实证——肿块红肿热痛　发热　口渴　尿赤　舌红　苔黄　脉数有力**

**仙方活命饮**（《医宗金鉴》）

清热利湿，和营托毒。火毒蕴滞，肿块色红灼热，根脚收束，上有粟粒样脓头，疮面腐烂，流脓黄稠；发热，口渴，便秘，尿赤；舌红，苔黄，脉弦数。

白芷　贝母　防风　赤芍　当归尾　甘草　皂角刺　穿山甲　天花粉　乳香　没药　金银花　陈皮

仙方活命君银花，归芍乳没陈皂甲，
防芷贝粉甘酒煎，阳证疮疡内消法。

## 二、虚证

**虚证——肿块平塌　根脚散漫　疮色紫滞伴少神　纳差　脉数无力**

**竹叶黄芪汤**（《医宗金鉴》）

滋阴生津，清热解毒。阴虚火炽，疮形平塌，根脚散漫，疮色紫滞，疼痛剧烈，脓腐难化，脓水稀少或带血水；全身高热，烦躁口渴，大便秘结，小便短赤；舌质红，苔黄，脉细数。

人参　黄芪　石膏　半夏　麦冬　白芍　川芎　当归　黄芩　生地　甘草　竹叶　生姜　灯心草

竹叶黄芪生地冬，人参石膏半归芎，

芍苓姜甘灯心草，滋阴解毒亦托脓。

**托里消毒散**（《医宗金鉴》）

扶正托毒。气虚毒滞，肿势平塌，根脚散漫，化脓迟缓，皮色赤暗不泽，脓水稀少，腐肉难脱，疮口成空壳，闷胀疼痛；伴畏寒，高热，精神萎靡，面色少华，口渴喜饮，小便频数；舌质淡红，苔白腻，脉数无力。

人参　黄芪　当归　川芎　芍药　白术　茯苓　金银花　白芷　甘草　皂角刺　桔梗

托里消毒补血气，八珍汤中减熟地，
银花白芷好黄芪，桔梗皂刺将刀替。

仙方活命饮重用金银花清热解毒，当归尾、赤芍、乳香、没药、陈皮行气活血通络、消肿止痛，贝母、花粉清热化痰散结，山甲、皂角刺通行经络，与白芷、防风相配走表外托，透脓溃坚，可使脓成即溃，加酒煎服，有通经发散作用。诸药合用，共奏清热解毒，消肿溃坚，活血止痛之功。竹叶黄芪汤由白虎汤、白虎加人参汤、竹叶石膏汤、四君子汤、四物汤合方而来，方中既有经方，亦有时方，既可疗外，亦可治内，诸法相合，共组一方。是方既有滋阴清热之品，又有凉血清营之力、健脾益气养血之功，加半夏用之燥以制诸药之凉而化水气。托法是外科消、托、补三大内治法之一，在外科疾病的治疗中占有不可替代的重要地位。托里消毒散以八珍汤中减熟地加入黄芪，大补气血，配合白芷、桔梗升提外散、托邪外出，皂角针透脓溃坚以利于外托，金银花、甘草清热解毒，同时佐治热药。

## 第五节　无头疽

无头疽是多种发生在骨骼与关节间的化脓性疾病的统称。其特点是漫肿色白，疼痛彻骨，难消，难溃，难敛，并能形成瘘管。相当于西医的化脓性骨髓炎、化脓性关节炎。

| | | |
|---|---|---|
| 实证 | 仙方活命饮 | 清热解毒，化痰消肿，和营托毒 |
| | 黄连解毒汤 | 长于清热解毒利湿 |
| | 五神汤 | 清热解毒，长于利湿消肿 |
| 虚证 | 托里消毒散 | 调补气血，化湿解毒，用于气血已虚，邪气尚盛 |
| | 补阳还五汤 | 补气通络，用于以气虚为主的病证 |
| | 阳和汤 | 温阳补血，散寒通凝，用于阴疽或阳虚为主的病证 |

## 一、实证

### 实证——疼痛明显　高热　脉滑数　患肢胖肿红赤

**仙方活命饮**（《医宗金鉴》）

清热解毒，化瘀通络。湿热邪滞起病急骤，患肢疼痛彻骨，胖肿骨胀，皮肤微红微热，按之灼热；寒战高热，头痛纳差，口干，溲赤；舌红，苔黄腻，脉滑数。

白芷　贝母　防风　赤芍　当归尾　甘草　皂角刺　穿山甲　天花粉　乳香　没药　金银花　陈皮

仙方活命君银花，归芍乳没陈皂甲，
防芷贝粉甘酒煎，阳证疮疡内消法。

**黄连解毒汤**（《肘后备急方》）

清热解毒燥湿。热毒炽盛痈疽、疮疡，高热持续不退，患肢胖肿红赤，剧痛，皮肤焮红灼热，并有波动感，舌红，苔黄，脉洪数。

黄连　黄芩　黄柏　栀子

黄连解毒柏栀芩，三焦火盛是主因，
火热烦狂兼谵妄，吐衄发斑皆可平。

**五神汤**（《洞天奥旨》）

清热利湿，解毒消肿。热毒之邪蕴结于骨骼，胖肿红赤，剧痛，皮肤焮红灼热，并有波动感，屈伸不利；伴恶寒，发热，头痛，口渴，大便秘结；舌红，苔黄，脉洪数。

茯苓　车前子　银花　牛膝　紫花地丁

五神汤治疖疮疔，车前牛膝云茯苓，
银花地丁相为配，红肿疼痛湿热病。

仙方活命饮重用金银花清热解毒，当归尾、赤芍、乳香、没药、陈皮行气活血通络，配合贝母、花粉清热化痰散结、消肿止痛，未成之脓以求消散，山甲、皂角刺通行经络，与白芷、防风相配走表外托，透脓溃坚，可使脓成即溃，加酒煎服，有通经发散作用。诸药合用，共奏清热解毒，消肿溃坚，活血止痛之功。黄连解毒汤清三焦热毒，大苦大寒，至刚至直。五神汤重用金银花达三两约合现代剂量90g，以其甘寒芳香，故能消火热之毒，而又不耗气血；紫花地丁助其清热解毒，凉血消肿；茯苓、车前子健脾利湿；牛膝补肝肾、逐瘀通经，五药合用，使湿热清，毒邪祛，经络通，痈肿退，清利下焦湿热而不伤耗气血。

## 二、虚证

**虚证——疮口不愈　流脓稀薄　神疲乏力　脉沉细**

**托里消毒散**（《医宗金鉴》）

调补气血，解毒化湿。无头疽，脓毒蚀骨溃后成漏，脓水淋漓不尽，久不收口，或时发时愈，患肢肌肉萎缩，可摸到粗大的骨骼，以探针检查常可触及粗糙死骨；伴神疲乏力，面色㿠白，头晕心悸，低热；舌质淡红，苔薄白，脉濡细。

人参　黄芪　当归　川芎　芍药　白术　茯苓　金银花　白芷　甘草　皂角刺　桔梗

托里消毒补血气，八珍汤中减熟地，
银花白芷好黄芪，桔梗皂刺将刀替。

**补阳还五汤**（《医林改错》）

补气活血通络。无头疽后期，气虚血滞，全身热病症状已解除，关节疼痛，屈伸不利，或挛缩畸形，或僵硬不能活动，疮口流脓稀薄，久不愈合；伴神疲乏力，纳差；舌质暗淡，苔白，脉沉细。

黄芪　当归尾　赤芍　地龙　川芎　红花　桃仁

补阳还五芪归芎，桃红赤芍加地龙，
半身不遂中风证，益气活血经络通。

**阳和汤**（《外科证治全生集》）

温阳补血，散寒通滞。阴疽，漫肿无头，皮色不变，酸痛无热，口中不渴，舌淡苔白，脉沉细或迟细。

熟地　肉桂　麻黄　鹿角胶　白芥子　姜炭　生甘草

阳和汤法解寒凝，贴骨流注鹤膝风，
熟地鹿胶姜炭桂，麻黄白芥甘草从。

托里消毒散以八珍汤中减熟地加入黄芪，大补气血，配合白芷、桔梗升提外散、托邪外出，皂角针透脓溃坚以利于外托，金银花、甘草清热解毒，同时佐治热药。补阳还五汤重用黄芪补气恢复阳气，与活血化瘀药配伍，补气活血通络止痛。生黄芪的用量宜重，效果不明显时可逐渐加量，并宜先下久煎，其他活血化瘀药物后下，一是有效成分析出充分，二是减少"上火"的反应。阳和汤为治疗阴疽、流注以及诸阴证癥瘕积聚的主方，《外科证治全生集》中有云："夫色之不明而散漫者，乃气血两虚也；患之不痛而平塌者，毒痰凝结也。治之之法，非麻黄不能开其腠理，非肉桂、炮姜不能解其寒凝，此三味虽酷暑不可缺一也。腠理一开，寒凝一解，气血乃行，毒亦随之消矣。"本方重用熟地黄以滋阴补血，填精补髓；鹿角胶补血益精，温肾助阳。熟地黄补阴力强，鹿角胶温阳力宏，二药相伍，是阳中求阴，阴中求阳。肉桂擅长温肾助阳，通利血脉，化气行水，血得此而温和流畅，津得此而气化蒸腾；姜炭温运脾阳即所以温煦肌肉；白芥子祛皮里膜外之痰即所以宣通腠理；麻黄宣通阳气亦即宣通毛窍，如此配伍，从筋骨到血脉，从血脉到肌肉，从肌肉到腠理，从腠理到皮毛，均有温药层层温煦，层层宣通，以化阴凝而布阳和。方中鹿角胶、熟地黄得姜、桂、芥、麻之宣通，则补而不滞；麻、芥、姜、桂得熟地、鹿胶之滋补，则宣发而不伤正，温阳而不偏亢，相辅相成，相得益彰。

## 第六节　丹毒

丹毒是以患部突然皮肤鲜红成片，色如涂丹，灼热肿胀，迅速蔓延为主要表现的急性感染性疾病。本病相当于西医的急性网状淋巴管炎。

| | |
|---|---|
| 普济消毒饮 | 疏风清热解毒，治疗风热毒蕴发于头面部 |
| 升降散 | 散风清热泻火，治疗风热毒蕴发于头面部 |
| 五神汤 | 清热利湿解毒，治疗湿热毒蕴发于下肢 |
| 萆薢渗湿汤 | 清热利湿，用于下肢湿毒证 |
| 四妙勇安汤 | 清热解毒，活血止痛，用于下肢热毒证 |

续表

| | |
|---|---|
| 犀角地黄汤 | 长于清营凉血，治疗火毒入于营血 |
| 黄连解毒汤 | 长于泻火解毒 |

**普济消毒饮**（《医方集解》）

疏风清热解毒。风热毒蕴发于头面部，皮肤焮红灼热，肿胀疼痛，甚至发生水疱，眼胞肿胀难睁；伴恶寒发热，头痛；舌红，苔薄黄，脉浮数。

黄芩　黄连　陈皮　甘草　玄参　柴胡　桔梗　连翘　板蓝根　马勃　牛蒡子　薄荷　僵蚕　升麻

普济消毒蒡芩连，甘桔蓝根翘勃玄，
升柴陈薄僵蚕入，大头瘟毒服之痊。

**升降散**（《伤寒温疫条辨》）

升清降浊，散风清热。丹毒热毒内盛，头面肿大，皮肤焮红，甚则发斑出血，咽喉肿痛，胸膈满闷，舌红，苔黄，脉浮数。

白僵蚕　全蝉蜕　姜黄　川大黄　米酒　蜂蜜

升降散用蝉僵蚕，姜黄大黄也开煎，
表里三焦大热症，寒温条辨用之先。

**五神汤**（《洞天奥旨》）

清热利湿解毒。湿热毒蕴发于下肢，局部红赤肿胀，灼热疼痛，或见水疱、紫斑，甚至结毒化脓或皮肤坏死；可伴轻度发热，胃纳不香；舌红，苔黄腻，脉滑数。

茯苓　车前子　银花　牛膝　紫花地丁

五神汤治疖疮疔，车前牛膝云茯苓，
银花地丁相为配，红肿疼痛湿热病。

**萆薢渗湿汤**（《疡科心得集》）

清热利湿。湿热毒蕴发于下肢，局部红赤肿胀，灼热疼痛，或见水疱、紫斑，甚至结毒化脓或皮肤坏死；可伴轻度发热，胃纳不香；舌红，苔黄腻，脉滑数。反复发作，可形成象皮腿。

萆薢　薏苡仁　黄柏　赤茯苓　丹皮　泽泻　滑石　通草

萆薢渗湿湿作怪，赤苓薏米水汽败，
丹皮滑石川黄柏，泽泻通草渗透快。

**四妙勇安汤**（《验方新编》）

清热解毒，活血止痛。热毒炽盛，下肢局部红赤肿胀、灼热疼痛，可伴发热口渴，纳差；舌红，苔黄腻，脉滑数。

金银花　玄参　当归　甘草

四妙勇安金银花，玄参当归甘草加，
清热解毒兼活血，热毒脱疽效堪夸。

**犀角地黄汤**（《外台秘要》）

清营凉血解毒。胎火蕴毒发生于新生儿，

多见于臀部，局部红肿灼热，常呈游走性，或伴壮热烦躁，甚则神昏谵语、恶心呕吐。

犀角（水牛角代替） 生地 芍药 丹皮

犀角地黄芍药丹，血热妄行吐衄斑，

蓄血发狂舌质绛，凉血散瘀病可痊。

**黄连解毒汤**（《肘后备急方》）

泻火解毒。胎火蕴毒发生于新生儿，多见于臀部，局部红肿灼热，常呈游走性；或伴壮热烦躁，甚则神昏谵语，恶心呕吐，甚则疔肿增大，四周浸润明显，疼痛加剧，出现脓头；伴发热口渴，便秘溲赤；舌红，苔黄，脉数。

黄连 黄芩 黄柏 栀子

黄连解毒柏栀芩，三焦火盛是主因，

火热烦狂兼谵妄，吐衄发斑皆可平。

普济消毒饮治疗热毒壅结上焦，既清气分又清营分热邪，重用苦寒清热泻火，祛上焦热毒，大剂辛凉疏散头面风热，利咽解毒，升麻、柴胡疏散风热，并引诸药上达头面，且寓“火郁发之”之意。升降散中僵蚕味辛苦气薄，喜燥恶湿，得天地清化之气，轻浮而升阳中之阳，故能胜风除湿，清热解郁，从治膀胱相火，引清气上朝于口，散逆浊结滞之痰也；蝉蜕气寒无毒，味咸且甘，为清虚之品，能祛风而胜湿，涤热而解毒。本方取僵蚕、蝉蜕，升阳中之清阳；配伍姜黄、大黄，降阴中之浊阴，一升一降，内外通和。方中米酒外达毛孔，内通脏腑经络，驱逐邪气，无处不到；蜂蜜清热润燥，解毒兼有补益之功。五神汤最早见于《洞天奥旨》,《外科真诠》亦有论述，本方重用金银花达三两约合现代剂量90g，以其甘寒芳香，故能消火热之毒，而又不耗气血；紫花地丁助其清热解毒，凉血消肿；茯苓、车前子健脾利湿，牛膝补肝肾、逐瘀通经，五药合用，使湿热清，毒邪祛，经络通，清利下焦湿热而不伤耗气血。萆薢渗湿汤中萆薢性味淡薄，最善治湿，黄柏清热燥湿、泻火解毒，配伍其他利水渗湿药物，故适用于下焦湿重于热病变。四妙勇安汤以大剂凉血解毒之品直折其势，发挥其清热解毒、活血通脉之功，既能解毒又能止痛，由于本病常深入营血，血分之药必不可少。犀角地黄汤既能清营凉血解毒，又有散瘀之功，凉血解毒而又不留瘀。黄连解毒汤大苦大寒，至刚至直，对于火毒内盛的患者尤为合适，正气不足者慎用。

## 第七节　瘰疬

瘰疬是好发于颈部淋巴结的慢性感染性疾病，因其结核累累如贯珠之状，故名瘰疬。相当于西医的颈部淋巴结结核。

| 逍遥散 | 疏肝理气，化痰散结 |
|---|---|
| 二陈汤 | 燥湿化痰散结 |
| 清骨散 | 长于清虚热、退骨蒸 |
| 消瘰丸 | 化痰软坚散结，用于消散瘰疬 |
| 香贝养营汤 | 益气养血，用于瘰疬溃后不收 |

**逍遥散**（《太平惠民和剂局方》）

疏肝理气，化痰散结。气滞痰凝瘰疬，结块肿大如豆粒，一个或数个不等，皮色不变，按之坚实，推之能动，不热不痛，无明显全身症状，苔腻，脉弦滑。

炙甘草　当归　茯苓　芍药　白术　柴胡　薄荷　煨姜

逍遥散用归芍柴，苓术甘草姜薄偕，
疏肝养血兼理脾，丹栀加入热能排。

**二陈汤**（《太平惠民和剂局方》）

燥湿化痰散结。气滞痰凝瘰疬，结块肿大如豆粒，一个或数个不等，皮色不变，按之坚实，推之能动，不热不痛；无明显全身症状；苔腻，脉弦滑。

半夏　橘红　白茯苓　炙甘草　生姜　乌梅

二陈汤用陈半夏，茯苓甘草臣药加，
理气和中燥湿痰，生姜乌梅不能差。

**清骨散**（《证治准绳》）

清虚热，退骨蒸。阴虚火旺，瘰疬粘连，

骨蒸劳热，形体消瘦，唇红颧赤，困倦盗汗，或口渴心烦，舌红少苔，脉细数。

银柴胡　胡黄连　秦艽　鳖甲　地骨皮　青蒿　知母　甘草

清骨散君银柴胡，胡连秦艽鳖甲辅，
地骨青蒿知母草，骨蒸劳热一并除。

**消瘰丸**（《医学衷中参西录》）

清润化痰，软坚散结。瘰疬早期，局部肿胀疼痛，低热或不热，舌暗红苔白腻，脉细滑。

牡蛎　生黄芪　三棱　莪术　血竭　乳香　没药　龙胆草　玄参　浙贝母

消瘰龙胆贝蛎和，玄芪乳没竭棱莪，
瘰疬疼痛在颈项，豁痰散结效力多。

**香贝养营汤**（《医宗金鉴》）

益气养血。气血两虚，溃后或经切开后脓出清稀，淋漓不尽，或夹败絮样物，创面灰白，形成窦道，不易收口；兼见面色苍白，头晕，精神疲乏，胃纳不香；舌质淡红，苔薄，脉细弱。

白术　人参　茯苓　陈皮　熟地黄　川芎　当归　贝母　香附　白芍　桔梗　甘草　生姜　大枣

八珍姜枣气血补，陈皮桔梗贝香附，
瘰疬乳岩与石疽，养营化痰病自除。

逍遥散疏肝理气，健脾和中，调和肝脾。方中薄荷小剂量使用辛香理气，兼清郁热，有解郁兴奋作用。整方疏柔并重，体用兼顾，气血同治，肝脾同调，与二陈汤合用，尤适于气滞痰凝于胆经的瘰疬。阴虚火旺证，治宜滋阴降火，可用清骨散加减，清透伏热、滋养阴液。消瘰丸以牡蛎软坚散结，生黄芪、三棱、莪术为张锡纯经验药对，既能健脾以化痰湿，又能益气消坚，血竭、乳香、没药活血化瘀、消肿散结，玄参、浙贝母清润化痰，龙胆草引诸药入肝胆经，清热解毒，并能苦降给邪气下行之出路。气血两虚证，治宜益气养血，方用香贝养荣汤加减。

# 第十章

# 乳房病证

## 第一节　乳核

乳核是以乳中结核，表面光滑，边界清楚，推之能移，不痛，与月经周期无关为主要表现的肿瘤性疾病。好发于20 ~ 25岁的青年妇女。相当于西医的乳腺纤维腺瘤。

| | |
|---|---|
| 逍遥散 | 疏肝健脾，理气散结，用于肝郁脾虚证 |
| 复元活血汤 | 祛瘀通络，消肿散结，有较强的消肿散结作用 |
| 血府逐瘀汤 | 活血化瘀，有较强的疏肝理气作用 |

**逍遥散**（《太平惠民和剂局方》）

疏肝理气散结。肝郁痰凝，乳房肿块形似丸卵，质地坚实，皮色不变，表面光滑，推之活动，压之不痛；可伴有乳房不适，烦闷急躁，或月经不调；舌淡红，苔薄白，脉弦。

炙甘草　当归　茯苓　芍药　白术　柴胡　薄荷　煨姜

逍遥散用当归芍，苓术姜薄加柴草，
肝郁血虚脾气弱，调和肝脾功效卓。

**复元活血汤**（《医学发明》）

祛瘀通络，消肿散结。乳房肿块，质地坚实，胁肋刺痛，舌质紫暗，脉象沉涩。

柴胡　天花粉　当归　红花　甘草　穿山甲　大黄　桃仁

复元活血有柴胡，花粉归草与甲珠，
桃仁红花大黄配，跌打损伤正宜服。

**血府逐瘀汤**（《医林改错》）

活血化瘀，疏肝理气。气滞血瘀，胸胁疼痛，乳房不适，可触及包块，压痛不著，烦闷急躁，或月经不调，唇暗或两目暗黑，舌质暗红，或舌有瘀斑、瘀点，脉涩或弦紧。

当归　生地　桃仁　红花　枳壳　赤芍　柴胡　甘草　桔梗　川芎　牛膝

血府当归生地桃，红花甘草壳赤芍，
柴胡芎桔牛膝等，血化下行不作劳。

逍遥散疏肝理气，健脾和中，调和肝脾。方中薄荷小剂量使用辛香理气，兼清郁热，有解郁兴奋作用，整方疏柔并重，体用兼顾，气血同治，肝脾同调。复元活血汤养血疏肝、破瘀攻下，用于正气不虚患者，天花粉有软坚散结、清热消肿作用，原方加酒煎服，乃增强活血通络之意，瘀血去新血生故名复元，经期避免使用。血府逐瘀汤由四逆散与桃红四物汤合方加减而来，疏肝理气、活血化瘀，适用于乳核气滞血瘀证。

## 第二节　乳癖

乳癖是以乳房有形状大小不一的肿块，疼痛，与月经周期相关为主要表现的乳腺组织的良性增生性疾病。本病有一定的癌变危险。相当于西医的乳腺增生病。

| 逍遥蒌贝散 | 以化痰散结见长，兼疏肝解郁 |
|---|---|
| 加味二仙汤 | 调补冲任，温通气血 |
| 桂枝茯苓丸 | 通脉祛瘀 |
| 延胡索散 | 长于温经通络止痛 |

**逍遥蒌贝散**（验方）

疏肝解郁，化痰散结。肝郁痰凝，乳房胀痛或刺痛，乳房肿块随喜怒消长；伴胸闷胁胀，善郁易怒，失眠多梦；舌质淡红，苔薄白，脉弦或细涩。

柴胡　当归　白芍　茯苓　白术　瓜蒌

贝母　半夏　南星　生牡蛎　山慈姑

术苓芍归蒌贝母，柴牡星夏山慈姑，
瘰疬乳癖乳癌初，疏肝化痰水煎服。

**加味二仙汤**（验方）

调摄冲任。冲任失调，乳房肿块或胀痛，经前加重，经后缓减；伴腰酸乏力，神疲倦怠，头晕，月经先后失调，量少色淡，甚或经闭；舌淡，苔白，脉沉细。

仙茅　仙灵脾　当归　知母　巴戟天　黄柏　枸杞子　五味子　菟丝子　覆盆子

加味二仙调冲任，知柏戟归枸覆盆，
仙茅灵脾菟五味，培元固精阴阳稳。

**桂枝茯苓丸**（《金匮要略》）

通脉祛瘀。瘀阻冲脉，乳房胀痛或刺痛，乳房肿块，舌紫暗或有瘀点，脉涩或弦涩有力。

桂枝　茯苓　牡丹皮　芍药　桃仁

金匮桂枝茯苓丸，桃仁芍药和牡丹，
等分为末蜜丸服，缓消癥块胎可安。

**延胡索散**（《济生方》）

行气活血，温经止痛。气滞血瘀，乳房胀痛或刺痛，伴胸闷胁胀，善郁易怒，舌质淡红，脉弦。

延胡索　当归　乳香　没药　木香　赤芍　甘草　姜黄　蒲黄　肉桂　生姜

延胡散治七情伤，血气刺痛服之良，
归芍乳没草姜桂，木香蒲黄与姜黄。

逍遥蒌贝散疏肝解郁，健脾和中，调和肝脾，加入瓜蒌、贝母清润化痰，半夏、南星燥湿化痰，生牡蛎、山慈姑消痰散结，全方行、润、消、散，经络通乳癖消。加味二仙汤温阳滋阴，补精养血，清热坚阴，调摄冲任，冲气平任脉通。桂枝茯苓丸以桂枝温通血脉，佐丹皮、芍药以凉血散瘀，寒温并用，则无耗伤阴血之弊，桃仁攻下逐瘀为通因通用之法，更加入白蜜为丸，缓和攻逐之性。

## 第三节 乳疬

乳疬是以男性、儿童乳晕部发生扁圆形肿块，触之疼痛为主要表现的乳房异常发育症。肝脏功能损害严重、睾丸疾病的患者，亦易并发本病。

| 逍遥散 | 疏肝健脾，理气散结 |
| --- | --- |
| 右归丸 | 温阳化气 |

**逍遥散**（《太平惠民和剂局方》）

疏肝理气散结。肝气郁结，乳晕肿块胀

痛，触之疼痛，急躁易怒，胸闷胀痛，舌质偏红，舌苔薄白，脉弦。

炙甘草　当归　茯苓　芍药　白术　柴胡　薄荷　煨姜

逍遥散用当归芍，苓术姜薄加柴草，
肝郁血虚脾气弱，调和肝脾功效卓。

**右归丸**（《景岳全书》）

温阳化痰。肾阳虚，乳房肥大，乳中结核，乳房微痛，伴面色㿠白，腰腿酸软，精神不振，形寒肢冷，舌质淡，苔白，脉沉弱。

熟地黄　附子　肉桂　山药　山茱萸　菟丝子　鹿角胶　枸杞子　当归　杜仲

右归丸中地附桂，山药茱萸菟丝归，
杜仲鹿胶枸杞子，益火之源此方魁。

逍遥散疏肝理气，健脾和中，方中薄荷小剂量使用辛香理气，兼清郁热，有解郁兴奋作用。整方疏柔并重，体用兼顾，气血同治，肝脾同调。右归丸甘温味厚，填精补肾品加入肉桂、附子等辛温之品，温肾壮阳，加强气化作用，气血津液归于正化则痰湿乳疬自除。

## 第四节　乳岩

乳岩是以乳房部肿块，质地坚硬，高低不平，病久肿块溃烂，疼痛日增为主要表现的肿瘤性疾病。相当于西医的乳腺癌。

| 阳和汤 | 温阳补血，长于通阳散寒 |
|---|---|
| 神效瓜蒌散 | 长于化痰活血散结 |
| 小金丹 | 以毒攻毒，消癥散结，解毒消肿 |
| 犀黄丸 | 清热解毒，化痰活血散结 |
| 化圣通滞汤 | 清热解毒，消癥散结 |
| 开郁散 | 养血健脾，理气散结 |
| 化岩汤 | 大补气血，解毒消肿 |
| 归脾汤 | 调补气血 |

**阳和汤**（《外科证治全生集》）

温阳补血，散寒通滞。乳岩，肿块坚硬，皮色不变，疼痛不著，口中不渴，舌淡苔白，脉沉细或迟细。

熟地　肉桂　麻黄　鹿角胶　白芥子　姜炭　生甘草

阳和汤法解寒凝，贴骨流注鹤膝风，
熟地鹿胶姜炭桂，麻黄白芥甘草从。

**神效瓜蒌散**（《外科大成》）

疏肝解郁，化痰散结。肝郁气滞，乳房肿

块，皮色不变，质地坚硬，边界不清；伴性情急躁，胸闷胁胀；舌暗，苔薄，脉弦。

瓜蒌　甘草　当归　乳香　没药

神效瓜蒌散当归，乳香没药加甘草，
黄酒两碗煎温服，和营化痰散结消。

**小金丹**（《外科证治全生集》）

化痰除湿，祛瘀通络。寒湿痰瘀，乳房肿块坚硬，肤色不变，肿硬作痛。

白胶香　草乌　五灵脂　地龙　木鳖　没药　当归身　乳香　麝香　墨炭

小金丹用麝草乌，灵脂胶香与没乳，
木鳖地龙归墨炭，诸疮肿痛最宜服。

**犀黄丸**（《外科全生集》）

清热解毒，化痰散结，活血消肿，祛瘀止痛。乳房肿块坚硬，红肿疼痛，或有脓性分泌物，口干，舌红苔黄腻，脉滑。

牛黄　乳香　没药　麝香　黄米饭　陈酒

犀黄丸内用麝香，乳香没药与牛黄，
米饭和丸酒送服，痈毒消散保安康。

**化圣通滞汤**（《石室秘录》）

清热解毒，通络消肿。乳房肿块肿胀疼痛，质地坚硬，或已溃烂，脓血污秽恶臭，低热，舌暗红，苔黄，脉弦滑。

金银花　蒲公英　天花粉　白芥子　附子

白芍　通草　木通　炒栀子　茯苓

化圣通滞蒲公英，银花粉芥栀茯苓，

附子白芍木通草，解毒消肿乳疾平。

**开郁散**（《外科秘录》）

理气散结。冲任失调，乳房肿块坚硬，伴月经不调，舌质淡红，苔薄白，脉沉细。

白芍　当归　白芥子　柴胡　炙甘草　全蝎　白术　茯苓　郁金　香附　天葵草

开郁散中郁金开，乳癖乳痨并乳癌，

白芥天葵全蝎待，香附逍遥薄荷裁。

**化岩汤**（《辨证录》）

解毒扶正。毒蕴溃烂癌肿破溃，血水淋漓，臭秽不堪，色紫剧痛；伴饮食不佳，身体渐瘦；苔薄黄，脉弦数。

人参　黄芪　忍冬藤　当归　白术　茜根　白芥子　茯苓

化岩汤用归芪参，白芥忍冬茜草根，

茯苓白术健脾胃，因虚致岩此方任。

**归脾汤**（《正体类要》）

调补气血。乳癌晚期，气血虚弱，破溃外翻如菜花，不断渗流血水，疼痛难忍，伴面色苍白，动则气短，身体瘦弱，饮食不思，舌淡红，脉沉细无力。

白术　人参　黄芪　当归　甘草　茯苓

远志　酸枣仁　木香　龙眼肉　生姜　大枣

归脾汤用术参芪，归草茯苓远志随，

酸枣木香龙眼肉，煎加姜枣益心脾。

乳岩早期，症状隐匿，隐者阴也，阳和汤为治疗阴疽、流注以及诸阴证癥瘕积聚的主方，《外科证治全生集》中有云：“夫色之不明而散漫者，乃气血两虚也；患之不痛而平塌者，毒痰凝结也。治之之法，非麻黄不能开其腠理，非肉桂、炮姜不能解其寒凝，此三味虽酷暑不可缺一也。腠理一开，寒凝一解，气血乃行，毒亦随之消矣。”本方重用熟地黄以滋阴补血，填精补髓；鹿角胶补血益精，温肾助阳。熟地黄补阴力强，鹿角胶温阳力宏，二药相伍，是阳中求阴，阴中求阳。肉桂擅长温肾助阳，通利血脉，化气行水，血得此而温和流畅，津得此而气化蒸腾；姜炭温运脾阳即所以温煦肌肉；白芥子祛皮里膜外之痰即所以宣通腠理；麻黄宣通阳气亦即宣通毛窍，如此配伍，从筋骨到血脉，从血脉到肌肉，从肌肉到腠理，从腠理到皮毛，均有温药层层温煦，层层宣通，以化阴凝而布阳和。方中鹿角胶、熟地黄得姜、桂、芥、麻之宣通，则补而不滞；麻、芥、姜、桂得熟地、鹿胶之滋补，则宣发而不伤正，温阳而不偏亢，相辅相成，相得益彰。神效瓜蒌散方中瓜蒌理气化痰、散结消痈、清热解毒，当归补血活血，生甘草清热解毒，调和诸药，乳香、没药活血行气止痛，诸药共奏理气化痰、活血止痛之功。小金丹以有毒的草乌、木鳖一热一凉，化痰散结，以毒攻毒；乳香、没药、白胶香活血通络，消肿止痛，消癥散结，敛肌生疮；麝香走窜，能通诸窍之不利，开经络之壅遏，解毒消肿；归身、五灵脂、地龙活血化瘀；墨炭又名乌金，止血行瘀消肿。诸药共为细末，以糯米煮稠糊，后将诸药末混入搅拌，捣捶作丸如黄豆大，晒干，为乌金色，故名小金丹。每日取药一粒，研碎，浸化在一小杯酒中，1 ~ 2 小时后陈酒送下，欲醉为好，其后盖被睡卧，以求汗出。病重而久者，可早晚各用一粒。其病在身体上部者易晚睡前用之，其病在体下部者易空腹用之。犀黄丸主治诸症，多由火郁、痰瘀、热毒壅滞而成，牛黄别名西黄、犀黄，清热解毒，化痰散结；麝香行气散瘀通络，消痈疽肿毒；乳香、没药活血祛瘀，消肿定痛；黄米饭调养胃气，以防诸药寒凉碍胃；以酒送服，是用其活血行血以加速药效。化圣通滞汤以金银花、蒲公英与栀子直入阳明之经，清热解毒；配伍天花粉软坚散结，清痰通滞；附子、白芥子辛温通阳，破坚消肿，并反佐苦寒；通草、木通通络化湿；芍药酸寒养阴止痛。本方原为治疗乳房壅肿，但全方辛开苦降、寒温并用，有消癥散结之功。开郁散以逍遥散疏肝理气健脾，加入香附、郁金加强理气活血作用，并配伍白芥子、全蝎通络化痰散结，天葵草清热解毒，治疗乳房疾病亦可用天葵子代替。化岩汤大补其气血，以生其精，用于乳岩误用解毒之剂，伤及气血，方中茜草根、白芥子均有强壮作用。归脾汤常用于乳癌晚期的扶正辅助治疗。

本病一旦确诊，而又未发现远处广泛转移者，均宜首选乳癌根治术，术后应配合化学疗法、放射治疗和激素治疗。有手术禁忌证，或已远处广泛转移，不适宜手术治疗者可采用中药治疗。

# 第十一章

# 妇科病证

## 第一节　带下病

带下病是指带下的量明显增多，色、质、气味发生异常。相当于西医学的阴道炎、子宫颈炎、盆腔炎、妇科肿瘤等疾病引起的带下增多。

| | | |
|---|---|---|
| 虚证 | 完带汤 | 健脾益气，升阳除湿，从脾入手 |
| | 内补丸 | 温肾培元，固涩止带，从肾入手 |
| | 固精丸 | 补脾肾，固经止带，从肾精入手 |
| | 薏苡附子败酱散 | 温阳解毒，清热利湿 |
| | 当归芍药散 | 调肝养血，健脾利湿 |
| | 愈带丸 | 养血温经，化湿固冲止带 |
| | 清带汤 | 健脾收敛固涩止带 |
| | 水陆二仙丹 | 补肾收敛固摄止带 |
| | 易黄汤 | 健脾补肾，清热除湿止带 |
| | 知柏地黄丸 | 滋阴益肾，清热祛湿 |

| 实证 | 止带方 | 清热利湿止带 |
|---|---|---|
| | 龙胆泻肝汤 | 清利肝胆湿热，兼有养血之功 |
| | 萆薢渗湿汤 | 清热利湿，有健脾作用 |
| | 五味消毒饮 | 清热解毒除湿 |
| | 二黄三白散 | 清热利湿，能清血分湿热 |

## 一、虚证

**虚证——带下量多色白或淡黄　质清稀无臭气**

**完带汤**（《傅青主女科》）

健脾益气，升阳除湿。脾虚，带下量多，色白或淡黄，质稀薄，无臭气，神疲倦怠，四肢不温，纳少便溏，舌质淡，苔白腻，脉缓弱。

白术　山药　人参　白芍　苍术　甘草　陈皮　黑芥穗　柴胡　车前子

完带汤中二术陈，车前甘草和人参，
柴芍怀山黑芥穗，化湿止带此方金。

**内补丸**（《女科切要》）

温肾培元，固涩止带。肾阳不足，妇女带下清冷，量多质稀，小腹冷，夜尿多，腰酸便溏，舌淡脉沉细。

鹿茸　菟丝子　潼蒺藜　黄芪　白蒺藜　紫菀茸　肉桂　桑螵蛸　肉苁蓉　制附子

鹿茸菟丝内补丸，芪桂苁蓉附紫菀，
潼白蒺藜桑螵蛸，温肾培元止带专。

**固精丸**（《济阴纲目》）

补脾肾，固经止带。精关不固，精液下滑，带下如崩，量多质稀，神疲倦怠，腰膝酸软，舌淡苔白，脉细弱。

牡蛎　桑螵蛸　龙骨　白石脂　白茯苓　五味子　菟丝子　韭子

济阴纲目固精丸，五味菟丝韭子全，
茯苓龙牡桑螵蛸，石脂涩精敛真元。

**薏苡附子败酱散**（《金匮要略》）

健脾温阳，利湿解毒。湿毒内蕴，脾肾不足，带下量多，质稀，无臭气，神疲倦怠，舌淡红，苔白腻，脉缓弱。

薏苡仁　附子　败酱草

薏苡附子败酱散，十分二分五分判，
肠痈脓成排解完，腹皮虽急按之软。

**当归芍药散**（《金匮要略》）

调肝养血，健脾利湿。肝郁脾虚，气滞湿阻，带下量多，质稀，下腹坠胀，时痛时止，喜按，舌苔薄腻，脉弦细。

当归　芍药　茯苓　白术　泽泻　川芎

当归芍药用川芎，白术苓泽六味同，
妊娠腹中绵绵痛，调肝理脾可为功。

**愈带丸**（《饲鹤亭集方》）

固冲温经止带。冲任不固，崩中带下，妇人冲任不固，带脉失司，赤白带下，经浊淋漓。

黄柏　高良姜　椿树皮　熟地　当归　川芎　白芍

愈带丸中熟地黄，归芍芎柏椿良姜，
妇人冲任带失司，经浊淋漓宜此方。

**清带汤**（《医学衷中参西录》）

健脾固涩止带。妇女赤白带下，白带清冷，量多，苔薄，脉细。

生龙骨　生牡蛎　海螵蛸　生山药　茜草

清带汤中海螵蛸，龙牡山药加茜草，
带下清稀色赤白，益脾固肾自然好。

**水陆二仙丹**（《洪氏集验集》）

益肾滋阴，收敛固摄。肾虚精关不固，带下清稀，腰酸乏力，脉沉软无力。

芡实　金樱子

水陆二仙用二仙，芡实金樱组成丸，
服用需要盐汤下，益肾固涩是仙丹。

**易黄汤**（《傅青主女科》）

健脾除湿，清热止带。脾虚湿郁化热，带

下色黄黏稠，有臭味。

山药　芡实　车前子　白果　黄柏

易黄汤中芡白果，山药车前黄柏合，
带下黄白兼腥臭，清热燥湿脾胃妥。

**知柏地黄丸**（《医方考》）

滋阴益肾，清热祛湿。阴虚夹湿，带下量不甚多，色黄或赤白相兼，质稠或有臭气，阴部干涩，腰膝酸软，头晕耳鸣，颧赤唇红，五心烦热，失眠多梦，舌红，苔少或黄腻，脉细数。

知母　黄柏　熟地黄　山茱萸　山药　牡丹皮　茯苓　泽泻

六味地黄益肾肝，山药丹泽萸苓掺，
更加知柏成八味，阴虚火旺可煎餐。

## 二、实证

**实证——带下色黄或赤白相兼　质稠浑浊或有臭气　阴部瘙痒**

**止带方**（《世补斋不谢方》）

清热利湿止带。下焦湿热，带下色黄如茶汁，或黄绿如脓，臭秽难闻，阴痒或肿痛，溲赤，舌红苔黄水滑，脉滑数。

猪苓　茯苓　车前子　泽泻　茵陈　赤芍

丹皮　黄柏　栀子　牛膝

止带泽泻猪茯苓，茵陈赤芍丹皮寻，
车前黄柏牛膝栀，清热利湿止带灵。

**龙胆泻肝汤**（《医方集解》）

清利肝胆湿热。肝胆湿热，带下量多，色黄或黄绿如脓，质黏稠或呈泡沫状，有臭气，伴阴部痒痛，头晕目眩，口苦咽干，烦躁易怒，便结尿赤，舌红，苔黄腻，脉弦滑而数。

龙胆草　栀子　黄芩　木通　泽泻　车前子　柴胡　甘草　当归　生地

龙胆芩栀酒拌炒，木通泽泻车柴草，
当归生地益阴血，肝胆实火湿热消。

**萆薢渗湿汤**（《疡科心得集》）

清热利湿，健脾化浊。湿浊偏甚者，症见带下量多，色白，如豆渣状或凝乳状，阴部瘙痒，脘闷纳差，舌红，苔黄腻，脉滑数。

萆薢　薏苡仁　黄柏　赤茯苓　丹皮　泽泻　滑石　通草

萆薢渗湿湿作怪，赤苓薏米水汽败，
丹皮滑石川黄柏，泽泻通草渗透快。

**五味消毒饮**（《医宗金鉴》）

清热解毒除湿。湿毒蕴结，带下量多，黄绿如脓，或赤白相兼，或五色杂下，状如米泔，臭秽难闻，小腹疼痛，腰骶酸痛，口苦咽干，小便短赤，舌红，苔黄腻，脉滑数。

金银花　野菊花　蒲公英　紫花地丁　紫背天葵子

五味消毒疗诸疔，银花野菊蒲公英，
紫花地丁天葵子，煎加酒服勿看轻。

**二黄三白散**（《妇科玉尺》）

清热利湿。湿热带下赤白，甚或黄赤相兼，量多质黏稠，气臭秽，少腹坠胀，阴户瘙痒，舌红苔黄腻，脉濡滑数。

黄连　黄柏　香附　芍药　侧柏叶　白术　椿白皮　白石脂

二黄三白香附芍，黄连黄柏侧柏酌，
白术椿白白石脂，清热利湿治带卓。

带脉主司妇女带下，“总束诸脉”，有固精、强肾、壮阳作用。带下病虽说多湿邪，然而终归是精气未归正化，故完带汤健脾升阳、内补丸温肾固精、固精丸补肾固涩止带，均有改善带脉功能，摄水谷为精气。完带汤大补脾胃之气，稍佐以舒肝之品柴胡、陈皮、黑芥穗，俱用不及钱之小量，培土疏肝，寓补于散，寄消于升。水陆二仙丹用芡实味甘涩，金樱子酸涩收敛，甘能益肾，涩能固脱，更妙在芡实有利水湿之功。芡实为水生植物种子，金樱子为陆生植物果实，故名水陆二仙丹。完带汤主要针对带下清稀色白而设，而易黄汤则用于黄带，傅山认为黄带乃任脉之湿热，肾虚有热，气不化精，下注于前阴，故易黄汤补任脉之虚而清肾火之炎，重在补涩，辅以清利，所谓易黄者，使黄转白，白再转清。傅氏认为如不扶正，湿热虽去，旋即又生，如同根留断茎。止带方治疗水饮湿热下注之带下病。龙胆泻肝汤清肝利湿、养血滋阴，加入泽泻、车前子甘平之品，淡渗利湿，又能防止龙胆草、木通苦寒利湿伤中，全方泻中有补，利中有滋。萆薢性味淡薄，能利水湿而分清泌浊，萆薢渗湿汤中萆薢配伍其他利水渗湿药物，适用于下焦水湿病变。侧柏叶、椿白皮均能清血分湿热，白石脂涩精固脱、收湿止血，故二黄三白散诸药配合治疗赤白带下。西医妇科疾病如阴道炎、宫颈炎、盆腔炎及肿瘤等均可见带下量多，应明确诊断后按带下病辨证施治，必要时应进行妇科检查及排癌检查，避免贻误病情。

## 第二节　月经先期

月经周期提前1～2周者，亦称“经期超前”。相当于西医学排卵型功能失调性子宫出血病的黄体不健和盆腔炎症所致的子宫出血。

| | | |
|---|---|---|
| 虚证 | 补中益气汤 | 补脾益气，固冲调经 |
| | 归脾汤 | 养心健脾，固冲调经 |
| | 固阴煎 | 补肾益气，固冲调经 |
| | 两地汤 | 养阴凉血，止血调经 |
| | 圣愈汤 | 益气补血摄血 |
| 实证 | 清经散 | 清热滋阴降火，凉血调经 |
| | 固经丸 | 滋阴、敛阴、坚阴，清热止血固经 |
| | 丹栀逍遥散 | 清肝解郁，凉血调经 |

## 一、虚证

**虚证——月经色淡质稀　神疲肢倦　气短懒言**

**补中益气汤**（《脾胃论》）

补脾益气，固冲调经。脾气虚，经期提前，或兼量多，色淡质稀，神疲肢倦，气短懒言，小腹空坠，纳少便溏，舌淡红，苔薄白，脉缓弱。

黄芪　炙甘草　人参　当归　陈皮　升麻　柴胡　白术

补中参草术归陈，芪得升柴用更神，
劳倦内伤功独擅，气虚下陷亦堪珍。

**归脾汤**（《正体类要》）

养心健脾，固冲调经。心脾两虚，月经提

前，心悸怔忡，失眠多梦，四肢倦怠，舌淡苔薄，脉细弱。

白术　人参　黄芪　当归　甘草　茯苓　远志　酸枣仁　木香　龙眼肉　生姜　大枣

归脾汤用参术芪，归草茯苓远志齐，
酸枣木香龙眼肉，煎加姜枣益心脾。

**固阴煎**（《景岳全书》）

补肾益气，固冲调经。经期提前，量少，色淡暗，质清稀，腰酸腿软，头晕耳鸣，小便频数，面色晦暗或有暗斑，舌淡暗，苔薄白，脉沉细。

人参　熟地　山药　山茱萸　远志　炙甘草　五味子　菟丝子

固阴煎是景岳方，山药山萸参草商，
菟丝熟地五味远，补肾益气服后康。

**两地汤**（《傅青主女科》）

养阴凉血，止血调经。阴虚血热，经期提前，量少，色红质稠，颧赤唇红，手足心热，咽干口燥，舌红，苔少，脉细数。

生地　玄参　地骨皮　麦冬　阿胶　白芍

两地汤中地骨皮，生地玄麦阿胶齐，
再加白芍滋阴液，虚热内扰服之宜。

**圣愈汤**（《兰室秘藏》）

益气补血摄血。气血虚弱，气不摄血，妇

女月经超前，量多色淡，其质清稀，心慌气促，倦怠肢软，纳谷不香，心烦不安，不得睡眠，舌质淡，苔薄润，脉细软。

生地　熟地　川芎　人参　当归　黄芪

益气补血圣愈汤，参芪芎归二地黄，
体倦神衰经量多，胎产崩漏气血伤。

## 二、实证

### 实证——月经色红质稠量多　胸胁胀痛　烦躁易怒

**清经散**（《傅青主女科》）

清热降火，凉血调经。阳盛血热，经期提前，量多，色紫红，质稠，心胸烦闷，渴喜冷饮，大便燥结，小便短赤，面色红赤，舌红，苔黄，脉滑数。

牡丹皮　地骨皮　白芍　熟地　青蒿　黄柏　茯苓

傅氏女科清经散，芍药丹皮茯苓掺，
蒿地黄柏地骨皮，血热经多功效赞。

**固经丸**（《丹溪心法》）

滋阴清热，止血固经。阴虚血热，月经先期，经血量多，色紫黑，白带量多，及崩中漏下，舌红，脉弦数。

黄柏　黄芩　椿根皮　白芍　龟板　香附

固经丸用龟板君，黄柏椿皮香附群，
黄芩芍药酒丸服，漏下崩中色黑殷。

**丹栀逍遥散**（《内科摘要》）

清肝解郁，凉血调经。肝郁化热，经期提前，量多或少，经色紫红，质稠有块，经前乳房、胸胁、少腹胀痛，烦躁易怒，口苦咽干，舌红，苔黄，脉弦数。

当归　芍药　茯苓　白术　柴胡　牡丹皮　炒栀子　炙甘草

丹栀逍遥归苓芍，柴胡白术加甘草，
养血清热和肝脾，八味调经疗效好。

冲脉有调节月经的作用，冲为血海，和肝、肾和胃关系密切。月经先期虚证由固涩不足而致，脾气虚冲脉带脉不固，补中益气汤补脾益气，固冲收带，尤适用于气虚下陷证。归脾汤益气养血安神，多用于思虑劳伤。固阴煎中人参、熟地两补气血，山茱萸涩精固气，山药理脾固肾，菟丝子强阴益精，五味子酸敛肾气，全方重于收涩，用于阴虚精脱者。两地汤、清经散均为《傅青主女科》中的滋阴凉血方剂，两地汤滋阴养血，以经量少为要点，无苦寒清泻之品；清经散以清热降火为长，以经量多为要点，丹皮、青蒿、黄柏俱是苦寒，可谓立法明确，用药精准。圣愈汤治疗失血过多、气随血脱而心烦不安、不得睡眠，故大补气血而避免进一步亡阳，不用芍药的原因是为阳欲伤亡，而白芍酸寒也。固经丸滋阴、敛阴、坚阴，用于水亏火炎，热逼冲任，经行先期，量多色紫。

## 第三节　月经后期

月经周期错后7天以上，甚至错后3～5个月一行，经期正常者，亦称“经期错后”。本病相当于西医学的月经稀发。

| | | |
|---|---|---|
| 虚证 | 大补元煎 | 大补元气 |
| | 人参养荣汤 | 益气补血养营 |
| | 大营煎 | 养血温经，扶阳散寒 |
| 实证 | 温经汤（《妇人大全良方》） | 温经散寒，养血祛瘀，长于活血祛瘀止痛 |
| | 温经汤（《金匮要略》） | 温经散寒，养血祛瘀，长于温经散寒养血 |
| | 乌药汤 | 疏肝理气，养血活血调经 |
| | 芎归二陈汤 | 燥湿化痰，活血调经，以化痰为特点 |
| | 红花当归散 | 养血破血通经，以破瘀见长 |

## 一、虚证

**虚证——月经量少或色淡质稀　腹痛隐隐面色不华**

**大补元煎**（《景岳全书》）

补肾益气。肾虚型经期错后，量少，色淡暗，质清稀，腰酸腿软，头晕耳鸣，带下清稀，面色晦暗，或面部暗斑，舌淡暗，苔薄白，脉沉细。

山药　杜仲　熟地　人参　当归　枸杞　山萸肉　炙甘草

大补元煎景岳方，人参山药归地黄，
枸杞杜仲归萸草，滋补气血调阴阳。

**人参养荣汤**（《太平惠民和剂局方》）

补血养营。血虚型经期错后，量少，色淡质稀，小腹空痛，头晕眼花，心悸失眠，面色苍白或萎黄，舌淡，苔薄，脉细无力。

人参　白术　茯苓　炙甘草　当归　白芍　熟地　肉桂　黄芪　五味子　远志　陈皮　生姜　大枣

人参养荣八珍芪，去芎五味志陈皮，
姜枣肉桂振肾阳，补血养营益心脾。

**大营煎**（《景岳全书》）

养血温经，扶阳散寒。阳气不足，阴寒内

盛，经行延后，色淡量少，质清稀，小腹隐痛，腰酸无力，舌淡苔薄，脉沉迟无力。

当归　熟地　枸杞子　炙甘草　杜仲　牛膝　肉桂

景岳全书大营煎，当归熟地桂草添，
杜仲牛膝枸杞子，扶阳散寒有效验。

## 二、实证

### 实证——经色紫暗有块　量多　小腹疼痛按之抵抗

**温经汤**（《妇人大全良方》）

温经散寒，活血调经。寒凝冲任，经期错后，经色紫暗有块，小腹冷痛拒按，得热痛减，畏寒肢冷，舌暗，苔白，脉沉紧或沉迟。

人参　当归　川芎　白芍　肉桂　莪术　牡丹皮　甘草　牛膝

妇人良方温经汤，归芎牛膝人参当，
桂芍莪术丹皮草，温经行滞效力彰。

**温经汤**（《金匮要略》）

温经散寒，养血祛瘀。冲任虚寒，瘀血阻滞，漏下不止，血色暗而有块，淋漓不畅，或月经超前或延后，或逾期不止，或一月再行，或经停不至，而见少腹里急，腹满，傍晚发热，手心烦热，唇口干燥，舌质暗红，脉细而涩。

吴茱萸　麦冬　当归　芍药　川芎　人参　桂枝　阿胶　牡丹皮　生姜　甘草　半夏

温经归芍桂萸芎，姜夏丹皮及麦冬，
参草扶脾胶益血，调经重在暖胞宫。

**乌药汤**（《兰室秘藏》）

理气行滞，活血调经。肝郁气滞，经期错后，经色暗红或有血块，小腹胀痛，精神抑郁，胸闷不舒，脉弦。

乌药　香附　木香　当归　甘草

乌药汤善调气滞，当归香附木香归，
甘草协和调诸药，经后量少此方宜。

**芎归二陈汤**（《丹溪心法》）

燥湿化痰，活血调经。痰湿阻滞冲任，经期错后，色淡，质黏，体胖，心悸气短，脘闷恶心，带下量多，舌淡胖，苔白腻，脉滑。

陈皮　半夏　茯苓　甘草　生姜　川芎　当归

丹溪芎归二陈汤，陈半苓草与生姜，
痰阻冲任经水稀，多囊卵巢亦可尝。

**红花当归散**（《太平惠民和剂局方》）

养血破血通经。血脏虚竭，或积瘀血，经候不行，时作痛，腰胯重疼，小腹坚硬，室女经水不行。

红花　当归　凌霄花　牛膝　甘草　苏木　白芷　肉桂　赤芍　刘寄奴

红花当归寄凌霄，苏木桂芍芷膝草，
血虚血瘀经不行，破血温通丹溪效。

大补元煎为张景岳新方八阵第一方，其称此方为救本培元第一要方，方中重用人参与熟地，即是景岳之两仪膏，配合方中诸药各补五脏，善治精气大亏之证。大营煎治疗真阴精血亏损证，于滋阴药中加入杜仲、肉桂以利精血生化。《金匮要略》《妇人大全良方》各有温经汤，虽名同而方有异，两方皆能温经散寒，养血祛瘀。其中《金匮要略》之温经汤配以吴茱萸、麦冬、阿胶，温经散寒养血之功见长，而《妇人良方》温经汤则配以莪术、牛膝，以活血祛瘀止痛之力为强，故《妇人大全良方》之温经汤有小温经汤之称。《丹溪心法》卷五中有云："过期淡色来者，痰多也，二陈加川芎、当归"，虽未专列出芎归二陈汤方药，但机法已明，气血痰湿俱由饮食化生，源同而径歧，脾健则痰湿去气血足，月信则至。红花当归散中红花、刘寄奴、苏木、凌霄花均有较强的破瘀作用，配合白芷、桂心温通。全方以破瘀见长，白芷辛香，能驱风燥湿，其质又极滑润，和利血脉而不伤阴血，能通九窍，擅治前阴之病，《本经》已言"主女人漏下赤白，血闭阴肿"。

# 第四节 月经过多

月经周期正常，经量明显多于既往，相当于西医学排卵型功能失调性子宫出血病、子宫肌瘤、盆腔炎症、子宫内膜异位症等疾病引起的月经过多。

| 虚证 | 安冲汤 | 补脾益气，固冲止血 |
| --- | --- | --- |
| 实证 | 保阴煎 | 清热凉血，固冲止血 |
| | 桃红四物汤 | 活血化瘀，通因通用 |

## 一、虚证

### 虚证——月经色淡质稀　小腹空坠不温

**安冲汤**（《医学衷中参西录》）

补气固冲止血。脾气虚弱，冲脉不固，行经量多，色淡红，质清稀，神疲体倦，气短懒言，小腹空坠，舌淡，苔薄，脉缓弱。

白术　黄芪　生龙骨　生牡蛎　生地　白芍　海螵蛸　茜草　续断

芪术白芍生地续，龙牡海蛸茜草根，
气虚不摄经过多，补气固摄安冲奇。

## 二、实证

**实证——月经色红质稠　或有血块　心烦多梦　尿黄　小腹有抵抗感**

**保阴煎**（《景岳全书》）

清热凉血，固冲止血。血热经行量多，色鲜红或深红，质黏稠，口渴饮冷，心烦多梦，尿黄便结，舌红，苔黄，脉滑数。

生地　熟地　黄芩　黄柏　白芍　山药　续断　甘草

保阴煎中两地芍，芩柏山药续断草，
血热经多并烦渴，清热凉血功效好。

**桃红四物汤**（《医宗金鉴》）

活血化瘀。瘀阻冲任，经行量多，色紫暗，质稠有血块，经行腹痛，或平时小腹胀痛，舌紫暗或有瘀点，脉涩有力。

当归　川芎　白芍　熟地黄　桃仁　红花

桃红四物寓归芎，瘀家经少此方通，
桃红活血地芍补，祛瘀生新效力雄。

月经过多，无论虚实，多有神疲体倦、气短头晕等症，临床单纯虚证较少，多由邪气扰动经血，而致冲脉不固，血损精散，故于血虚症状中或见经有血块，或心烦多梦，或脉象虚中现滑。安冲汤在补气养血化瘀的同时配合生龙骨、生牡蛎、海螵蛸收涩固冲止血，标本同治。保阴煎坚阴清热，山药、续断固摄冲任，治疗虚热动血诸症。桃红四物汤活血化瘀，通因通用，用于瘀阻冲任之经多或过早、淋漓不尽。

## 第五节　经期延长

月经周期正常，经期超过了7天以上，甚或2周方净。相当于西医学排卵型功能失调性子宫出血病的黄体萎缩不全、盆腔炎症、子宫内膜炎等引起的经期延长。

| | | |
|---|---|---|
| 虚证 | 举元煎 | 补气升提，摄血固脱 |
| | 当归补血汤 | 补气生血活血 |
| 实证 | 清血养阴汤 | 养阴坚阴，清热凉血 |
| | 棕蒲散 | 活血祛瘀，祛风固冲，提出风寒出血病机 |

### 一、虚证

**虚证——经血色淡质稀　神疲懒言　少腹空虚　压痛不著**

举元煎（《景岳全书》）

补气升提，固冲调经。中气不足，冲任不

固，经行时间延长，量多，色淡质稀，肢倦神疲，气短懒言，舌淡，苔薄，脉缓弱。

人参　黄芪　白术　炙甘草　升麻

景岳全书举元煎，参芪炙草升术添，
升阳举陷摄气血，血崩血脱服之敛。

**当归补血汤**（《内外伤辨惑论》）

补气生血活血。血虚阳浮，经行时间延长，量少色淡质稀，烦渴欲热饮，发热头痛，脉洪大而虚，重按无力。

黄芪　当归

当归补血君黄芪，芪归用量五比一，
补气生血代表剂，血虚发热此方宜。

## 二、实证

**实证——经血色深　或有血块　小腹饱满有抵抗感**

**清血养阴汤**（《妇科临床手册》）

养阴清热，凉血调经。阴虚内热，热扰冲任，经行时间延长，量少，经色鲜红，质稠，潮热，手足心热，大便燥结，舌红，苔少，脉细数。

生地　丹皮　白芍　玄参　黄柏　女贞子　旱莲草

丹皮生地白芍玄，黄柏女贞墨旱莲，
虚热留恋经延期，清血养阴用立痊。

**棕蒲散**（《陈素庵妇科补解》）

活血祛瘀，祛风固冲。瘀阻冲任，经行时间延长，量或多或少，经色紫暗有块，经行小腹疼痛拒按，舌紫暗或有瘀点，脉涩有力。

棕榈炭　蒲黄炭　归身　炒白芍　川芎　生地　丹皮　秦艽　泽兰　杜仲

丹皮生地白芍清，川芎当归泽兰行，
秦艽杜仲腰肾壮，棕榈蒲黄止血灵。

举元煎用参、芪、术、草益气补中，摄血固脱，辅以升麻升阳举陷，适用于中气下陷，血失统摄之血崩、血脱证。本方与补中益气汤、升陷汤立意有相似之处，举元煎纯以补气升提为用，无当归、陈皮、知母等辛苦开泄药物，同时用升麻不用柴胡来升提的原因是，升麻辛甘而柴胡辛苦，柴胡开破疏泄之力胜于升麻，避免用药庞杂而削减固脱之功。当归补血汤治疗血虚气弱，阴不维阳，阳气浮越，则无力固阴，是而重用黄芪大补脾肺之气，以资化源，使气旺血生；配以少量当归养血和营，则浮阳秘敛，阳生阴长，气旺血生，阴血自固。清血养阴汤养阴清热、凉血宁血，黄柏坚阴固冲。陈素庵认为外感风寒，客于胞门，血滞经络可致经水淋漓不止，棕蒲散中棕榈炭、蒲黄炭性涩止血，四物加杜仲补血安冲，另加入秦艽、泽兰祛风，“然由风冷外邪者，必腹痛，此易辨也”。作者提出，此类风寒引起的月经过多的一个临床识辨特征是腹痛。

## 第六节　崩漏

妇女不在行经期间阴道突然大量出血，或淋漓下血不断者，称为“崩漏”。本病相当于西医学无排卵型功能失调性子宫出血病。

| | | |
|---|---|---|
| 虚证 | 左归丸 | 滋养肝肾，收涩止血 |
| | 育阴汤 | 益阴敛肾，固冲收涩止血 |
| | 大补元煎 | 固本培元，大补气血 |
| | 固冲汤 | 健脾益气统血，固冲止血 |
| | 凉血地黄汤 | 健脾升阳，泻火凉血坚阴 |
| 实证 | 清热固经汤 | 清热凉血，固冲止血 |
| | 桂枝茯苓丸 | 祛瘀生新 |
| | 逐瘀止崩汤 | 活血止血，固冲收涩止血 |

## 一、虚证

**虚证——月经色淡质稀　神疲懒言　少腹空虚　压痛不著**

**左归丸**（《景岳全书》）

滋养肝肾。肾精不足，经血非时而下，出血量少或多，淋漓不断，血色鲜红，质稠，头晕耳鸣，腰酸膝软，手足心热，颧赤唇红，舌红，苔少，脉细数。

熟地　山萸肉　山药　枸杞子　牛膝　菟丝子　龟板胶　鹿角胶

左归丸内山药地，萸肉枸杞与牛膝，
菟丝龟鹿二胶合，壮水之主方第一。

**育阴汤**（《百灵妇科》）

益阴滋肾，固冲止血。肾阴亏损，月经量多，色鲜红，头眩耳鸣，潮热盗汗，手足心热，舌干红无苔，脉象弦细。

熟地　山药　续断　桑寄生　山茱萸　海螵蛸　龟板　牡蛎　白芍　阿胶　炒地榆

熟地山药山茱萸，白芍阿胶炒地榆，
龟板牡蛎海螵蛸，续断寄生养阴齐。

**大补元煎**（《景岳全书》）

固本培元，大补气血。肾阳不足，经血非时而下，出血量多，淋漓不尽，色淡质稀，畏寒肢冷，小便清长，大便溏薄，面色晦暗，舌淡暗，苔薄白，脉沉弱。

山药　杜仲　熟地　人参　当归　枸杞　山萸肉　炙甘草

大补元煎景岳方，人参山药归地黄，
枸杞杜仲归萸草，滋补气血调阴阳。

**固冲汤**（《医学衷中参西录》）

健脾益气，固冲止血。脾虚不固，经血非时而下，量多如崩，或淋漓不断，色淡质稀，神疲体倦，气短懒言，不思饮食，四肢不温，或面浮肢肿，面色淡黄，舌淡胖，苔薄白，脉缓弱。

白术　黄芪　煅龙骨　煅牡蛎　山茱萸　白芍　海螵蛸　茜草　棕边炭　五倍子

固冲术芪山萸芍，龙牡棕炭海螵蛸，
茜草五倍水煎服，益气固冲功效高。

**凉血地黄汤**（《兰室秘藏》）

健脾升阳，滋阴凉血。脾胃虚损，湿热下注，扰动相火，而致血崩，经色深红，气短懒言，乏力倦怠，五心烦热，急躁易怒，舌淡胖，脉细滑。

黄芩　荆芥穗　蔓荆子　黄柏　知母　藁本　细辛　川芎　黄连　羌活　柴胡　升麻　防风　生地黄　当归　甘草　红花

凉血地黄荆蔓芩，柏知风藁连柴辛，

升羌归芎红花草，包络相火崩漏摈。

左归丸有熟地、山药、山萸肉、枸杞子、菟丝子、鹿角胶，此六味甘温味厚，是填精补肾之品，加入龟板胶咸平而潜镇，川牛膝引血下行，配合熟地之厚重，山萸肉之酸敛，滋补肾精，加强封藏之功，故而阴血内藏崩漏停止。育阴汤中滋补肝肾药安冲宁血，其中阿胶长于止血，龟板兼有补血止血之功；续断、桑寄生固任调冲，地榆止血凉血，兼收敛固冲；海螵蛸、牡蛎收敛止血，全方滋阴而不寒凉、固涩止血配合活血不留瘀。大补元煎重用人参与熟地，配合方中诸药各补五脏，善治精气大亏之证，为张景岳新方八阵第一方，为其救本培元第一要方。张锡纯固冲汤治疗冲脉失固，失血伤气之证，故而方中固涩滑脱的敛涩药众多，配伍补气药以助固摄并益气生血，意在急则治标，同时配伍小量化瘀止血之品，使血止而不留瘀。煅龙骨、煅牡蛎、山茱萸是张锡纯常用来收敛止血或救治元气欲脱的配伍组合，海螵蛸与茜草配伍见于《黄帝内经》，既能止血固经，又能行血通经，两药相得益彰。凉血地黄汤是李东垣升阳除湿思想的典型体现，崩漏带下与湿胜泄泻病机都是气虚下陷，血水同源，根本相同，再用血药阴柔下润有降之又降的弊端，必须以升举阳气方使气能摄血，血气才能循行常道，崩漏带下诸证亦能随之而愈。

方中风药中大部分都有理血作用，如荆芥、蔓荆子、川芎、柴胡、升麻，故能达到生发、升阳、除湿、理血之效，生地黄、黄柏、知母、黄连、黄芩泻火凉血坚阴，配合少量活血养血药，去瘀生新。东垣学说独到的真知灼见，为崩漏病的治疗开辟了新路。

## 二、实证

### 实证——经血色深　或有血块　小腹饱满有抵抗感

**清热固经汤**（《简明中医妇科学》）

清热凉血，固冲止血。热盛而致血液妄行，阴道大量下血，或经血淋漓日久，色深红，心烦少寐，渴喜冷饮，舌质红，苔黄，脉滑数。

生地　地骨皮　炙龟板　牡蛎　阿胶　黄芩　藕节　棕榈炭　甘草　焦栀子　地榆

清热固经芩栀榆，生地地骨藕节榈，
龟板牡蛎阿胶草，经血淋漓此方予。

**桂枝茯苓丸**（《金匮要略》）

通脉祛瘀。瘀阻胞宫，腹痛拒按，或漏下不止，血色紫黑晦暗，或妊娠胎动不安等，舌紫暗或有瘀点，脉涩或弦涩有力。

桂枝　茯苓　牡丹皮　芍药　桃仁

金匮桂枝茯苓丸，桃仁芍药和牡丹，
等分为末蜜丸服，缓消癥块胎可安。

**逐瘀止崩汤**（《安徽中医验方选集》）

活血祛瘀，固冲止血。瘀血内阻，经血非时而下，量多或少，淋漓不净，血色紫暗有块，小腹疼痛拒按，舌紫暗或有瘀点，脉涩或弦涩有力。

当归　川芎　三七　没药　五灵脂　牡丹皮　丹参　艾叶　阿胶　炒蒲黄　龙骨　牡蛎　乌贼骨

当归川芎胶艾蒲，龙牡灵药乌贼骨，
三七丹参丹皮炭，活血祛瘀冲血固。

清热固经汤清热滋阴，配合凉血止血以及收涩止血药物。桂枝茯苓丸治疗瘀阻胞宫，血不归经而致崩漏，以桂枝温通血脉，佐丹皮、芍药以凉血散瘀，寒温并用，则无耗伤阴血之弊，为通因通用之法。

## 第七节　痛经

在经期或经行前后，出现周期性小腹疼痛，亦称“经行腹痛”。

| | | |
|---|---|---|
| 实证 | 膈下逐瘀汤 | 活血祛瘀，行气止痛，长于养血活血、疏肝行气 |
| | 少腹逐瘀汤 | 温经活血，破癥消结，长于散寒逐瘀 |
| | 温经汤 | 温经散寒，祛瘀止痛，长于益气养血祛瘀 |
| | 天台乌药散 | 疏肝行气，散寒止痛，行气破气，适于少腹绞痛 |
| | 暖肝煎 | 温经散寒，行气止痛，长于温补肝肾 |
| | 加味乌药汤 | 舒肝和胃，调经止痛 |
| | 清热调血汤 | 清热除湿，化瘀止痛，长于清热凉血、养血活血 |
| | 活络效灵丹 | 破血行气、消肿定痛 |
| 虚证 | 调肝汤 | 补肾填精，养血止痛 |
| | 黄芪建中汤 | 补气养血，和中止痛 |
| | 大营煎 | 养血温经，扶阳散寒，长于养血 |
| | 艾附暖宫丸 | 理气补血，暖宫调经，长于散寒 |
| | 桂枝茯苓丸 | 活血祛瘀止痛，逐胞宫之瘀 |
| | 当归芍药散 | 调肝养血，健脾利湿 |

## 一、实证

**实证——痛在经前、经期　痛胀俱甚　拒按　经色紫暗有块**

**膈下逐瘀汤**（《医林改错》）

活血祛瘀，行气止痛。气滞血瘀，经前或

经期小腹胀痛拒按，胸胁、乳房胀痛，经行不畅，经色紫暗有块，块下痛减，舌紫暗，或有瘀点，脉弦或弦涩。

五灵脂　当归　川芎　桃仁　丹皮　赤芍　乌药　元胡　甘草　香附　红花　枳壳

膈下逐瘀桃牡丹，赤芍乌药元胡甘，
芎归灵脂红花壳，香附开郁血亦安。

**少腹逐瘀汤**（《医林改错》）

温经活血，破癥消结。少腹疼痛，或有积块，经血紫黑、或块、或崩漏，舌紫暗，或有瘀点，脉弦或弦涩有力。

小茴香　干姜　延胡索　没药　当归　川芎　肉桂　赤芍　蒲黄　五灵脂

少腹逐瘀小茴香，玄胡没药芎归姜，
官桂赤芍蒲黄脂，经暗腹痛快煎尝。

**温经汤**（《妇人大全良方》）

温经散寒，祛瘀止痛。寒凝血瘀，经前或经期小腹冷痛拒按，得热则痛减，经血量少，色暗有块，面色青白，舌暗，苔白，脉沉紧。

人参　当归　川芎　白芍　肉桂　莪术　牡丹皮　甘草　牛膝

妇人良方温经汤，归芎牛膝人参当，
桂芍莪术丹皮草，温经行滞效力彰。

**天台乌药散**（《圣济总录》）

疏肝行气，散寒止痛。肝经寒凝气滞，经前或经期少腹绞痛，苔白，脉弦。

乌药　木香　小茴香　青皮　高良姜　槟榔　川楝子　巴豆

天台乌药木茴香，青姜巴豆制楝榔，
疏肝行气散寒痛，寒滞疝痛酒调尝。

**暖肝煎**（《景岳全书》）

温经散寒，行气止痛。肝脉寒滞，少腹拘急冷痛，畏寒喜暖，舌淡苔白，脉沉迟。

当归　枸杞子　小茴香　肉桂　乌药　沉香　茯苓　生姜

暖肝煎中茯杞归，茴沉乌药姜肉桂，
下焦虚寒疝气痛，温补肝肾此方推。

**加味乌药汤**（《奇效良方》）

舒肝和胃，调经止痛。月经前或月经初行时，少腹胀痛，胀甚于痛，或连胸胁乳房胀痛，舌淡苔薄白，脉弦紧。

乌药　砂仁　木香　延胡索　香附　甘草

加味乌药汤砂仁，香附木香甘草伦，
配入玄胡共六味，经前胀痛效堪珍。

**清热调血汤**（《古今医鉴》）

清热除湿，化瘀止痛。湿热蕴结，经前或经期小腹灼痛拒按，痛连腰骶，或平时小腹痛，至经前疼痛加剧，经量多或经期长，经色紫红，质稠或有血块，平素带下量多，黄稠臭秽，或伴低热，小便黄赤，舌红，苔黄腻，脉滑数或濡数。

牡丹皮　黄连　生地　当归　白芍　川芎　红花　桃仁　莪术　香附　延胡索

清热调血芍香附，桃红归芎连莪术，
清热化瘀调气血，生地丹皮并元胡。

**活络效灵丹**（《医学衷中参西录》）

活血祛瘀，通络止痛。瘀血阻滞之痛证，心腹疼痛，经前加剧，尤适合跌打损伤，肢臂疼痛等症。

当归　丹参　生明乳香　生明没药

活络效灵主丹参，当归乳香没药存，
癥瘕积聚腹中痛，煎服此方可回春。

膈下逐瘀汤中养血活血配合疏肝行气，故有较好的止痛效果，五灵脂又善化诸积，活血化瘀止痛。少腹逐瘀汤则以活血祛瘀、养血调经止痛之药，辅以肉桂、干姜、小茴香，辛热善行、温经散寒，鼓舞气血运行。《妇人良方》温经汤温经散寒，养血祛瘀，配以莪术、牛膝，以达活血祛瘀止痛之功。天台乌药散重在辛温行气疏肝，散寒通滞，苦寒之川楝子与辛热之巴豆同炒，去巴豆而用川楝子，既可制其苦寒之性，又增其行气散结之力，导川楝子下行，而不欲巴豆直下之意，其为妙用。暖肝煎补养、散寒、行气并重，可视其虚、寒、气滞三者孰轻孰重，相应调整君臣药的配伍关系。活络效灵丹中乳香、没药有很强的破血行气、消肿定痛功效，非瘀血者慎用，孕妇忌用。乳香、没药应尊原著生用，且两药香烈辛苦，往往引起恶心或呕吐，注意用量。

## 二、虚证

**虚证——痛在经后、经期　隐隐作痛　喜揉喜按　月经量少　色淡质稀**

**调肝汤**（《傅青主女科》）

补肾填精，养血止痛。肾气亏损，经期或经后小腹隐隐作痛，喜按，月经量少，色淡质稀，头晕耳鸣，腰酸腿软，小便清长，面色晦暗，舌淡，苔薄，脉沉细。

当归　白芍　山茱萸　巴戟天　甘草　山药　阿胶

调肝汤中山药草，芍萸戟归阿胶找，
冲任虚损经量少，补益肝肾功效好。

**黄芪建中汤**（《金匮要略》）

补气养血，和中止痛。气血虚弱，经期或经后小腹隐痛喜按，月经量少，色淡质稀，神疲乏力，头晕心悸，失眠多梦，面色苍白，舌淡，苔薄，脉细弱。

黄芪　桂枝　白芍　生姜　炙甘草　大枣　饴糖

黄芪建中治虚劳，桂姜草枣倍芍药，
饴糖温中并缓急，虚寒里急用之好。

**大营煎**（《景岳全书》）

养血温经，扶阳散寒。阳气不足，阴寒内盛，经行延后，色淡量少，质清稀，小腹作痛，腰酸无力，舌淡苔薄，脉沉延无力。

当归　熟地　枸杞子　炙甘草　杜仲　牛膝　肉桂

景岳全书大营煎，当归熟地桂草添，
杜仲牛膝枸杞子，扶阳散寒有效验。

**艾附暖宫丸**（《沈氏尊生书》）

理气补血，暖宫调经。血虚气滞，下焦虚寒，月经不调，痛经，症见行经后错，经量少，有血块，小腹疼痛，经行小腹冷痛喜热，腰膝酸痛。

艾叶　香附　当归　续断　吴茱萸　川芎　白芍　黄芪　生地黄　肉桂

艾附暖宫四物配，吴萸续断芪肉桂，
温经养血暖子宫，止带调经腹痛退。

**桂枝茯苓丸**（《金匮要略》）

活血祛瘀止痛。瘀阻胞宫，腹痛拒按，或漏下不止，血色紫黑晦暗，或妊娠胎动不安，舌紫暗或有瘀点，脉涩或弦涩有力。

桂枝　茯苓　牡丹皮　芍药　桃仁

金匮桂枝茯苓丸，桃仁芍药和牡丹，
等分为末蜜丸服，缓消癥块胎可安。

**当归芍药散**（《金匮要略》）

调肝养血，健脾利湿。肝肾不足，气滞湿阻，经后下腹拘急胀痛，时痛时止，时喜按，时按之反剧。舌苔薄腻，脉弦。

当归　芍药　茯苓　白术　泽泻　川芎

当归芍药用川芎，白术苓泽六味同，
妊娠腹中绵绵痛，调肝理脾可为功。

调肝汤虽名调肝实为补肾，兼以补脾，盖肾虚水不涵木，肝木独亢，经脉拘急，山药、巴戟天、山茱萸、阿胶滋阴补肾填精以助肝，当归、白芍柔肝缓急，山药实脾，故能调匀肝气。黄芪建中汤温中补气养血，甘缓和中，建中气以生气血。大营煎治疗精血亏损证，于滋阴药中加入杜仲、肉桂以阴中求阳，同时温阳散寒止痛。艾附暖宫丸方中艾叶、香附、吴茱萸、肉桂暖宫散寒，温经通脉，四物及黄芪、续断活血祛瘀，养血调经，用于虚寒明显的痛经。桂枝茯苓丸以桂枝温通血脉，佐丹皮、芍药以凉血散瘀，寒温并用，则无耗伤阴血之弊，为通因通用之法，更加入白蜜为丸，缓和攻逐之性。当归芍药散重用芍药敛肝、和营、止痛，佐归、芎以调肝和血，更配以茯苓、白术、泽泻健脾渗湿，共奏调肝脾、理气血、利水湿之效。

## 第八节　经断前后诸证

绝经前后出现烘热汗出，精神倦怠，烦躁易怒，头晕目眩，耳鸣心悸，失眠健忘，腰背酸痛，手足心热，或伴有月经紊乱等与绝经有关的症状。相当于西医学更年期综合征。

| 六味地黄丸 | 滋肾益阴，治疗经断前后阴虚内热 |
|---|---|
| 天王补心丹 | 滋阴补血，治疗心肾不交，心烦失眠 |
| 一贯煎 | 滋肾养肝，用于肝肾阴虚，疏泄不利 |
| 镇肝熄风汤 | 育阴潜阳，镇肝息风，治疗肝阳上亢 |
| 右归丸 | 长于补肾精 |
| 健固汤 | 温肾健脾，用于脾肾阳虚诸症 |
| 二仙汤 | 调补冲任，温肾坚阴 |
| 秦艽鳖甲散 | 长于退热除蒸，治疗烘热汗出，五心烦热 |

**六味地黄丸**（《小儿药证直诀》）

滋肾益阴。肾阴亏虚，经断前后，头晕耳

鸣，腰酸腿软，烘热汗出，五心烦热，失眠多梦，口燥咽干，或皮肤瘙痒，月经周期紊乱，量少或多，经色鲜红，舌红苔少，脉细数。

熟地黄　山茱萸　山药　泽泻　牡丹皮　茯苓

六味地黄益肾肝，茱熟丹泽地苓专，
更加知柏成八味，阴虚内热服之安。

**天王补心丹**（《校注妇人良方》）

滋阴补血，养心安神。心肾不交，心烦失眠，心悸易惊，甚至情志失常，头晕健忘，腰酸乏力，舌红，苔少，脉细数。

人参　玄参　当归　天门冬　麦门冬　丹参　茯苓　五味子　远志　桔梗　酸枣仁　生地　朱砂　柏子仁

补心丹用柏枣仁，二冬生地当归身，
三参桔梗朱砂味，远志茯苓共养神。

**一贯煎**（《续名医类案》）

滋肾养肝。肝肾阴虚，头晕耳鸣，两胁胀痛，口苦吞酸，外阴瘙痒，舌红而干，脉弦细。

北沙参　麦冬　生地黄　当归　枸杞子　川楝子

一贯煎中生地黄，沙参归杞麦冬藏，
少佐川楝泄肝气，阴虚胁痛此方良。

**镇肝熄风汤**（《医学衷中参西录》）

育阴潜阳，镇肝息风。肝肾阴虚，肝阳上亢，眩晕头痛，耳鸣耳聋，急躁易怒，面色红赤，舌红，苔薄黄，脉弦有力。

牛膝　生赭石　生龙骨　生牡蛎　龟板　白芍　玄参　天冬　川楝子　生麦芽　茵陈　甘草

镇肝熄风芍天冬，玄参龟板赭茵从，
龙牡麦芽膝草楝，肝阳上亢能奏功。

**右归丸**（《景岳全书》）

温肾壮阳，填精养血。肾精亏虚，头晕耳鸣，腰痛如折，腹冷阴坠，形寒肢冷，小便频数或失禁，带下量多，月经不调，量多或少，色淡质稀，精神萎靡，面色晦暗，舌淡，苔白滑，脉沉细而迟。

熟地黄　附子　肉桂　山药　山茱萸　菟丝子　鹿角胶　枸杞子　当归　杜仲

右归丸中地附桂，山药茱萸菟丝归，
杜仲鹿胶枸杞子，益火之源此方魁。

**健固汤**（《傅青主女科》）

温肾健脾。脾肾阳虚，腰膝酸痛，食少腹胀，四肢倦怠，大便溏薄，舌淡胖，苔薄白，脉沉细缓。

人参　白术　茯苓　巴戟天　薏苡仁

健固汤是青主方，参苓术戟苡仁攘，

经前经后大便泻，扶阳固肠效力彰。

**二仙汤**（《中医临床方剂手册》）

补肾扶阳，滋肾养血。肾阴阳俱虚，时而畏寒恶风，时而潮热汗出，腰酸乏力，头晕耳鸣，五心烦热，舌红，苔薄，脉沉细。

仙茅　仙灵脾　当归　巴戟天　黄柏　知母

二仙汤将瘾疹医，仙茅巴戟仙灵脾，
方中知柏当归合，调补冲任贵合机。

**秦艽鳖甲散**（《卫生宝鉴》）

滋阴养血，退热除蒸。阴虚燥热，烘热汗出，五心烦热，头晕耳鸣，腰膝酸软，舌红，苔薄，脉沉细。

地骨皮　知母　青蒿　乌梅　鳖甲　柴胡　秦艽　当归

秦艽鳖甲治风痨，地骨柴胡与青蒿，
当归知母乌梅合，止嗽除蒸敛汗高。

本病中医认为系天癸绝所致，治疗以调治肾阴阳为大法。六味地黄丸以熟地黄为主药，滋补肾阴，辅以山茱萸补益肝肾，山药健脾补肺，配以泽泻泻肾降浊，牡丹皮清泻肝火、凉血散瘀，茯苓渗水利湿。六种药物配伍形成了“三补三泻”、相反相成之势，补而不腻。肾虚易与水湿并存，阴虚与内热常常同在，故而扶正祛邪同施。丹皮能泻阴中之火，使火退而阴生，《本草求真》亦云："世人专以黄柏治相火，而不知丹皮之功更胜。"所以丹皮并非仅仅用来泻肝，经断前后诸证多见心肝火旺，牡丹皮可灵活加减使用，不必拘泥。天王补心丹最早见于《校注妇人良方》，治疗热劳，心肺壅热，火邪伤阴，复生虚热，心神烦躁，失眠多梦。方中天冬、麦冬、玄参、生地，虽能降火，生血化痰，然其性沉寒，损伤脾胃，克伐生气，纳呆便溏不宜服用。"肝体阴而用阳"，一贯煎以大队滋阴养血药补肝养肝治本，以补为主，少佐一味川楝子疏肝理气，补肝与疏肝相结合，使肝体得养，避免了愈疏愈滞伤及阴血之弊，且无滋腻碍胃遏滞气机之虞。魏玉璜《柳州医话》提到"可统治胁痛、吞酸、吐酸、疝瘕一切肝病"，说明取名一贯煎是指此方尽可用于常见肝病之意。镇肝熄风汤重用牛膝、生赭石，平冲降逆，平肝潜阳，配合滋阴、重镇、行气之品，集镇肝、平肝、清肝、柔肝、养肝、疏肝、泄肝于一炉，麦芽、甘草顾护脾胃，实为治肝之大成。经断前后肾精虚损，累及肾阳的可用右归丸，熟地、山药、山萸肉、枸杞子、菟丝子、鹿角胶甘温味厚，填精补肾，加入肉桂、附子、杜仲、当归，重在温肾壮阳，阴中求阳。右归饮补火以消阴翳，而右归丸则温补命火以生脾土，两者有别于此。健固汤原方为妇人"经前泄水"而设，主治"先泄水而后行经"之病。由人参、白术、茯苓、薏苡仁健脾化湿，巴戟天温肾助阳利水，全方健脾固精，妇人经、带、胎、产、杂病凡属脾虚肾阳不足、不能温化水湿者均可应用。二仙汤中仙茅、仙灵脾、巴戟皆是补阳药，其中巴戟天辛温而体润，强阴益精，为肾经血分药，尤善补妇人阳虚；黄柏、知母泻火坚阴，又能防止补阳药燥热伤阴；当归养血调冲。全方温肾阳、补肾精、泻相火、调冲任，符合更年期综合征既有肾精不足又有相火旺的复杂证候。秦艽鳖甲散原本治疗骨蒸潮热，亦可用于绝经前后烘热汗出。方中鳖甲、知母滋阴清热，乌梅、当归生津养血以柔肝，地骨皮清热除蒸止汗，柴胡、青蒿和解少阳，疏通中上二焦，尤其青蒿清芬入脾，独宜于血虚有热之人。

## 第九节　妊娠恶阻

妊娠早期，出现严重的恶心呕吐，头晕厌食，甚则食入即吐者，相当于西医学的妊娠剧吐。

| | | |
|---|---|---|
| 实证 | 芦根汤 | 祛痰浊，清邪热。妊娠恶食，心中烦愦 |
| | 加味温胆汤 | 清肝和胃，降逆止呕。冲气夹肝火上逆，呕吐酸水或苦水 |

续表

| | | |
|---|---|---|
| 虚证 | 香砂六君子汤 | 健胃补中，辛香理气，化痰止呕 |
| | 青竹茹汤 | 化痰除湿，降逆止呕，清虚热 |
| | 橘皮竹茹汤 | 化痰止呕，益气补中，用于虚热恶阻呕吐日久伤气者 |

## 一、实证

**实证——呕吐酸苦　口苦咽干　心烦易怒　渴喜冷饮　便秘溲赤**

**芦根汤**（《妇科玉尺》）

祛痰浊，清邪热。妊娠恶食，心中烦愦，喜食酸冷，热闷呕吐，舌红，苔薄黄，脉滑数。

芦根　竹茹　橘皮　麦冬　前胡

芦根汤中用竹茹，橘皮麦冬与前胡，
清热生津止烦呕，妊娠恶食早煎服。

**加味温胆汤**（《医宗金鉴》）

清肝和胃，降逆止呕。冲气夹肝火上逆，呕吐酸水或苦水，胸胁满闷，嗳气叹息，口苦咽干，渴喜冷饮，便秘溲赤，舌红，苔黄燥，脉弦滑数。

陈皮　制半夏　茯苓　甘草　枳实　竹茹　黄芩　黄连　麦冬　芦根　生姜

热阻恶食喜凉浆，心烦愦闷温胆汤，
橘半茯甘与枳竹，更加芩连芦麦姜。

## 二、虚证

**虚证——呕吐清涎　怠惰思睡　舌淡苔白脉缓无力**

**香砂六君子汤**（《古今名医方论》）

健胃和中，降逆止呕。脾胃气虚，痰阻气滞，恶心呕吐，脘腹胀闷，不思饮食，头晕体倦，怠惰思睡，舌淡，苔白，脉缓滑无力。

党参　白术　茯苓　半夏　陈皮　木香　砂仁　炙甘草

参苓术草中和义，益以夏陈六君比，
木香砂仁来养胃，健脾化痰又理气。

**青竹茹汤**（《备急千金要方》）

化痰除湿，降逆止呕。痰饮中阻，呕吐痰涎，胸膈满闷，不思饮食，口中淡腻，头晕目眩，心悸气短，舌淡胖，苔白腻，脉滑。

鲜竹茹　橘皮　白茯苓　半夏　生姜

青竹茹汤含二陈，橘皮茯苓半夏姜，
化痰降气止呕吐，妊娠恶阻宜煎尝。

**橘皮竹茹汤**（《金匮要略》）

降逆止呃，益气清热。胃虚有热，呃逆或干呕，舌红嫩，脉虚数。

橘皮　竹茹　生姜　甘草　人参　大枣

橘皮竹茹治呕逆，人参甘草枣姜益，
胃虚有热失和降，久病之后更相宜。

妊娠恶阻多因脾虚痰饮中阻，胃腑蕴热，复因胎气上逆而作，妊娠后期阳气旺盛，气化健运，呕吐停止。芦根汤中芦根、麦冬有清热除烦、和胃止呕作用，竹茹、橘皮、前胡有下气化痰之功，芦根、橘皮、前胡又有宣通之效，全方和中、宣上、顺下，不温不凉，甘淡微辛，气味平和，平淡之中见神奇。加味温胆汤在温胆汤基础上加入黄芩、黄连、芦根、麦冬，加大清热化湿、除烦止呕之力。香砂六君子汤补气健脾，辛香理气，一边补一边运化，所治妊娠恶阻虚象更明显，青竹茹汤、橘皮竹茹汤均以橘皮、竹茹为主药，用于虚热恶阻，后者甘补之力较强，适用于呕吐日久，气虚气短，乏力倦怠明显的患者。脾虚为生痰之本，痰湿内阻，过于甘补容易造成中焦壅滞，进而郁热内生，故而治疗应以甘淡渗利为主，配合辛温通利燥湿而又不能有耗气作用的药物，勿犯虚虚实实之戒，此为化痰方剂组方根本原则，在此基础上根据实际情况加减即可。

# 第十节　恶露不绝

产后恶露持续3周以上，仍淋漓不尽者，又称“恶露不尽”。本病相当于西医学产后晚期出血。

| | | |
|---|---|---|
| 实证 | 保阴煎 | 养阴清热，固冲止血，养血凉血 |
| | 丹栀逍遥散 | 清肝理血，健脾固冲，养血活血凉血 |
| | 生化汤 | 活血化瘀，理血温经，养血活血暖胞 |
| | 理冲丸 | 祛瘀消癥，补气 |
| | 桂枝茯苓丸 | 通脉祛瘀，温经 |
| 虚证 | 补中益气汤 | 益气摄血升提 |

## 一、实证

### 实证——色红或紫暗　黏稠而臭秽

**保阴煎**（《景岳全书》）

养阴清热，固冲止血。热扰冲任，产后恶露过期不止，量较多，色深红，质稠黏，气臭秽，口燥咽干，面色潮红，舌红，苔少，脉细数无力。

熟地　生地　芍药　黄芩　黄柏　山药

续断　甘草

保阴煎中两地芍，芩柏山药续断草，

血热经多并烦渴，清热凉血功效好。

**丹栀逍遥散**（《内科摘要》）

清肝理血，健脾固冲。肝郁血热，恶露中夹有血块，心烦易怒，乳房、少腹胀痛，口苦咽干，脉弦数者。

当归　芍药　茯苓　白术　柴胡　牡丹皮　炒栀子　炙甘草

丹栀逍遥归苓芍，柴胡白术加甘草，

养血清热和肝脾，八味调经疗效好。

**生化汤**（《傅青主女科》）

活血化瘀，理血温经。瘀血阻滞冲任，产后恶露过期不止，淋漓量少，色暗有块，小腹疼痛拒按，块下痛减，舌紫暗，或有瘀点，脉弦涩。

当归　川芎　桃仁　炮姜　炙甘草　黄酒　童便①

生化汤是产后方，芎归桃酒草炮姜，

消瘀活血功偏擅，止痛温经效亦彰。



---

①　童便:《傅青主女科》载“童便、黄酒各半煎服”，现临床常仅黄酒煎服。

**理冲丸**（《医学衷中参西录》）

祛瘀消癥。产后恶露不尽，结为癥瘕，以致阴虚作热，阳虚作冷，食少劳嗽，室女月闭血枯，癥瘕积聚，气郁脾弱，满闷痞胀，不能饮食。

水蛭　生黄芪　生三棱　生莪术　当归　知母　生桃仁

理冲丸里水蛭芪，桃归知母莪棱宜，
破瘀调经除痞胀，消磨癥瘕扶正气。

**桂枝茯苓丸**（《金匮要略》）

通脉祛瘀。瘀阻胞宫，产后恶露不尽，血色紫黑晦暗，腹痛拒按，舌紫暗或有瘀点，脉涩或弦涩有力。

桂枝　茯苓　牡丹皮　芍药　桃仁

金匮桂枝茯苓丸，桃仁芍药和牡丹，
等分为末蜜丸服，缓消癥块胎可安。

## 二、虚证

**虚证——恶露量多　色淡质稀　无臭气**

**补中益气汤**（《脾胃论》）

益气摄血。气虚，产后恶露过期不止，量多，色淡红，质稀，无臭味，精神倦怠，四肢无力，气短懒言，小腹空坠，舌淡，苔薄白，脉缓弱。

黄芪　炙甘草　人参　当归　陈皮　升麻　柴胡　白术

补中益气芪参术，升麻柴草归陈助，
清阳下陷能升举，气虚发热甘温除。

妇人产后，血气耗泄，故多虚寒，其有恶露不行，无纯实热之证，攻邪需兼顾扶正，补益亦需防止留瘀。保阴煎中黄芩、生地、黄柏坚阴清热，配合熟地、山药、续断固摄冲任，兼顾产后体虚，治疗虚热动血诸症。丹栀逍遥散清肝泻火，直折肝木，防止疏泄过度，复有健脾以固冲。生化汤以川芎、桃仁活血祛瘀，当归、童便滋阴养血、活血散瘀，炮姜仅用五分，微温气血又能止血，防止活血祛瘀太过，全方活血不伤正，温经不动血，适合产后服用，瘀血去新血生则生化不息。理冲丸用三棱、莪术以消冲中瘀血，用芪、归诸药以保护气血，则瘀血去，而气血不至伤损，芪得三棱、莪术则补而不滞。本方为丸剂可缓和峻药之刚，猛药缓用。补中益气汤补脾益气升阳，使气能摄血，血气循行常道而恶露自除。

## 第十一节　缺乳

哺乳期间，产妇乳汁甚少或全无。

| 虚证 | 通乳丹 | 补气养血，通乳，以补养为主 |
| --- | --- | --- |
| 实证 | 下乳涌泉散 | 疏肝解郁，活络通乳，以疏通为主 |

## 一、虚证

### 虚证——乳房柔软　乳汁清稀

**通乳丹**（《傅青主女科》）

补气养血，通乳。气血虚弱，产后乳少，乳汁清稀，乳房柔软，无胀满感，神倦食少，面色无华，舌淡，苔少，脉细弱。

人参　生黄芪　当归　麦冬　木通　桔梗　猪蹄

通乳丹中当归君，人参黄芪与麦冬，
木通桔梗猪蹄引，因虚无乳此方中。

## 二、实证

### 实证——乳房胀硬而痛　乳汁浓稠

**下乳涌泉散**（《清太医院配方》）

疏肝解郁，活络通乳。肝气郁结，产后乳汁涩少，浓稠，或乳汁不下，乳房胀硬疼痛，情志抑郁，胸胁胀闷，食欲不振，或身有微热，舌质正常，苔薄黄，脉弦细或弦数。

当归　川芎　天花粉　白芍　生地黄　柴胡　青皮　漏芦　桔梗　通草　白芷　穿山甲　木通　王不留行　甘草

下乳涌泉四物草，山甲留行芷通草，
木通花粉漏芦桔，柴胡青皮解郁好。

通乳丹补气养血，木通通络，桔梗排乳，猪蹄以前蹄多筋为首选，能补气血，善润通经隧，能通乳汁。下乳涌泉散养血疏肝，配合诸药漏芦、桔梗、通草、白芷、穿山甲、木通、王不留行均有通乳作用。

## 第十二节　不孕症

女子婚后夫妇同居2年以上，配偶生殖功能正常，未避孕而未受孕者，或曾孕育过，未避孕又2年以上未再受孕者。由于生殖器官解剖生理缺陷无法纠正的绝对性不孕，不在本节讨论范围。

| 实证 | 艾附暖宫丸 | 温经散寒，治疗宫寒不孕 |
|---|---|---|
| | 百灵调肝汤 | 疏肝解郁，理血调经，治疗肝郁不畅 |

| | | |
|---|---|---|
| 实证 | 启宫丸 | 燥湿化痰，治疗痰湿不孕，身体肥胖 |
| | 少腹逐瘀汤 | 活血化瘀，散寒暖宫，祛瘀生新，治疗瘀血不孕 |
| 虚证 | 毓麟珠 | 补肾填精，益气养血，治疗肾气不足不孕 |
| | 温胞饮 | 温肾助阳，填精助孕，治疗命火不足不孕 |
| | 调经种玉汤 | 养血活血调经，治疗血虚血瘀不孕，经期服药 |
| | 养精种玉汤 | 调补冲任，滋肾养血，治疗肾阴亏虚不孕 |
| | 清血养阴汤 | 养阴清热，治疗阴虚内热，胞胎失养 |
| | 开郁种玉汤 | 疏肝理脾，养血调经，治疗肝郁脾虚不孕 |
| | 温冲汤 | 温冲填精，治疗血海虚寒不孕 |

## 一、实证

### 实证——痰湿、瘀血、寒邪阻滞胞宫　小腹冷痛　按之饱满或抵抗

**艾附暖宫丸**（《沈氏尊生书》）

温经散寒。寒客胞中致宫寒不孕者，症见月经后期，小腹冷痛，畏寒肢冷，面色青白，脉沉紧。

艾叶　香附　当归　续断　吴茱萸　川芎

白芍　黄芪　生地黄　肉桂

艾附暖宫四物配，吴萸续断芪肉桂，

温经养血暖子宫，止带调经腹痛退。

**百灵调肝汤**（《百灵妇科》）

疏肝解郁，理血调经。肝郁气滞，多年不孕，月经愆期，量多少不定，经前乳房胀痛，胸胁不舒，小腹胀痛，精神抑郁，或烦躁易怒，舌红，苔薄，脉弦。

当归　赤芍　牛膝　通草　川楝子　瓜蒌　皂角刺　枳实　青皮　甘草　王不留行

百灵调肝归膝芍，枳青不留楝蒌皂，

甘通二草和合用，疏肝理血调经妙。

**启宫丸**（《湖北中医学院方》）

燥湿化痰，理气调经。痰湿内盛，婚久不孕，形体肥胖，经行延后，甚或闭经，带下量多，头晕泛恶，苔白腻，脉滑。

制半夏　苍术　香附　茯苓　神曲　陈皮　川芎

启宫丸中陈苓芎，香附苍夏神曲宗，

肥胖不孕莫烦恼，燥湿化痰启胞宫。

**少腹逐瘀汤**（《医林改错》）

活血化瘀，温经通络。瘀血内停，多年不孕，月经后期，量少或多，色紫黑，有血块，经行不畅，甚或漏下不止，少腹疼痛拒按，经前痛剧，舌紫暗，或舌边有瘀点，脉弦涩。

小茴香　干姜　延胡索　没药　当归　川芎　肉桂　赤芍　蒲黄　五灵脂

少腹茴香与炒姜，元胡灵脂没芎当，
蒲黄官桂赤芍药，调经种子第一方。

寒滞胞宫不孕者，犹如水寒土冻，草木不生，艾附暖宫丸方中艾叶、香附、吴茱萸、肉桂暖宫散寒、温经通脉，四物及黄芪、续断活血祛瘀，养血调经，宫暖则如春暖花开，胞胎乃成。百灵调肝汤以枳实、青皮、川楝子疏肝理气，通草、皂角刺、王不留行攻走血脉，加强理气药物作用而又无破气之虞，当归、赤芍、牛膝、瓜蒌活血化痰。全方疏肝通经较强，虽有当归补血，但对于体虚之人仍应配合补益之品。启宫丸是治疗体肥不孕的方剂，由《医方集解》启宫丸去甘草，白术易苍术而来，和越鞠丸相比启宫丸燥湿化痰力量更强，使壅者通，塞者启，痰湿气虚不孕能愈，故名启宫丸。少腹逐瘀汤为清朝王清任所创，治少腹积块疼痛，“种子如神”，尚可治疗习惯性流产，方中以活血祛瘀、养血调经之药祛瘀生新，辅以肉桂、干姜、小茴香，辛热鼓舞气血运行，温经散寒以暖宫，故能祛疾、种子、安胎。

## 二、虚证

**虚证——月经错后　量少色淡　腰酸腿软　精神疲倦　性欲淡漠**

**毓麟珠**（《景岳全书》）

补肾益气，填精益髓。肾气不足，婚久不孕，月经不调，经量或多或少，头晕耳鸣，腰酸腿软，精神疲倦，小便清长，舌淡，苔薄，脉沉细，两尺尤甚。

人参　白术　茯苓　芍药　鹿角霜　川椒　杜仲　川芎　炙甘草　当归　熟地　菟丝子

毓麟珠中八珍资，杜仲川椒与菟丝，
鹿角霜尤不可少，调经种子此方司。

**温胞饮**（《傅青主女科》）

温肾助阳，填精助孕。肾阳虚，婚久不孕，月经后期，量少色淡，甚则闭经，平时白带量多，腰痛如折，腹冷肢寒，性欲淡漠，小便频数或失禁，面色晦暗，舌淡，苔白滑，脉沉细而迟或沉迟无力。

巴戟天　补骨脂　菟丝子　肉桂　附子　杜仲　白术　山药　芡实　人参

温胞饮暖子宫寒，参术桂附巴戟天，
山药杜芡菟骨脂，心肾火衰服之痊。

**调经种玉汤**（《万氏妇人科》）

养血活血调经。血虚血瘀不孕，月经错后，量少色淡，伴头晕眼花，心悸少寐，舌淡，脉涩弦。

当归身　川芎　熟地　香附　白芍　茯苓　陈皮　吴茱萸　丹皮　延胡索

调经种玉汤四物，茯陈丹皮延香附，
吴萸温血胞宫通，经调胎孕诚不误。

**养精种玉汤**（《傅青主女科》）

滋肾养血，调补冲任。肾阴亏损，婚久不孕，月经错后，量少色淡，头晕耳鸣，腰酸腿软，眼花心悸，皮肤不润，面色萎黄，舌淡，苔少，脉沉细。

熟地　当归　白芍　山茱萸

养精种玉女科方，归萸芍药熟地黄，
血虚不孕经不调，滋肾养血冲任康。

**清血养阴汤**（《妇科临床手册》）

养阴清热。阴虚内热，月经先期，量少，色红，腰酸腿软，手足心热，甚则潮热盗汗，口燥咽干，颧赤唇红，舌红而干，脉细数。

生地　丹皮　白芍　玄参　黄柏　女贞子　旱莲草

丹皮生地白芍玄，黄柏女贞墨旱莲，
虚热留恋经延期，清血养阴用立痊。

**开郁种玉汤**（《傅青主女科》）

疏肝理脾，养血调经。肝郁脾虚，不孕，月经不调，经来腹痛或经行不畅，乳房胀痛，精神抑郁，不思饮食，倦怠嗜卧，舌红苔薄，脉弦。

白芍　当归　茯苓　丹皮　白术　香附　天花粉

开郁种玉傅氏方，归芍茯苓丹皮藏，
白术香附天花粉，疏肝解郁功效彰。

**温冲汤**（《医学衷中参西录》）

温冲散寒，填精补肾。血海虚寒不孕，平素畏坐凉处，畏食凉物，经脉调和，舌淡红，苔薄白，脉细。

生山药　当归身　乌附子　肉桂　补骨脂　小茴香　核桃仁　紫石英　鹿角胶

温冲山药乌附桂，紫英核桃补骨茴，
补肾填精暖冲脉，鹿角真胶配当归。

毓麟珠以八珍汤补益气血，配以菟丝子、杜仲、鹿角霜、川椒温养肝肾，既补先天以益肾精，又补后天以生气血，使精充血足，冲任调摄。“夫寒冰之地，不生草木；重阴之渊，不长鱼龙”。温胞饮重用巴戟天、白术，一补先天之火，一补后天之土，肉桂、附子补命门真火且益心阳，补骨脂、菟丝子、杜仲、芡实益精固涩，人参、山药补气健脾，全方养精益气，益火消阴，祛沉寒痼冷，使春回阳生。调经种玉汤治疗血虚夹滞不孕，以养血暖宫、行气活血之品，于月经来潮时服用四剂，以达到寒瘀去，胞宫新，孕自成，看似平淡实有殊效，未成孕可下月再服。养精种玉汤由四物汤去川芎，加山茱萸而成，补血填精，用于肾亏血虚，身体瘦弱，久不受孕。清血养阴汤养阴清热，使虚热敛、胞宫安。傅氏以开郁种玉汤治疗嫉妒不孕，白芍、当归养血柔肝，丹皮、香附疏肝理气活血，天花粉开郁结，白术、茯苓健脾。此方解肝气之郁，宣脾气之困，而心肾之气因之俱舒，四经之郁已结，则任带脉通，胞胎之门自开。温冲汤以山药、当归、补骨脂、核桃仁、鹿角胶补肾填精，滋阴益血；配以附子、肉桂、紫石英、小茴香温冲散寒，助阳暖宫；重用紫石英，取其性温质重，能引诸药直达于冲中。

# 第十二章

# 儿科病证

## 第一节　麻疹

麻疹是由外感麻毒时邪引起的一种急性出疹性时行疾病。以发热，咳嗽，流涕，眼泪汪汪，全身布发红色斑丘疹及早期口腔两颊黏膜出现麻疹黏膜斑为特征。

<table>
<tr><td rowspan="5">顺证</td><td rowspan="2">初热期</td><td>宣毒发表汤</td><td>辛凉复辛温，清宣透邪外出</td></tr>
<tr><td>升麻葛根汤</td><td>解肌透疹解毒</td></tr>
<tr><td rowspan="2">见形期</td><td>清解透表汤</td><td>清凉解毒，佐以透发</td></tr>
<tr><td>竹叶柳蒡汤</td><td>透疹解表，清泻肺胃</td></tr>
<tr><td>收没期</td><td>沙参麦冬汤</td><td>养阴益气，清解余邪</td></tr>
<tr><td colspan="2" rowspan="3">逆证</td><td>麻杏石甘汤</td><td>宣肺开闭，用于邪毒闭肺</td></tr>
<tr><td>清咽下痰汤</td><td>清热解毒，利咽消肿，用于邪毒攻喉</td></tr>
<tr><td>羚角钩藤汤</td><td>平肝息风，清营解毒，用于邪陷心肝</td></tr>
</table>

## 一、顺证

**顺证——身热不甚，常有微汗，神气清爽，咳嗽而不气促。3～4天后开始出疹，先见于耳后发际，渐次延及头面、颈部，而后急速蔓延至胸背腹部、四肢，最后鼻准部及手心、足心均见疹点，疹点色泽红活，分布均匀，无其他并发症。疹点均在3天内透发完毕，嗣后依次隐没回退，热退咳减，精神转佳，胃纳渐增，渐趋康复。**

**邪犯肺卫（初热期）——发热，微恶风寒，鼻塞流涕，喷嚏，咳嗽，两眼红赤，泪水汪汪，面燥腮赤，发热第2～3天，口腔两颊黏膜红赤，贴近臼齿处见微小灰白色麻疹黏膜斑，周围红晕，由少渐多。**

**宣毒发表汤**（《痘疹仁端录》）

辛凉透表，清宣肺卫。发热，微恶风寒，鼻塞流涕，喷嚏，咳嗽，两眼红赤，倦怠思睡，小便短赤，大便稀溏，舌苔薄白或微黄，脉浮数。

升麻　葛根　前胡　桔梗　枳壳　荆芥　防风　杏仁　甘草　木通　连翘　牛蒡子　竹叶　芫荽

疹伏宣毒发表汤，升葛枳前桔荆防，
蒡通翘杏淡竹草，引加芫荽水煎尝。

**升麻葛根汤**（《太平惠民和剂局方》）

解肌透疹。麻疹初起，疹出不透，身热头痛，咳嗽，目赤流泪，口渴，舌红，脉数。

升麻　葛根　芍药　炙甘草

阎氏升麻葛根汤，芍药甘草合成方，

麻疹初期发不透，解肌透疹此为良。

**邪入肺胃（见形期）——发热持续，起伏如潮，阵阵微汗，谓之“潮热”，每潮一次，疹随外出。疹点先见于耳后发际，继而头面、颈部、胸腹、四肢，最后手心、足底、鼻准部都见疹点即为出齐。**

**清解透表汤**（验方）

清凉解毒，佐以透发。疹点初起细小而稀少，渐次加密，疹色先红后暗红，稍觉凸起，触之碍手，伴口渴引饮，目赤眵多，咳嗽加剧，烦躁或嗜睡，舌质红，舌苔黄，脉数。

西河柳　蝉蜕　葛根　升麻　连翘　银花　紫草根　桑叶　菊花　牛蒡子　甘草

升麻葛根紫草甘，桑菊牛蒡西柳蝉，

银花连翘热毒解，清热解表效验方。

**竹叶柳蒡汤**（《先醒斋医学广笔记》）

透疹解表，清泻肺胃。疹出不透，喘咳，烦闷躁乱，咽喉肿痛。

西河柳　荆芥穗　葛根　蝉蜕　炒牛蒡　知母　薄荷　玄参　甘草　麦冬　淡竹叶（甚者加石膏、冬米）

竹叶柳蒡葛根知，蝉衣荆芥薄荷施，
石膏粳米参甘麦，风疹急投莫延迟。

**阴津耗伤（收没期）——疹点出齐后，发热渐退，咳嗽渐减，声音稍哑，疹点依次渐回，皮肤呈糠麸状脱屑，并有色素沉着，胃纳增加，精神好转。**

*沙参麦冬汤*（《温病条辨》）

养阴益气，清解余邪。疹点依次渐回，发热渐退，咳嗽咽干，口渴喜饮，舌质红少津，苔薄净，脉细软或细数。

沙参　玉竹　生甘草　冬桑叶　麦冬　生扁豆　天花粉

沙参麦冬饮豆桑，玉竹甘花共此方，
秋燥耗津伤肺胃，苔光干咳此堪尝。

麻疹初起，宜辛凉透解，升麻葛根汤透散清热之力较弱，宣毒发表汤辛凉解表中加入少量辛温解表，透解之力较强，芫荽为表解麻疹常用药物，但用量不宜过大，防止辛温助热，若外洗亦有效果。邪入肺胃的见形期应加大透疹清热力度，清解透表汤解毒之力强，竹叶柳蒡汤兼生津止渴之功，是治麻疹透发不出，热毒内蕴的常用方。西河柳善于治疗痧疹热毒，亦可外洗。

## 二、逆证

**逆证——见形期疹出不畅或疹出即没，或疹色紫暗；高热持续不降，或初热期至见形期体温当升不升，或身热骤降，肢厥身凉者；并见咳剧喘促，痰声辘辘；或声音嘶哑，咳如犬吠；或神昏谵语，惊厥抽风；或面色青灰，四肢厥冷，脉微欲绝等，均属逆证证候。**

**麻杏石甘汤**（《伤寒论》）

宣肺开闭，清热解毒。邪毒闭肺，高热烦躁，咳嗽气促，鼻翼煽动，喉间痰鸣，疹点紫暗或隐没，甚则面色青灰，口唇发绀，舌质红，苔黄腻，脉数。

麻黄　杏仁　甘草　石膏

伤寒麻仁石甘汤，汗出而喘法度良，
辛凉疏泄能清肺，定喘除烦效力张。

**清咽下痰汤**（验方）

清热解毒，利咽消肿。邪毒攻喉，咽喉肿痛，声音嘶哑，咳声重浊，声如犬吠，喉间痰鸣，甚则吸气困难，胸高胁陷，面唇发绀，烦躁不安，舌质红，苔黄腻，脉滑数。

玄参　桔梗　牛蒡子　甘草　贝母　瓜蒌　射干　荆芥　马兜铃

牛蒡马铃射桔梗，贝母玄参瓜蒌甘，
荆芥一味疏风邪，麻毒攻喉清咽痰。

**羚角钩藤汤**（《通俗伤寒论》）

平肝息风，清营解毒。邪陷心肝，高热不退，烦躁谵妄，皮肤疹点密集成片，色泽紫暗，甚则神昏、抽搐，舌质红绛起刺，苔黄糙，脉数。

羚角片　桑叶　川贝母　鲜生地　钩藤　菊花　茯神　生白芍　生甘草　竹茹

羚角钩藤茯菊桑，竹茹贝草芍地黄，
阳邪亢盛成痉厥，肝风内动急煎尝。

麻为阳毒，以透为顺，故“麻不厌透”“麻喜清凉”，在麻毒未曾尽泄之前总以透疹为要，贵乎透彻，宜取清凉，辛凉透邪解热，不可过用苦寒之品，以免伤正而外邪内陷，若是已成逆证，治在祛邪安正。麻毒闭肺者，宜宣肺化痰解毒，予麻杏石甘汤，方中麻黄、石膏一辛温、一辛寒，宣清结合，透邪于外，相反之中寓有相辅之意；热毒攻喉者，宜予清咽下痰汤利咽下痰解毒，方中荆芥有透疹之效，唯马兜铃有较强毒性并可致癌，可用金果榄代替；邪陷心肝者，予羚角钩藤汤清热凉营、平肝息风，本方清中有桑菊之散、地芍之滋，既能透疹又可化痰开窍醒脑；出现心阳虚衰之险证时，当急予温阳扶正固脱。

## 第二节　风痧

风痧是感受风热时邪引起的急性出疹性疾病。以轻度发热，咳嗽，皮肤出现淡红色斑丘疹，耳后及枕部淋巴结肿大为特征。本病西医学称风疹。

| | |
|---|---|
| 银翘散 | 疏风解表，清热透疹，辛凉平剂，用于早期轻症 |
| 透疹凉解汤 | 清热解毒，凉营透疹，用于热入气营重症 |
| 升降散 | 升清降浊，散风清热，用于表里同病 |

**银翘散**（《温病条辨》）

疏风解表，清热透疹。发热恶风，喷嚏流涕，伴有轻微咳嗽，精神倦怠，胃纳欠佳，疹色浅红，先起于头面、躯干，随即遍及四肢，分布均匀，稀疏细小，2 ~ 3 日消退，有瘙痒感，耳后及枕部淋巴结肿大，舌质偏红，苔薄白或薄黄，脉浮数。

连翘　银花　桔梗　薄荷　牛蒡子　竹叶

荆芥　淡豆豉　生甘草　芦根

银翘散主上焦疴，竹叶荆牛豉薄荷，
甘桔芦根凉解法，清疏风热煮无过。

**透疹凉解汤**（验方）

清热解毒，凉营透疹。气营两燔，壮热口渴，烦躁哭闹，疹色鲜红或紫暗，疹点较密，甚则融合成片，小便黄少，大便秘结，舌质红，苔黄糙，脉洪数。

桑叶　甘菊　薄荷　连翘　牛蒡子　赤芍　蝉蜕　紫花地丁　黄连　藏红花

桑菊薄荷黄连翘，地丁牛蒡蝉蜕饶，
赤芍红花凉活血，透疹凉解功效高。

**升降散**（《伤寒温疫条辨》）

升清降浊，散风清热。热毒内盛，壮热口渴，皮疹焮红，咽喉肿痛，胸膈满闷，便干，舌红，苔黄，脉浮数。

白僵蚕　全蝉蜕　姜黄　川大黄　米酒　蜂蜜

升降散用蝉僵蚕，姜黄大黄也开煎，
表里三焦大热症，寒温条辨用之先。

银翘散为辛凉平剂，辛凉及苦寒清热之中配伍少量辛温之品，既防止寒凉冰伏气机，又不至于升火助毒，清疏兼顾，以疏为主。本方虽有苦寒之品，但是均为气清味淡偏走上焦者，尤其是苇根一味，甘寒和中却能清透，故而勿过煮，香气大出即可，取其轻清发散。透疹凉解汤清热解毒，辛凉宣散，方中藏红花凉血化瘀、散郁开结，为斑疹之良药。升降散中僵蚕味辛苦气薄，喜燥恶湿，得天地清化之气，轻浮而升阳中之阳，故能胜风除湿，清热解郁，从治膀胱相火，引清气上朝于口，散逆浊结滞之痰也；蝉蜕气寒无毒，味咸且甘，为清虚之品，能祛风而胜湿，涤热而解毒；盖取僵蚕、蝉蜕，升阳中之清阳；配伍姜黄、大黄，降阴中之浊阴，一升一降，内外通和。方中米酒外达毛孔，内通脏腑经络，驱逐邪气，无处不到；蜂蜜清热润燥，解毒兼有补益之功。

## 第三节　水痘

水痘是由外感时行邪毒引起的急性发疹性时行疾病。以发热，皮肤分批出现丘疹、疱疹、结痂为特征。因其疱疹内含水液，形态椭圆，状如豆粒，故称水痘。西医亦称水痘。

| 银翘散 | 疏风清热解毒，佐以利湿，治疗病在卫气 |
|---|---|
| 清胃解毒汤 | 清热凉营，解毒渗湿，治疗毒炽气营 |
| 麻杏石甘汤 | 清热泻火，开肺化痰，治疗邪毒闭肺 |

续表

| | |
|---|---|
| 清瘟败毒饮 | 凉血泻火，息风开窍，治疗邪毒内陷心肝 |
| 参苏饮 | 益气解表，理气化湿，用于脾虚痰湿 |
| 人参败毒散 | 益气解表，散风祛湿，用于气虚风湿 |

**银翘散**（《温病条辨》）

疏风清热，利湿解毒。邪伤肺卫，发热轻微，或无发热，鼻塞流涕，伴有喷嚏及咳嗽，1 ~ 2 日皮肤出疹，疹色红润，疱浆清亮，根盘红晕不明显，点粒稀疏，此起彼伏，以躯干为多，舌苔薄白，脉浮数。

连翘　银花　桔梗　薄荷　牛蒡子　竹叶　荆芥　淡豆豉　生甘草　芦根

银翘散主上焦疴，竹叶荆牛豉薄荷，
甘桔芦根凉解法，清疏风热煮无过。

**清胃解毒汤**（《痘疹传心录》）

清热凉营，解毒渗湿。毒炽气营，壮热不退，烦躁不安，口渴欲饮，面红目赤，水痘分布较密，根盘红晕显著，疹色紫暗，疱浆混浊，大便干结，小便黄赤，舌红或舌绛，苔黄糙而干，脉洪数。

当归　黄连　生地黄　天花粉　连翘　升麻　牡丹皮　赤芍药

清胃解毒归地连，花升连翘丹芍全，
毒炽气营水痘发，疏风清热散结消。

**麻杏石甘汤**（《伤寒论》）

清热泻火，开肺化痰。水痘邪毒闭肺，高热，咳嗽，气喘，鼻煽，发绀。

麻黄　杏仁　甘草　石膏

伤寒麻仁石甘汤，汗出而喘法度良，

辛凉疏泄能清肺，定喘除烦效力张。

**清瘟败毒饮**（《疫疹一得》）

凉血泻火，息风开窍。水痘邪毒内陷心肝，壮热不退，神志模糊，口渴烦躁，甚则昏迷、抽搐。

生地黄　黄连　黄芩　丹皮　生石膏　栀子　甘草　竹叶　玄参　犀角（用水牛角代替）　连翘　赤芍　知母　桔梗

清瘟败毒地连芩，丹膏栀草竹玄参，

犀角翘芍知桔梗，泻火解毒亦滋阴。

**参苏饮**（《太平惠民和剂局方》）

益气解表，理气化湿。素体虚弱，内有痰湿，复感风邪，疱疹色淡红，根盘红晕不明显，点粒稀疏，此起彼伏，以躯干为多，倦怠无力，气短懒言，发热轻微，鼻塞流涕，舌苔薄白，脉浮弱。

人参　紫苏　陈皮　枳壳　前胡　半夏　干葛　木香　甘草　桔梗　茯苓

参苏饮内用陈皮，枳壳前胡半夏齐，

葛根木香甘桔茯，气虚感寒痰湿宜。

**人参败毒散**（《太平惠民和剂局方》）

益气解表，散风祛湿。外感风湿寒邪，引动内湿，疱疹色淡红，疱浆清亮，肢体疼痛明显，倦怠无力，气短懒言，鼻塞流涕，舌苔薄白，脉浮弱。

羌活　独活　人参　柴胡　甘草　桔梗　川芎　茯苓　枳壳　前胡　生姜　薄荷

人参败毒草苓芎，羌独柴前枳桔同，
生姜薄荷煎汤服，祛寒除湿功效宏。

水痘轻证痘形小而稀疏，色红润，疱内浆液清亮，或伴有轻度发热、咳嗽、流涕等症状，病在卫气，治以疏风清热解毒，佐以利湿，银翘散加减。方中辛凉宣散，配伍少量辛温药物，同时又与清热解毒药相配，既外散风热，又解毒利湿，清疏兼顾，虽有苦寒之品，但是均为气清味淡之品，尤其是苇根一味，甘寒和中，既能芳香清透又善利湿。重证水痘邪毒较重，痘形大而稠密，色赤紫，疱浆较混，伴有高热、烦躁等症状，病在气营，可用清胃解毒汤加减清热凉营、解毒渗湿，方中黄连、天花粉、连翘、升麻均有清热解毒、消痈散结之功。《重庆堂随笔》："瓜蒌实一名天瓜，故其根名天瓜粉，后世讹瓜为花，然相传已久，不可改矣。"如邪毒闭肺，麻杏石甘汤辛凉开肺、疏泄化痰，麻黄开腠以散邪，石膏清泄肺热以生津、辛散解肌以透邪。二药一辛温、一辛寒；一以宣肺为主，一以清肺为主，且都能透邪于外，合用相反之中寓有相辅之意。如邪陷心肝，清瘟败毒饮清营凉血，息风开窍，本方由白虎汤、犀角地黄汤、黄连解毒汤三方加减而成，大寒解毒，能损人阳气，故素体阳虚，或脾胃虚弱者忌用。参苏饮本为治疗虚人外感风寒表证兼痰浊内蓄，从中焦脾胃入手，以紫苏、葛根等发散风寒，解肌透邪，配合二陈汤燥湿化痰，人参、甘草益气扶正，对于痘疹有风寒表证，兼脾虚痰湿尤为适合。人参败毒散所用人参入表药中，少助元气，以驱邪之主，使邪气得药，一涌而出，毒邪自溃，故曰败毒，非补养虚弱之意。本方在《小儿药证直诀》中名败毒散。

## 第四节　痄腮

痄腮是因感受风温邪毒，以发热、耳下腮部漫肿疼痛为临床主要特征。中医称为痄腮，西医学称为流行性腮腺炎。

| 银翘散 | 疏风清热解毒 |
| --- | --- |
| 普济消毒饮 | 清热解毒，疏风散邪，软坚散结 |
| 凉营清气汤 | 气营两清，凉血解毒，息风开窍，用于邪陷心包重症 |

续表

| | |
|---|---|
| 龙胆泻肝汤 | 泻肝胆实火湿热，用于痄腮累及睾丸病症 |
| 升麻黄连汤 | 疏风清热，解毒消肿 |

**银翘散**（《温病条辨》）

疏风清热，透邪解毒。痄腮邪犯少阳，轻微发热恶寒，一侧或两侧耳下腮部漫肿疼痛，咀嚼不便，或伴头痛，咽痛，纳少，舌红，苔薄白或淡黄，脉浮数。

连翘　银花　桔梗　薄荷　牛蒡子　竹叶　荆芥　淡豆豉　生甘草　芦根

银翘散主上焦疴，竹叶荆牛豉薄荷，

甘桔芦根凉解法，清疏风热煮无过。

**普济消毒饮**（《医方集解》）

清热解毒，软坚散结。热毒壅盛，高热不退，腮部肿胀疼痛，坚硬拒按，张口、咀嚼困难，烦躁不安，口渴引饮，或伴头痛、呕吐，咽部红肿，食欲不振，尿少黄赤，舌红苔黄，脉滑数。

黄芩　黄连　陈皮　甘草　玄参　柴胡　桔梗　连翘　板蓝根　马勃　牛蒡子　薄荷　僵蚕　升麻

普济消毒蒡芩连，甘桔蓝根勃翘玄，

升柴陈薄僵蚕入，大头瘟毒服之消。

**凉营清气汤**（《喉痧症治概要》）

气营两清，息风开窍。痄腮邪陷心包，高热不退，神昏，嗜睡，项强，反复抽风，腮部肿胀疼痛，坚硬拒按，头痛，呕吐，舌红，苔黄，脉洪数。

犀角（水牛角代替） 鲜石斛 栀子 牡丹皮 鲜生地 薄荷 黄连 赤芍 玄参 石膏 甘草 连翘 竹叶 白茅根 芦根 金汁

丹栀生地牛角斛，茅芦薄竹连金汁，
赤芍玄膏甘草翘，凉营清气喉痧消。

**龙胆泻肝汤**（《医方集解》）

泻肝胆实火，清利肝经湿热。痄腮湿热毒窜睾腹，一侧或两侧睾丸肿胀疼痛，或伴少腹疼痛，痛甚者拒按，舌红，苔黄，脉数。

龙胆草 栀子 黄芩 木通 泽泻 车前子 柴胡 甘草 当归 生地

龙胆芩栀酒拌炒，木通泽泻车柴草，
当归生地益阴血，肝胆实火湿热消。

**升麻黄连汤**（《外科枢要》）

疏风清热，解毒消肿。胃经热毒，腮肿作痛，或发寒热，口干，尿少黄赤，舌红苔黄，脉滑数。

升麻 川芎 当归 连翘 黄连 牛蒡子 白芷

升麻黄连薛氏方，归芎白芷连牛蒡，

胃经热毒腮肿痛，升阳解毒兼口疮。

痄腮轻证不发热或发热不甚，腮肿不坚硬，属温毒在表，治疗予清热解毒，佐以软坚散结；重证发热高，腮肿坚硬，胀痛拒按，属热毒在里，治宜清热解毒为主；若出现高热不退，神识昏迷，反复抽风，或睾丸胀痛，少腹疼痛等并发症者，为变证，则按息风开窍或清肝泻火等法治之。银翘散为辛凉平剂，辛凉之中配伍少量辛温之品，既有利于透邪，同时又与清热解毒相配，既外散风热，又解毒辟秽，从而构成清疏兼顾，以疏为主之剂。本方虽有苦寒之品，但是均为气清味淡偏走上焦者，故而勿过煮，香气大出即可，取其轻清发散，过煎则味厚入中焦矣。普济消毒饮有较强的疏风清热解毒作用，升麻、柴胡、桔梗使药力作用于上焦及头部。凉营清气汤清营凉血、清热解毒。方中金汁，用冬至前后男童的粪便过滤后装入瓦罐，密封埋入两米深的泥土里，封存十年以上，取其上层清液入药即为金汁，其汁呈微黄，无毒无味，清热解毒，凉血消斑，疗暑热湿毒，效果极佳。目前现代临床已甚少使用。龙胆泻肝汤清肝利湿，实火旺则阴血伤，故配合当归、生地养血滋阴，龙胆草、木通苦寒利湿，并配伍甘平之品泽泻、车前子，既能淡渗利湿，又无苦寒伤中之虞，全方泻中有补，利中有滋。升麻黄连汤中升麻辛甘微寒，尤善清解阳明热毒，配伍黄连、连翘、牛蒡子清热解毒，当归、川芎活血消肿，白芷既可佐治寒凉药物，又可加强疏散之功，若焮连耳后，加山栀、柴胡。

## 第五节　儿童多动综合征

儿童多动综合征又称“轻微脑功能障碍综合征”，是儿童时期一种较常见的行为异常性疾患。患儿智力正常或接近正常，以难以控制的动作过多，注意力不集中，情绪不稳，冲动任性，并有不同程度学习困难为临床特征。

| | | |
|---|---|---|
| 实证 | 黄连温胆汤 | 清热宁心，化痰安神 |
| | 琥珀抱龙丸 | 清热化痰，健脾镇静安神 |
| | 清肝达郁汤 | 清热平肝，理气解郁 |
| | 风引汤 | 清热化痰，潜阳息风，镇心安神 |
| 虚证 | 杞菊地黄丸 | 滋养肝肾，潜阳定志 |
| | 归脾汤 | 益气补血，养心安神强志 |
| | 缓肝理脾汤 | 健脾柔肝，强心定志 |

## 一、实证

**实证——多动任性　易于激动　口干喜饮　唇红口臭　小便黄赤混浊　舌苔黄腻**

**黄连温胆汤**（《六因条辨》）

清热宁心，化痰安神。痰火扰心，神思涣散，多语哭闹，任性多动，易于激动，胸闷脘痞，喉间痰多，夜寐不安，目赤口苦，小便黄赤，大便秘结，舌质红，苔黄腻，脉滑数。

黄连　竹茹　枳实　半夏　陈皮　炙甘草　生姜　茯苓

黄连温胆夏枳茹，橘红甘草生姜茯，
辛开苦降运中焦，胆郁痰扰诸证除。

**琥珀抱龙丸**（《活幼心书》）

清热化痰，镇静安神。内热痰盛，多动任性冲动，注意力不集中，小便黄，舌苔黄腻，脉滑。

琥珀　天竺黄　檀香　胆南星　人参　茯苓　山药　甘草　金箔　枳壳　枳实　朱砂

天竺琥珀檀香星，参苓山药粉草金，
枳实枳壳朱砂入，琥珀抱龙镇急惊。

**清肝达郁汤**（《重订通俗伤寒论》）

清热平肝，理气解郁。肝郁化火，多动任性急躁，易于激动，口干喜饮，胸满胁痛，腹满而痛，舌质红，苔黄，脉滑数。

焦山栀　白芍　归须　柴胡　丹皮　炙草　橘白　薄荷　菊花　鲜青橘叶

柴胡当归丹栀芍，菊花薄荷并炙草，
鲜青橘叶与橘白，多发抽搐疏肝窍。

**风引汤**（《金匮要略》）

清热化痰，潜阳息风。肝阳亢盛，风邪内动，摇头瘛疭，挤眉弄眼，面色潮红，便秘口干，舌红，苔黄腻，脉滑数。

大黄　干姜　龙骨　桂枝　甘草　牡蛎　寒水石　滑石　赤石脂　白石脂　紫石英　石膏

四两大黄二牡甘，龙姜四两桂枝三，
滑寒赤白紫膏六，瘫痫诸风个中探。

## 二、虚证

**虚证——多动多语　神思涣散　动作笨拙　遇事善忘　思维较慢　形瘦少眠　面色少华**

**杞菊地黄丸**（《医级》）

滋养肝肾，潜阳定志。肝肾阴虚，神思涣散，烦躁多动，冲动任性，难以自控，睡眠不安，遇事善忘，五心烦热，口干唇红，形体消瘦，颧红盗汗，大便干结，舌红少津，苔少，脉弦细数。

枸杞子　菊花　熟地黄　山茱萸　牡丹皮　山药　茯苓　泽泻

杞菊地黄六味丸，山药丹泽萸苓掺，
养肝明目滋肾阴，目视昏花治可痊。

**归脾汤**（《正体类要》）

益气补血，养心安神。心脾两虚，神思涣散，多动不安，动作笨拙，头晕健忘，思维缓慢，面色萎黄，神疲乏力，多梦少寐，食欲不振，大便溏泻，舌淡苔白，脉细弱。

白术　人参　黄芪　当归　甘草　茯苓　远志　酸枣仁　木香　龙眼肉　生姜　大枣

归脾汤用参术芪，归草茯苓远志齐，
酸枣木香龙眼肉，煎加姜枣益心脾。

**缓肝理脾汤**（《医宗金鉴》）

健脾缓肝。脾虚肝旺，多动，急躁易冲动，反应迟缓，注意力不集中，学习拖延，纳差便溏，脉来迟缓。

桂枝　人参　茯苓　白芍药　白术　陈皮　山药　扁豆　炙甘草　煨姜　大枣

缓肝理脾用四君，桂枝汤加营卫和，
再加扁豆山药陈，脾土若健肝自调。

黄连温胆汤效仿半夏泻心汤，辛开苦降，草、苓、竹茹甘平健运中焦，全方清热化痰，痰去正气自安。琥珀抱龙丸清热镇惊，理气化痰，补气健胃，清泄与温补同施，祛邪和扶正共存，先破后立，痰邪去神归舍。痰饮为中医独到的理论，痰饮为阴邪，具有湿浊黏滞的特性，既可阻滞气机，又可表现病证缠绵难愈。由于痰饮可停留于人体各部，无处不到，因此，临床病证繁杂，随着痰饮停留的部位不同，表现出不同的病证特点，故古人云“怪病多属痰”，从痰论治常有意外疗效，不可忽视。清肝达郁汤在丹栀逍遥散基础上去白术、茯苓，加橘白、橘叶、菊花，以栀、丹、滁菊清泻肝火，青橘叶清芬疏气，以助柴薄之达郁，为清肝泻火，疏郁宣气之良方。风引汤用石膏、寒水石、大黄泻风火痰热，干姜、桂枝、赤石脂、白石脂、紫石英温补五脏，寒热并用，攻补兼施，更用龙骨、牡蛎收敛魂魄，石英镇心安神，温肺定气。杞菊地黄丸滋补肝肾，平肝柔肝，补精益脑，侧重于补肝。归脾汤补脾养心，强志益神，侧重于补心。缓肝理脾汤健脾柔肝，强心定志，侧重于补脾。

# 第十三章

# 皮肤病证

## 第一节　热疮

热疮是指发热或高热过程中所发生的一种急性疱疹性皮肤病。相当于西医的单纯疱疹。

| 辛夷清肺饮 | 疏风清热，滋阴解毒 |
|---|---|
| 龙胆泻肝汤 | 清肝火、解热毒、利水湿 |
| 增液汤 | 养阴清热解毒 |

**辛夷清肺饮**（《外科正宗》）

疏风清热解毒。肺胃热盛多发于颜面部，以口唇鼻侧多见，皮损为群集小水疱，灼热刺痒，大便干，小便黄，舌红，苔黄，脉弦数。

辛夷　黄芩　栀子　麦冬　百合　石膏　知母　甘草　枇杷叶　升麻

辛夷清肺芩栀杷，知膏麦合草升麻，

肺胃蕴热痰浊结，鼻鼽息肉一见化。

**龙胆泻肝汤**（《医方集解》）

泻肝胆实火，清利肝经湿热。肝胆湿热，疱疹发于阴部，易破溃糜烂，疼痛明显；伴发热，大便干，小便黄赤，舌质红，苔黄腻，脉滑数。

龙胆草　栀子　黄芩　木通　泽泻　车前子　柴胡　甘草　当归　生地

龙胆芩栀酒拌炒，木通泽泻车柴草，
当归生地益阴血，肝胆实火湿热消。

**增液汤**（《温病条辨》）

养阴清热。阴虚内热，热疮反复发作；伴口干唇燥，午后微热；舌红，苔薄，脉细数。

玄参　麦冬　生地

增液玄参与地冬，热病津枯便不通，
补药之体作泻剂，若非重用不为功。

热疮多于发热、受凉、情绪激动、过度疲劳复发，治疗以清热解毒为主，酌情予利水、养阴、健脾治疗。辛夷清肺饮以苦寒甘寒之品养阴清肺胃之热，合辛夷、升麻上开鼻窍外开玄府，辛夷还有辛温佐寒凉之意，升麻有解热毒之功，全方清宣肺胃热毒，散风利窍。龙胆泻肝汤清肝利湿，实火旺则阴血伤，故配合当归、生地养血滋阴，龙胆草、木通苦寒利湿，配合泽泻、车前子这类甘平之品，既能淡渗利湿，又无苦寒伤中之虞，全方泻中有补，利中有滋。增液汤用于热疮反复发作，阴虚内热之证。

## 第二节　蛇串疮

蛇串疮是一种皮肤上出现成簇水疱，呈带状分布，痛如火燎的急性疱疹性皮肤病。相当于西医的带状疱疹。

| 龙胆泻肝汤 | 清肝火、解热毒、利水湿 |
|---|---|
| 四妙勇安汤 | 清热解毒，活血止痛 |
| 除湿胃苓汤 | 健脾利湿 |
| 桃红四物汤 | 理气活血，养血止痛，治疗后遗症疼痛 |
| 补阳还五汤 | 补气活血通络止痛，治疗皮疹后期疼痛 |

**龙胆泻肝汤**（《医方集解》）

清肝火解热毒。肝经郁热皮损鲜红，疱壁紧张，灼热刺痛；伴口苦咽干，烦躁易怒，大便干或小便黄；舌质红，苔薄黄或黄厚，脉弦滑数。

龙胆草　栀子　黄芩　木通　泽泻　车前子　柴胡　甘草　当归　生地

龙胆芩栀酒拌炒，木通泽泻车柴草，
当归生地益阴血，肝胆实火湿热消。

**四妙勇安汤**（《验方新编》）

清热解毒，活血止痛。热毒炽盛，皮损鲜红，疱壁紧张，灼热刺痛，或见发热口渴，舌红脉数。

金银花　玄参　当归　甘草

四妙勇安金银花，玄参当归甘草加，
清热解毒兼活血，热毒脱疽效堪夸。

**除湿胃苓汤**（《医宗金鉴》）

健脾利湿。脾虚湿蕴，皮损颜色较淡，疱壁松弛，疼痛略轻，伴食少腹胀，口不渴，大便时溏，舌质淡，苔白或白腻，脉沉缓或滑。

防风　苍术　白术　赤茯苓　陈皮　厚朴　猪苓　山栀子　木通　泽泻　滑石　甘草　肉桂　灯心草

除湿胃苓厚朴苍，陈泽赤苓猪苓尝，
木通肉桂草灯心，白术防风滑栀襄。

**桃红四物汤**（《医宗金鉴》）

理气活血，养血止痛。皮疹消退后局部疼痛不止，气滞血瘀，舌质暗，苔白，脉弦细。

当归　川芎　白芍　熟地黄　桃仁　红花

桃红四物寓归芎，瘀家经少此方通，
桃红活血地芍补，祛瘀生新效力雄。

**补阳还五汤**（《医林改错》）

补气活血通络止痛。皮疹后期疼痛，久久

不愈，舌质暗淡，苔白，脉沉细。

黄芪　当归尾　赤芍　地龙　川芎　红花　桃仁

补阳还五芪归芎，桃红赤芍加地龙，
半身不遂中风证，益气活血经络通。

蛇串疮发于头面部者，多热重于湿，发于腰以下者，多湿重于热。后期疼痛注重扶正，益气养血，通络止痛。龙胆泻肝汤为蛇串疮经典处方，方中龙胆草、木通苦寒利湿、清热解毒，配合甘平之品泽泻、车前子，淡渗利湿而无苦寒伤中之虞，实火旺则阴血伤，故配合当归、生地养血滋阴，全方泻中有补，利中有滋。对于热重湿轻的蛇串疮，四妙勇安汤以大剂凉血解毒之品直折其势，发挥其清热解毒、活血通脉之功，既能解毒又能止痛，由于本病常深入营血，血分之药必不可少。除湿胃苓汤为胃苓汤加入防风、山栀、木通、滑石、灯心草，在健脾利水基础上加大了清热利湿的力度。对于皮疹消退后局部疼痛可选用桃红四物汤活血破瘀止疼，但往往气虚血瘀证更为多见，尤其对于疱疹破溃后愈合不良，肉芽组织生长欠佳的患者，由于真皮层神经末梢刺激，疼痛剧烈，更适合扶正祛邪、通络止痛。补阳还五汤重用黄芪补气恢复阳气，与活血化瘀药配伍，补气活血通络止痛。生黄芪的用量宜重，效果不明显时可逐渐加量，并宜先下久煎，其他活血化瘀药物后下，一是有效成分析出充分，二是减少“上火”的反应。

## 第三节　黄水疮

黄水疮又称滴脓疮、天疱疮，是一种发于皮肤、有传染性的化脓性皮肤病。相当于西医的脓疱疮。

| 清暑汤 | 清暑利湿解毒，湿热俱盛者 |
|---|---|
| 参苓白术散 | 健脾渗湿，用于脾虚衰弱者 |
| 五味消毒饮 | 清热解毒力量强 |
| 薏苡附子败酱散 | 祛湿化毒，破瘀散结，用于无明显热象者 |

**清暑汤**（《外科全生集》）

清暑利湿解毒。暑湿热蕴脓疱密集，色黄，周围绕以红晕，糜烂面鲜红；伴有口干，便干，小便黄；舌红，苔黄腻，脉濡滑数。

连翘　花粉　赤芍　甘草　车前子　滑石　银花　泽泻　淡竹叶

外科全生清暑汤，银花滑石甘草翘，
车前泽泻利湿毒，淡竹花粉与赤芍。

**参苓白术散**（《太平惠民和剂局方》）

健脾渗湿。脾虚湿蕴，脓疱稀疏，色淡白

或淡黄，糜烂面淡红，伴有食纳少，大便溏薄，舌淡，苔薄微腻，脉濡细。

莲子　薏苡仁　砂仁　桔梗　白扁豆　茯苓　人参　甘草　白术　山药

参苓白术四君底，山药扁豆加薏苡，
桔梗砂仁莲子肉，脾虚湿盛此方理。

**五味消毒饮**（《医宗金鉴》）

清热解毒。热毒内蕴，脓疱密集，色黄，周围红晕鲜红，伴发热，口渴，溲赤，便秘，舌红，苔黄，脉数。

金银花　野菊花　蒲公英　紫花地丁　紫背天葵子

五味消毒疗诸疔，银花野菊蒲公英，
紫花地丁天葵子，煎加酒服勿看轻。

**薏苡附子败酱散**（《金匮要略》）

温阳祛湿，破瘀排毒。湿毒内蕴，正虚邪实，寒湿瘀血互结，皮肤肿痒流黄水，久久不愈，舌淡红，苔白腻，脉沉。

薏苡仁　附子　败酱草

薏苡附子败酱散，十分二分五分判，
肠痈脓成排解完，腹皮虽急按之软。

黄水疮多见于营养不良儿童，好发于夏秋季，多夹杂暑湿热毒，清暑汤以金银花、连翘、天花粉清解暑热，滑石、车前子、泽泻、淡竹叶利湿，适宜暑湿热蕴黄水疮。参苓白术散甘淡健脾渗湿，平补平泻，散剂更无伤脾之虞，对于脾虚湿盛患者缓则治本。明代龚信《古今医鉴》所载参苓白术散，较本方多一味陈皮，可用于痰湿偏盛者。五味消毒饮治疗热毒壅滞于肌肤的黄水疮，有很强的清热解毒、利水化湿作用。方中五味主药味苦性寒，故煎后加入黄酒或白酒，热服并覆被取汗，使热毒湿邪从肌肤而解，气血同清，利湿消肿；倘若不加酒服，则不仅苦寒伤及脾阳，又有引邪深入可能。紫背天葵注意和菊三七属的红凤菜鉴别，后者在某些地区称为紫背天葵，有肝毒性。薏苡附子败酱散重用薏苡仁利湿排毒，佐以败酱破瘀解毒、清热利湿，本方妙在轻用辛热通散的附子温振阳气，既顾护脾胃之阳，又可消除大派清热解毒剂的寒凝冰伏之虑，故功宏效速。

## 第四节　湿疮

湿疮是一种过敏性炎症性皮肤病。以多形性皮损，对称分布，易于渗出，自觉瘙痒，反复发作和慢性化为临床特征。本病相当于西医的湿疹。

| 龙胆泻肝汤 | 清肝泻火，养血凉血 |
|---|---|
| 萆薢渗湿汤 | 清热利湿 |
| 除湿胃苓汤 | 健脾利湿 |
| 参苓白术散 | 健脾渗 |
| 当归饮子 | 养血润肤，祛风止痒 |
| 四物消风饮 | 祛风止痒，养血润肤 |

**龙胆泻肝汤**（《医方集解》）

清热利湿解毒。湿热浸淫，发病急，皮损潮红灼热，瘙痒无休，渗液流滋；伴身热，心烦，口渴，大便干，尿短赤；舌红，苔薄白或黄，脉滑或数。

龙胆草　栀子　黄芩　木通　泽泻　车前子　柴胡　甘草　当归　生地

龙胆芩栀酒拌炒，木通泽泻车柴草，
当归生地益阴血，肝胆实火湿热消。

**萆薢渗湿汤**（《疡科心得集》）

清热利湿。湿热浸淫，皮损渗液流滋，尿短赤，脉滑。

萆薢　薏苡仁　黄柏　赤茯苓　丹皮　泽泻　滑石　通草

萆薢渗湿湿作怪，赤苓薏米水汽败，
丹皮滑石川黄柏，泽泻通草渗透快。

**除湿胃苓汤**（《医宗金鉴》）

健脾利湿。脾虚湿蕴，发病较缓，皮损潮

红，瘙痒，抓后糜烂流滋，可见鳞屑；伴纳少，神疲，腹胀便溏；舌淡胖，苔白或腻，脉弦缓。

防风　苍术　白术　赤茯苓　陈皮　厚朴　猪苓　山栀子　木通　泽泻　滑石　甘草　肉桂　灯心草

除湿胃苓厚朴苍，陈泽赤苓猪苓尝，
木通肉桂草灯心，白术防风滑栀襄。

**参苓白术散**（《古今医鉴》）

健脾渗湿。脾虚湿蕴脓疱稀疏，色淡白或淡黄，糜烂面淡红；伴有食纳少，大便溏薄；舌淡，苔薄微腻，脉濡细。

人参　茯苓　白术　莲子　桔梗　白扁豆　山药　薏苡仁　砂仁　陈皮　甘草　大枣

参苓白术扁豆陈，山药甘莲砂薏仁，
桔梗上浮兼保肺，枣汤调服益脾神。

**当归饮子**（《济生方》）

养血润肤，祛风止痒。血虚生风，皮疹反复发作，夜间加重，兼见头晕，腰膝酸软，舌淡苔薄白，脉沉细。

当归　生地　白芍　川芎　黄芪　何首乌　荆芥　防风　白蒺藜　甘草

当归饮子四物功，芪首荆防蒺草充，
养血祛风止瘙痒，血虚皮疹此方宗。

**四物消风饮**（《医宗金鉴》）

养血润肤，祛风止痒。血虚风燥病久，皮损色暗或色素沉着，剧痒，或皮损粗糙肥厚；伴口干不欲饮，纳差腹胀；舌淡，苔白，脉细弦。

生地黄　当归　荆芥　防风　赤芍　川芎　白鲜皮　蝉蜕　薄荷　独活　柴胡　大枣

当归生地赤芍川，荆防柴胡白鲜蝉，
薄荷独活加红枣，养血祛风疹自安。

湿疮一般分为急性、亚急性、慢性三类。急性、亚急性湿疮皮损潮红、肿胀、瘙痒，继而形成糜烂、流滋、结痂、脱屑，以风湿热邪实为主。慢性湿疮皮损增厚，表面粗糙，或有苔藓样变，触之较硬，自觉瘙痒剧烈，尤以夜间、情绪紧张、食辛辣鱼腥动风之品时为甚，属正虚邪实。龙胆泻肝汤清肝利湿，实火旺则阴血伤，故配合当归、生地养血滋阴，龙胆草、木通苦寒利湿，故配合甘平之品泽泻、车前子，既能淡渗利湿，又无苦寒伤中之虞，全方泻中有补，利中有滋。萆薢渗湿汤以淡渗利湿为特色，方中萆薢、通草、滑石、泽泻、赤茯苓、薏苡仁均为淡渗利水通淋之品，配以黄柏、丹皮清下焦气分及血分之热，全方渗利水湿作用较强而无耗伤气血之弊。除湿胃苓汤为胃苓汤加入防风、山栀、木通、滑石、灯心草，在健脾利水基础上加大了清热利湿的力度。参苓白术散甘淡健脾渗湿，平补平泻，散剂更无伤脾之虞，本方较《太平惠民和剂局方》中的参苓白术散多陈皮一味，有更好的行气化湿作用。当归饮子补气养血，润燥祛风，风药既能胜湿，用于夹湿证，同时也有防止养血药物滋腻碍胃之功。四物消风饮治疗血虚风燥证皮损，方中生地、当归、大枣润燥祛风，赤芍、川芎行血祛风，荆芥、防风、独活辛散祛风，蝉蜕、薄荷、柴胡、白鲜皮清热祛风，集风药之大成。

## 第五节　天疱疮

天疱疮是一种慢性、大疱性皮肤病，以自觉瘙痒为临床特征。相当于西医的天疱疮和类天疱疮。

| 解毒泻心汤 | 长于清热凉血解毒，多用于上体皮疹较多属风热盛者 |
|---|---|
| 清脾除湿饮 | 长于泻心凉血，理脾利湿，多用于大疱为主的皮损，下体多生者 |
| 益胃汤 | 甘寒生津养阴，用于慢性期热毒伤阴者 |

**解毒泻心汤**（《外科正宗》）

清热凉血解毒。热毒炽盛发病急骤，红

斑，水疱，皮肤灼热；伴身热，口渴欲饮，烦躁不安，大便干结，小便黄；舌质红绛，苔少而干，脉弦数。

黄连　防风　荆芥　山栀　黄芩　牛蒡子　滑石　玄参　知母　石膏　甘草　木通　灯心草

解毒泻心汤火赤，芩连牛蒡木通知，
石膏栀子防风草，玄参荆芥与滑石。

**清脾除湿饮**（《医宗金鉴》）

泻心凉血，理脾利湿。心火脾湿，皮损以大疱为主，有口舌糜烂，渗液；伴纳呆，发热心烦，小便短赤，大便干结；舌苔黄腻，脉濡数。

赤茯苓　白术　苍术　黄芩　生地黄　麦冬　栀子　泽泻　甘草　连翘　茵陈蒿　枳壳　元明粉　竹叶　灯心草

清脾除湿天疱疾，赤苓二术芩生地，
栀麦枳泽灯草翘，茵竹元明同作剂。

**益胃汤**（《温病条辨》）

养阴益胃。热毒伤阴，皮损以脱屑、叶状结痂、水疱不断出现为主，病程较久；伴汗出，口渴，咽干，烦躁，倦怠无力，大便干结；舌质红，苔少，脉细数。

沙参　麦冬　冰糖　生地　玉竹

温病条辨益胃汤，沙参麦地合成方，
玉竹冰糖同煎服，温病需虑把津伤。

本病《医宗金鉴》认为水疱色赤者为火赤疮，顶白根赤者名天疱疮，为火邪入肺，伏结而成。上体多生者，属风热盛，宜解毒泻心汤；下体多生者，属湿热盛，宜清脾除湿饮。解毒泻心汤在疏风同时，大剂苦寒清心、肺、小肠之热。清脾除湿饮苦寒甘寒同用，清心脾热毒，健脾利湿。益胃汤甘寒，生津养阴，对于热毒日久伤阴，正虚邪实，可加减使用。

## 第六节　瘾疹

瘾疹是一种皮肤出现红色或苍白风团，时隐时现的瘙痒性、过敏性皮肤病。相当于西医的荨麻疹。

| 消风散 | 疏风清热，风团鲜红 |
|---|---|
| 桂枝汤 | 疏风散寒，风团色白，脉浮缓 |
| 麻黄桂枝各半汤 | 疏风散寒，风团色白，脉浮紧 |
| 当归饮子 | 养血祛风润燥，风团燥象明显，无湿象 |
| 升阳益胃汤 | 治疗风湿热邪兼有脾虚瘾疹 |

**消风散**（《外科正宗》）

疏风清热，除湿养血。风热犯表，风团鲜红，灼热剧痒，舌质红，脉浮数。

当归　生地　防风　蝉蜕　知母　苦参　胡麻仁　荆芥　苍术　牛蒡子　石膏　甘草　木通

消风散内有荆防，蝉蜕胡麻苦参苍，
知膏蒡通归地草，风疹湿疹服之康。

**桂枝汤**（《伤寒论》）

疏风散寒。风寒束表，风团色白，遇风寒加重，得暖则减，口不渴，舌质淡，苔白，脉浮缓。

桂枝　芍药　甘草　大枣　生姜

太阳中风桂枝汤，芍药甘草枣生姜，
解肌发表调营卫，啜粥温服汗易酿。

**麻黄桂枝各半汤**（《伤寒论》）

疏风散寒。风寒束表，风团色白，遇风寒加重，得暖则减，口不渴，舌质淡，苔白，脉浮紧。

桂枝　芍药　麻黄　生姜　甘草　大枣　杏仁

桂枝一两十六铢，芍姜麻草一两服，
二十四杏枣四粒，面呈热色痒均除。

**当归饮子**（《济生方》）

养血祛风润燥。血虚风燥，风团迁延月久，午后或夜间加剧；伴心烦易怒，口干，手足心热；舌红少津，脉浮细。

当归　生地　白芍　川芎　黄芪　何首乌　荆芥　防风　白蒺藜　甘草

当归饮子四物功，芪首荆防蒺草充，
养血祛风止瘙痒，血虚皮疹此方宗。

**升阳益胃汤**（《内外伤辨惑论》）

健脾升阳除湿。肺脾不足，风湿热邪郁于肌肤腠理，疹点色红，奇痒难忍，夜晚更甚，纳食不香，大便质稀，舌苔薄黄，脉弦滑。

人参　白术　黄芪　黄连　半夏　陈皮　炙甘草　茯苓　泽泻　羌活　独活　防风　柴胡　白芍　生姜　大枣

升阳益胃参术芪，黄连半夏草陈皮，
苓泻防风羌独活，柴胡白芍姜枣随。

风为百病之长，善行数变，又常常随时令而兼夹不同邪气而致病，和瘾疹关系密切。外风又有急性和慢性之别，慢风多由于肺脾肾亏虚，或夹湿邪黏腻，风邪稽留所致，迁延不愈，辨证应予重视。消风散以荆芥、防风、牛蒡子、蝉蜕之辛散透达，疏风散邪，配伍苍术祛风燥湿，苦参清热燥湿，木通渗利湿热，石膏、知母清热泻火。风热内郁营血日久，瘀阻血脉，故以生地、当归、胡麻仁清营血热邪兼养血活血除痒，并寓“治风先治血，血行风自灭”之意。桂枝汤和麻黄桂枝各半汤均能疏风散寒，后者力量较大，并长于散寒邪。当归饮子补气养血，润燥祛风，风药既能胜湿，用于夹湿证，同时也有防止养血药物滋腻碍胃之功。升阳益胃汤在六君子汤的基础上增加了调整气机升降的药物，柴胡、独活、防风、羌活升清，半夏、茯苓、白芍、泽泻、黄连降浊，气虚明显者重用六君，气陷或者生发不足增加升清药物，湿热重或者中焦下行无力，见腹胀中满大便难者重用降浊药物。综观全方，补中有散，发中有收，纵横开阖，升降气机，从中焦脾胃入手，升清降浊，实为气化之王道。

## 第七节　牛皮癣

牛皮癣是一种患部皮肤局限性苔藓样变，肥厚而且坚硬的慢性剧烈瘙痒性皮肤病。好发于青壮年。相当于西医的神经性皮炎。

| 方剂 | 功效 |
|---|---|
| 龙胆泻肝汤 | 清肝泻火，养血凉血 |
| 消风散 | 疏风利湿清热，养血活血除痒 |
| 四物消风饮 | 祛风止痒，养血润燥 |
| 当归饮子 | 养血润肤，祛风止痒 |
| 芪芍桂酒汤 | 益气养血，调和营卫，清热化湿 |
| 薏苡附子败酱散 | 祛湿化毒，破瘀散结 |

**龙胆泻肝汤**（《医方集解》）

清肝泻火。肝郁化火，皮损色红；伴心烦易怒，失眠多梦，眩晕心悸，口苦咽干；舌边尖红，脉弦数。

龙胆草　栀子　黄芩　木通　泽泻　车前子　柴胡　甘草　当归　生地

龙胆芩栀酒拌炒，木通泽泻车柴草，
当归生地益阴血，肝胆实火湿热消。

**消风散**（《外科正宗》）

疏风利湿清热。风湿蕴肤，皮损呈淡褐色片状，粗糙肥厚，剧痒时作，夜间尤甚，苔薄白或白腻，脉濡而缓。

当归　生地　防风　蝉蜕　知母　苦参　胡麻仁　荆芥　苍术　牛蒡子　石膏　甘草　木通

消风散内有荆防，蝉蜕胡麻苦参苍，
知膏蒡通归地草，风疹湿疹服之康。

**四物消风饮**（《医宗金鉴》）

养血祛风润燥。血虚风燥，皮损灰白，抓如枯木，肥厚粗糙似牛皮；伴心悸怔忡，失眠健忘，女子月经不调；舌淡，脉浮细。

生地黄　当归　荆芥　防风　赤芍　川芎　白鲜皮　蝉蜕　薄荷　独活　柴胡　大枣

当归生地赤芍川，荆防柴胡白鲜蝉，
薄荷独活加红枣，养血祛风疹自安。

**当归饮子**（《济生方》）

养血润肤，祛风止痒。血虚生风，皮损色淡，剧痒时作，夜间加重，兼见头晕，腰膝酸软，舌淡苔薄白，脉沉细。

当归　生地　白芍　川芎　黄芪　何首乌　荆芥　防风　白蒺藜　甘草

当归饮子治血燥，病因皆是血虚耗，
四物荆防与芪草，首乌蒺藜最重要。

**芪芍桂酒汤**（《金匮要略》）

调和营卫，行阳散邪。气血亏虚，湿热内蕴，皮损色淡，粗糙肥厚，剧痒时作，多汗，苔薄白或白腻，脉沉而缓。

生黄芪　芍药　桂枝　苦酒

芪芍桂酒黄汗方，五三三两一升当，
汗出水浴致黄汗，身肿热渴风水样。

**薏苡附子败酱散**（《金匮要略》）

祛湿化毒，破瘀散结。湿热瘀血互结，正虚邪实，皮损色淡，粗糙肥厚，舌淡红，苔白腻，脉沉滑。

薏苡仁　附子　败酱草

薏苡附子败酱散，十分二分五分判，
肠痈脓成排解完，腹皮虽急按之软。

龙胆泻肝汤中龙胆草、木通苦寒利湿，故配合甘平之品泽泻、车前子，既能淡渗利湿，又无苦寒伤中之虞，实火旺则阴血伤，故配合当归、生地养血滋阴，泻中有补，利中有滋。消风散以荆芥、防风、牛蒡子、蝉蜕之辛散透达，疏风散邪，配伍苍术祛风燥湿，苦参清热燥湿，木通渗利湿热，石膏、知母清热泻火。风热内郁营血日久，瘀阻血脉，故以生地、当归、胡麻仁清营血热邪兼养血活血除痒，“治风先治血，血行风自灭”，非此不能斩草除根。四物消风饮治疗血虚风燥证皮损，方中生地、当归、大枣养血润燥祛风；赤芍、川芎补血行血，血行风自灭；荆芥、防风、独活其性辛散温通，合用可祛风透疹；蝉蜕、薄荷、柴胡祛风清热解毒；白鲜皮祛风止痒，全方补虚活血，辛温、辛凉祛风同施。当归饮子则在养血祛风基础上加入黄芪，补血先补气，气旺则血生。芪芍桂酒汤原为主治黄汗病，以其益气养血，调和营卫，清热化湿，用于牛皮癣亦效。古有苦酒，酸苦收涩，善于清热化湿，养阴润燥，活血破瘀，消癥散结，后世以醋代之。薏苡附子败酱散重用薏苡仁利湿排毒，佐以败酱破瘀解毒、清热利湿，轻用辛热通散的附子温振阳气、温通经络，又可消除大派清热解毒剂的寒凝冰伏之虑。

# 第八节 白疕

白疕是一种易于复发的慢性红斑鳞屑性皮肤病，相当于西医的银屑病。

| 犀角地黄汤 | 清热解毒，凉血散瘀，滋阴扶正 |
|---|---|
| 凉血地黄汤 | 清热解毒，凉血活血 |
| 四物汤 | 养血润燥 |
| 消风散 | 清热疏风利湿 |
| 桃红四物汤 | 活血化瘀，养血 |
| 宣痹汤 | 清化湿热，宣痹通络 |
| 搜风顺气丸 | 祛风润燥，通腑泻热 |

**犀角地黄汤**（《外台秘要》）

清热解毒，凉血散瘀。风热血燥皮损鲜红，皮损不断出现，红斑增多，刮去鳞屑可见发亮薄膜，点状出血，有同形反应；伴心烦，口渴，大便干，尿黄；舌红，苔黄或腻，脉弦滑或数。

犀角（水牛角代替） 生地 芍药 丹皮

犀角地黄芍药丹，血热妄行吐衄斑，
蓄血发狂舌质绛，凉血散瘀病可痊。

**凉血地黄汤**（《外科大成》）

清热解毒，凉血活血。风热血燥，皮损鲜红，皮损不断出现，红斑增多，刮去鳞屑可见发亮薄膜，点状出血，有同形反应；伴心烦，口渴，大便干，尿黄；舌红，苔黄或腻，脉弦滑或数。

当归尾　生地　赤芍　黄连　枳壳　黄芩　槐角　地榆　荆芥　升麻　天花粉　甘草

凉血地黄归榆槐，黄连花粉芩荆芥，

升麻赤芍枳壳草，内痔出血此方要。

**四物汤**（《太平惠民和剂局方》）

养血和血，祛风润燥。血虚风燥，皮损色淡，部分消退，鳞屑较多；伴口干，便干；舌淡红，苔薄白，脉细缓。

熟地　当归　白芍　川芎

四物补血基本方，营血虚滞急煎尝，

熟地当归白芍芎，补血调经功效强。

**消风散**（《外科正宗》）

清热疏风利湿。风湿蕴肤，皮损呈淡褐色片状，粗糙肥厚，剧痒时作，夜间尤甚，苔薄白或白腻，脉濡而缓。

当归　生地　防风　蝉蜕　知母　苦参　胡麻仁　荆芥　苍术　牛蒡子　石膏　甘草　木通

消风散内有荆防，蝉蜕胡麻苦参苍，

知膏蒡通归地草，风疹湿疹服之康。

**桃红四物汤**（《医宗金鉴》）

活血化瘀。瘀滞肌肤，皮损肥厚浸润，颜色暗红，经久不退；舌紫暗或有瘀斑、瘀点，脉涩或细缓。

当归　川芎　白芍　熟地黄　桃仁　红花

桃红四物寓归芎，瘀家经少此方通，
桃红活血地芍补，祛瘀生新效力雄。

**宣痹汤**（《温病条辨》）

清化湿热，宣痹通络。湿热痹阻，皮损肥厚浸润，剧痒时作，面色萎黄，小便短赤，舌苔黄腻或灰滞。

防己　杏仁　滑石　连翘　山栀　薏苡仁　半夏　晚蚕沙　赤小豆皮

宣痹汤治湿热痹，滑杏苡仁夏防己，
蚕沙栀子加连翘，利湿清热有豆皮。

**搜风顺气丸**（《寿世保元》）

祛风润燥，通腑泄热。肾精不足，燥热内郁，皮损粗糙，遍身虚痒，胸膈痞闷，大便燥结，脉浮数。

大黄　火麻仁　郁李仁　枳壳　山茱萸　车前子　槟榔　山药　怀牛膝　菟丝子　独活

搜风顺气黄麻郁，山药山萸车前膝，
菟丝独活槟榔枳，肠风便秘顽癣宜。

白疕根据临床表现一般分为寻常型、脓

疱型、关节型和红皮型4种类型，和风、热、湿、燥、瘀血等邪气有关，取类比象，寻因调治。犀角地黄汤治疗热毒深陷于血分的血分热盛证，以大剂咸寒凉血为主，并用清热、散瘀之品，以使热清血宁，同时生地兼有滋阴养血作用，避免热毒耗伤营血。凉血地黄汤本为治疗痔肿痛出血方剂，既清解气分热毒又凉血止血；槐角、荆芥、升麻疏解肠道风邪，用来治疗白疕亦有疏解血分风热燥邪之功；当归尾、生地、天花粉、槐角、赤芍有养血滋阴作用，全方清、疏、养结合，适用于阴虚血燥之白疕。止痒必先疏风，消风散治以疏风为主，故以荆芥、防风、牛蒡子、蝉蜕之辛散透达、疏风散邪，配伍苍术祛风燥湿，苦参清热燥湿，木通渗利湿热，石膏、知母清热泻火。风热内郁营血，瘀阻血脉，故以生地、当归、胡麻仁清营血热邪兼养血活血润燥，并寓“治风先治血，血行风自灭”之意。桃红四物汤以祛瘀为核心，辅以养血、行气。方中桃仁、红花为破血之品，配合四物汤滋阴补血、活血行气，使瘀血祛、新血生、气机畅，化瘀而生新。宣痹汤见于《温病条辨》中焦篇，又名中焦宣痹汤，本方宣上、畅中、渗下，清热宣络止痛。马兜铃科木防己（广防己）有肾毒性，注意选用防己科汉防己，赤小豆取皮应用防止补中壅滞，吴鞠通强调“赤小豆乃五谷中之赤小豆，味酸肉赤，凉水浸取皮用。非药肆中之赤小豆，药肆中之赤豆乃广中野豆，赤皮蒂黑肉黄，不入药者也”。搜风顺气丸方中大黄酒浸，九蒸九晒，使泻下力缓，活血力强。全方补肾润肠，在内通腑泻浊，在外祛风止痒，使三焦气机通畅，肝肾精血充足，风火痰瘀无以产生。

## 第九节　粉刺

粉刺是一种毛囊、皮脂腺的慢性炎症性皮肤病。因典型皮损能挤出白色半透明状粉汁，故称之粉刺。相当于西医的痤疮。

| | |
|---|---|
| 枇杷清肺饮 | 清泄肺热，益气扶正 |
| 辛夷清肺饮 | 清热滋阴解毒 |
| 黄连解毒汤 | 清三焦热毒兼有燥湿作用 |
| 普济消毒饮 | 疏风清热解毒，软坚散结 |
| 五味消毒饮 | 清热解毒凉血，利湿消肿 |
| 海藻玉壶汤 | 化痰散结，适用于囊肿样痤疮 |
| 仙方活命饮 | 通经发散，理气破血，化痰散结 |
| 当归四逆汤 | 养血通脉，温阳散寒，力达玄府 |
| 薏苡附子败酱散 | 利湿消肿排栓，破瘀解毒，辛热通散 |

**枇杷清肺饮**（《医宗金鉴》）

清肺解毒。肺经风热，丘疹色红，或有痒

痛，舌红，苔薄黄，脉浮数。

枇杷叶　黄柏　黄连　人参　甘草　桑白皮

枇杷清肺枇杷柏，黄连桑皮参草裁，
枇杷清肺金鉴出，清宣肺热粉刺摘。

**辛夷清肺饮**（《外科正宗》）

清热滋阴解毒。肺胃热盛，颜面或背部丘疹色红，白色粉汁较干，口渴喜饮，大便干，小便黄，舌红，苔黄，脉数。

辛夷　黄芩　山栀　麦门冬　百合　石膏　知母　甘草　枇杷叶　升麻

辛夷清肺芩栀杷，知膏麦合草升麻，
肺胃蕴热痰浊结，鼻齆息肉一见化。

**黄连解毒汤**（《肘后备急方》）

清热燥湿解毒。湿热蕴结，皮损红肿疼痛，或有脓疱，伴口臭，便秘，尿黄，舌红，苔黄腻，脉滑数。

黄连　黄芩　黄柏　栀子

黄连解毒汤四味，黄芩黄柏栀子备，
躁狂大热呕不眠，吐衄斑黄均可为。

**普济消毒饮**（《医方集解》）

清热解毒，软坚散结。热毒壅盛，颜面或背部丘疹红赤疼痛，口渴喜饮，大便干，小便黄，舌红，苔黄，脉滑数。

黄芩　黄连　陈皮　甘草　玄参　柴胡

桔梗　连翘　板蓝根　马勃　牛蒡子　薄荷　僵蚕　升麻

普济消毒蒡芩连，甘桔蓝根勃翘玄，
升柴陈薄僵蚕入，大头瘟毒服之消。

**五味消毒饮**（《医宗金鉴》）

清热解毒。热毒内蕴，皮损红肿疼痛，伴发热，口渴，溲赤，便秘，舌红，苔黄，脉数。

金银花　野菊花　蒲公英　紫花地丁　紫背天葵子

五味消毒疗诸疔，银花野菊蒲公英，
紫花地丁天葵子，煎加酒服勿看轻。

**海藻玉壶汤**（《外科正宗》）

健脾渗湿，化痰活血。痰湿凝结，皮损结成囊肿，或伴有纳呆，便溏，舌淡胖，苔薄，脉滑。

海藻　贝母　陈皮　昆布　青皮　川芎　当归　半夏　连翘　甘草　独活　海带

海藻玉壶独归芎，半夏青陈象贝宗，
藻带昆布连翘草，消瘿散结此方攻。

**仙方活命饮**（《医宗金鉴》）

清热解毒，和营活血。毒邪内蕴，气滞血瘀，粉刺硬结红肿疼痛，舌红，苔黄，脉滑。

白芷　贝母　防风　赤芍　当归尾　甘草

皂角刺　穿山甲　天花粉　乳香　没药　金银花　陈皮

仙方活命君银花，归芍乳没陈皂甲，
防芷贝粉甘酒煎，阳证疮疡内消法。

**当归四逆汤**（《伤寒论》）

温经散寒，养血通脉。血虚寒厥，丘疹色红较为细小，或有痒痛，手足厥寒，口不渴，舌淡苔白，脉沉细或细而欲绝。

当归　桂枝　芍药　细辛　通草　甘草　大枣

当归四逆用桂芍，细辛通草甘大枣，
养血温经通脉剂，血虚寒厥服之效。

**薏苡附子败酱散**（《金匮要略》）

祛湿排毒，破瘀散结。湿毒内蕴，正虚邪实，寒湿瘀血互结，皮肤硬结疼痛，红肿不著，白栓较多，舌淡红，苔白腻，脉沉。

薏苡仁　附子　败酱草

薏苡附子败酱散，十分二分五分判，
肠痈脓成排解完，腹皮虽急按之软。

《黄帝内经》云："劳汗当风，寒薄为皶，郁乃痤。"本病多发于青年男女，过劳伤及正气，复因贪凉饮冷阳气郁遏，毛窍闭塞，营卫郁于内，不得发越，日久热瘀于皮肤腠理，皮损红肿疼痛。枇杷清肺饮清泄肺胃之热，人参、甘草益气扶正，补泻同施，邪去正归。辛夷清肺饮以苦寒、甘寒之品清肺胃之热养阴，合辛夷、升麻上开鼻窍外开玄府，辛夷还有辛温佐寒凉之意，升麻有解热毒之功，内外分消热毒。黄连解毒汤清三焦热毒兼有燥湿作用，大苦大寒，至刚至直，适用于火毒内盛的患者，苦寒败胃，中病即止，不宜久服。普济消毒饮有较强的疏风清热解毒作用，升麻、柴胡、桔梗使药力作用于上焦及头部，且牛蒡子、马勃、僵蚕多有软坚散结作用，适用于热毒较盛之痤疮。五味消毒饮治疗热毒壅滞于肌肤痤疮，有很强的清热解毒作用。方中五味主药味苦性寒，故煎后加入黄酒或白酒，热服并覆被取汗，使热毒从肌肤而解，气血同清，利湿消肿；倘若不加酒服，则不仅苦寒伤及脾阳，又有引邪深入可能。海藻玉壶汤化痰散结，适用于囊肿样痤疮，其中甘草和海藻是反药，两者比例应小于1 ∶ 2。玉壶是月亮的别称，本方可能有两重含义，一指本方滋阴泻火，作用凉如明月，或指药汁颜色如碧玉一般。仙方活命饮通经理气、破血散结、豁痰散毒，适用于痰瘀结滞，气郁化热证，加酒煎服，也有通经发散作用。酒虽然是佐使药，但是疗效不可小觑。当归四逆汤养血通脉、温阳散寒，温而不燥，补而不滞，取桂枝、当归养肝血扶正；佐细辛味极辛，能达三阴，外温经而内温脏，通毛窍闭塞而散腠理之寒邪；通草其性极通，内通营而外通窍，化湿浊，故此方亦可用于痤疮。薏苡附子败酱散重用薏苡仁利湿消肿排栓，佐以败酱破瘀解毒、清热利湿，轻用辛热通散的附子温振阳气、温通经脉，寒热互用，既顾护脾胃之阳，又可消除大派清热解毒剂的寒凝冰伏之虑。

# 索引

C



D

**E**



**F**



**G**

**H**

**M**



**N**



**P**



**Q**

**R**



**S**

**T**

**W**

## X



## Y

## Z